AF564046

SYSTÊME

PHYSIQUE ET MORAL

DE LA FEMME.

SYSTÊME
PHYSIQUE ET MORAL
DE LA FEMME,
SUIVI
DU SYSTÊME
PHYSIQUE ET MORAL
DE L'HOMME,
ET D'UN FRAGMENT SUR LA SENSIBILITÉ,

PAR ROUSSEL,

Précédé de l'Éloge historique de l'Auteur,

PAR J.-L. ALIBERT,

Médecin de l'Hôpital Saint-Louis et du Lycée Napoléon.

CINQUIÈME ÉDITION;

Ornée de deux gravures, et augmentée 1° d'une Notice sur Mme HELVÉTIUS; 2° d'une Note sur les SYMPATHIES; 3° de doutes historiques sur SAPHO, pièces qui n'avaient pas encore été réunies.

A PARIS,

Chez CAILLE et RAVIER, Libraires, rue Pavée-Sait-André-des-Arts, n° 17.

1809

ÉLOGE

HISTORIQUE

DE

PIERRE ROUSSEL,

Par J.-L. ALIBERT.

Il est une alternative bien cruelle dans la destinée de l'homme sensible; il faut que la mort vienne l'arracher ici bas aux plus chers objets de son affection, ou qu'il leur survive pour les regretter. J'avoue que cette désolante pensée plonge souvent mon âme dans une profonde mélancolie. Elle a dû naturellement renaître dans le cœur de ceux qui ont eu le bonheur inestimable de connaître et d'apprécier le docteur Roussel.

Education de Roussel.

Il était né à Ax, département de l'Arriége; c'est dans cette ville qu'il commença son éducation. Il vint l'achever dans l'un des colléges de Toulouse, où il se distingua par plusieurs succès. Parvenu à l'âge où l'on fait choix d'une profession, l'instinct de l'étude le décida pour la science qui offre le champ le plus vaste aux méditations philosophiques. L'Université fameuse de Montpellier brillait alors de tout son éclat. Lamure et Venel, par des vues profondes et lumineuses, dégageaient la médecine des entraves de la routine et des ténèbres de l'empirisme. Barthez surtout jetait les fondemens de sa grande renommée, par l'éloquence de son enseignement et la perfection de ses méthodes. Roussel se nourrit avidement de leurs leçons. On prévoit aisément ce que dut devenir un tel élève avec de tels maîtres. Toutefois, il avait déjà beaucoup appris, qu'il se mêlait encore dans la foule de ceux qui voulaient apprendre. Ses condisciples surpassés l'admiraient déjà, qu'il se doutait à peine de son talent. C'est le propre des vrais favoris de la science, de n'en voir jamais les limites. Dans l'ardeur insatiable qui les anime, ils s'imaginent tout ignorer, tant qu'il leur reste quelque chose à découvrir.

Son arrivée à Paris, et ses liaisons avec Bordeu.

Cette précieuse modestie, qui prêtait un nouveau charme au caractère aimable du docteur Roussel, fut très-profitable aux progrès ultérieurs qui devaient lui mériter tant de gloire. Paris offrait de grandes ressources à son génie penseur et méditatif. Il s'y rendit, non comme tant d'autres, pour y faire servir son état à l'établissement de sa fortune, mais pour y grossir le trésor des connaissances qu'il avait acquises dans la savante école qui l'avait formé. C'est là qu'il eut occasion de se lier étroitement avec l'un des médecins qui ont le plus honoré leur siècle et leur patrie : je veux parler de Bordeu, qui, à cette époque, était trop illustre pour être heureux. Les entretiens de Roussel consolèrent les ennuis pénibles de son âme. Rien de plus touchant que le commerce intime de ces deux philosophes qui s'éclairaient l'un l'autre, en se rendant un mutuel hommage. Malheureusement cette union si douce ne fut pas de longue durée; une mort inattendue arracha Bordeu du théâtre de ses succès. Roussel pleura sur le mausolée de ce grand homme; et, devenant l'interprète de la douleur publique, il immortalisa ses regrets avec cette éloquence entraînante qui fait aimer à la fois le panégyriste et le héros (1).

Il publie son *Système physique et moral de la Femme.*

Dans cette affreuse solitude du cœur, où laisse la privation soudaine d'un ami, il dut chercher à se distraire de ses chagrins par des travaux utiles, et par son zèle ardent pour l'humanité. On dit que les premiers penchans de la vie influent d'une ma-

---

(1) Le docteur Roussel fit paraître cet éloge, qui est véritablement un modèle dans ce genre de littérature, en 1772.

nière puissante sur le genre d'idées que nous adoptons. Croira-t-on que l'amour fut en quelque sorte le génie du docteur Roussel? Il était trés-jeune encore que ce sentiment s'était éveillé dans son âme. C'est alors que son imagination inspirée commença à méditer sur les gouts, les mœurs, les passions et les habitudes des femmes, et qu'il fit une étude constante de leur constitution physique, et des attributs moraux qui en dérivent. Bientôt il coordonna les faits qu'il avait recueillis, et en composa un corps de science aussi intéressant que le sujet. Je ne chercherai point à analyser ce livre, où tout est à sa place, où tout brille de ses véritables couleurs. Je craindrais de ternir cette glace polie, qui reproduit si bien à mes regards le chef-d'œuvre des Dieux et de la nature!... Avec quel art n'a-t-il pas disserté sur l'empire de la beauté, à laquelle, peut-être, il fut plus sensible qu'aucun autre homme! Avec quel charme il a su retracer et la grâce naïve qui enchaîne, et l'adroite coquetterie qui appelle, et la pudeur mystérieuse, cette prompte et délicate combinaison de l'instinct, qui répond au desir, même en le repoussant, et tant d'autres caprices aimables qui doublent le prix de la conquête, en prolongeant le rêve de l'illusion la plus énivrante! Des artistes célèbres ont peint l'auteur d'Emile couronné par des enfans; je voudrais qu'on représentât l'auteur du SYSTÈME PHYSIQUE ET

MORAL DE LA FEMME, recevant le même hommage de ce sexe enchanteur, dont il a dévoilé l'organisme avec tant de finesse et tant de pénétration (1).

Ce n'est pas le succès rapide qu'obtint cet ouvrage qui rendit heureux le docteur Roussel; c'est le plaisir de le composer. Il y a tant de volupté à répandre ses sentimens et ses pensées!... Ce n'était pas, d'ailleurs, assez pour lui d'avoir émis, sous des formes aussi élégantes, ses vues précieuses sur la plus belle moitié de l'espèce humaine. La peinture physique et morale de l'homme devait servir de pendant à cet ingénieux tableau, et en accroître en quelque sorte l'éclat par l'effet agréable des oppositions et des contrastes. Qui eût pu avoir des données plus fixes que lui pour exécuter cette nouvelle entreprise? L'anatomie, flambeau de notre art, ne l'avait pas seulement initié

Il prépare les matériaux de son *Système physique et moral de l'Homme.*

(1) Quand cet ouvrage parut pour la première fois, il eut un succès extraordinaire. On peut rappeler ici le jugement qu'en a porté Laharpe, dans sa Correspondance littéraire : « M. Roussel, dit-il, écrit avec élégance et intérêt, sans » déclamation et sans fausse chaleur. Ses observations sont » d'un vrai philosophe, et son style est à la fois d'un écri» vain sage et d'un homme sensible. Quoique le fond de » son ouvrage soit naturellement un peu scientifique, il se » fait lire partout avec agrément. »

dans la connaissance matérielle de nos organes; il avait fait une étude profonde des passions, et s'était longtems nourri de l'histoire des peuples. Descartes et Montesquieu avaient éclairé la philosophie par la médecine, Roussel voulait éclairer la médecine par la philosophie. Aussi passait-il sans cesse de ses méditations particulières sur l'homme à des méditations générales sur la nature des institutions civiles, et sur la destinée des Empires. Il est à regretter sans doute que le public ne puisse jouir de la totalité de son ouvrage.

Un ancien a dit que les hommes d'un mérite supérieur étaient comme l'abeille industrieuse, qui exprime le suc le plus doux des plantes les plus arides. Roussel, par la sagacité de ses recherches et par le charme pénétrant de son style, a su donner à la science des phénomènes de la vie une évidence pour ainsi dire géométrique, qui peut seule la faire avancer. Rien n'a été oublié dans un cadre si vaste. Après avoir rapidement démontré combien la nature a mis de sagesse, d'harmonie, d'ensemble et d'accord, dans la conformation de chaque être animé, il procède à l'examen le plus approfondi de celle de l'homme; il prouve l'influence suprême qu'elle lui donne dans ce vaste univers, qui contient à peine son activité. Avec quel intérêt ne lit-on pas ses considérations sur le cerveau et le système nerveux, sur les glandes et le tissu cellulaire? Quel profit n'a-t-il pas tiré de la doctrine de Stahl et de celle de Bordeu, sur la théorie du sang et sur celle des tempéramens? Les hommes, dans l'état de société, reçoivent une multitude d'impressions des lieux, du climat, et des lois politiques, impressions qu'Hippocrate avait aperçues, et dont aucune n'a échappé à la plume savante de notre médecin philosophe. Dans la seconde partie de son ouvrage, il parle surtout du principe qui anime et fait mouvoir les parties vivantes. Il analyse tous les prodiges de l'entendement et de la pensée; il déroule les lois mystérieuses de la sensibilité, d'où dérivent, comme d'une source intarissable et commune, tous les phénomènes de l'économie morale et physique de l'homme. Sa théorie des sentimens, surtout, a été retracée avec le pinceau qui lui convenait. Cette sublime esquisse ne contient en général que des réflexions grandes et nobles. L'auteur n'a pris dans son sujet que ce qui est véritablement utile et intéressant, et l'on peut dire de lui ce qu'on a dit de peu d'écrivains, qu'il est aussi habile à peindre que la nature l'est à créer.

Il forme le projet de donner un extrait raisonné des ouvrages de Stahl.

Ainsi, cet aimable observateur, fortifié de très-bonne heure par la méditation et par la lecture des bons modèles, savait donner la forme la plus heureuse à tout ce qui émanait de son cœur. Ainsi il avait appris à s'exprimer avec cet éclat de pensées et cette élévation de l'âme qui entraînent universellement les suffrages. Il avait fait une étude particulière de Stahl; or, on sait qu'une des raisons principales qui ont empêché la doctrine de cet auteur profond d'être plus connue, c'est qu'il négligeait de polir ses ouvrages. Tel est ici bas le triste sort de la vérité, qu'elle a souvent besoin d'être parée de fleurs pour être accueillie. Aussi le docteur Roussel avait-il entrepris de composer un extrait raisonné de toutes les productions du médecin allemand, afin de les mettre à la portée d'un plus grand nombre de lecteurs. Cet extrait n'a point été publié, quoiqu'il ait été très-longtems et très-impatiemment attendu.

Ses travaux comme journaliste.

Le docteur Roussel pensait et travaillait habituellement beaucoup, sans s'assujétir à aucun plan. Il est auteur d'une multitude de morceaux détachés qui sont perdus pour la science, parce qu'ils sont épars dans des recueils scientifiques ou littéraires. Comme la modicité de sa fortune l'obligeait à coopérer à la confection des journaux, il y dissipait en quelque sorte les richesses de son esprit. On l'a vu souvent refaire en quelque sorte un livre qu'il était chargé d'analyser, surtout quand l'intérêt des matières le captivait; il montrait d'ailleurs beaucoup de justice dans ses jugemens. Son goût pour la vérité s'était affermi par l'étude des sciences physiques et naturelles, et il fixait les objets sous toutes leurs faces avec une finesse de tact dont peu d'hommes auraient été capables.

Il publie une note sur les sympathies.

Il y a environ six années qu'à ma sollicitation, il fit insérer dans les Actes de la Société médicale une note curieuse sur les sympathies. Il avait été spécialement déterminé à s'occuper de cette matière, à l'occasion de huit lettres publiées sur le même sujet, à la suite d'une excellente traduction de Smith, par une dame qui tient à la fois le sceptre de la beauté et le flambeau de la philosophie (1). Roussel pensait que ce rapport en vertu duquel les divers organes qui constituent un corps vivant exercent les uns sur les autres une influence souvent indépendante de toute connexion physique, n'avait pas encore été assez profondément médité, parce qu'on ignorait peut-être la valeur et l'étendue d'un semblable phénomène. Il voulait en conséquence qu'on poursuivît cette étude dans les êtres privés de système nerveux, et qu'on recherchât surtout comment il s'effectue entre les organes des animaux, chez lesquels le cerveau et les nerfs sont très-peu distincts de la moëlle épinière. Convaincu par des exem-

(1) Ces lettres sont pleines de vues nouvelles, que Smith lui-même traduirait aujourd'hui. Il est impossible de parler avec plus de charme et d'attrait du plus doux sentiment de la nature humaine.

ples sans nombre, que les parties d'un être vivant correspondent et se mettent, pour ainsi dire, à l'unisson par leur simple état de contiguité, il soupçonnait que les liaisons sympathiques n'étaient, dans quelques circonstances, que le résultat d'une véritable faculté imitative; et que l'imitation était peut-être aux êtres animés ce que l'attraction ou les affinités chimiques sont à la matière brute et inorganique. C'est de cette loi majeure et universelle qu'il faisait dériver la sociabilité, penchant primitif et inhérent à notre existence, qui a dû précéder la réflexion toujours tardive de l'homme. Il croyait que la nature, accoutumée à gouverner par des impressions le monde sensible, avait dû rendre constant cet attrait irrésistible, et le soustraire, jusqu'à un certain point, à nos combinaisons et à nos calculs. Les motifs de l'association ne sont-ils pas journellement expliqués par ce qui s'observe dans les animaux, qui, pour la plupart, ne vivent pleinement et entièrement qu'à côté de leurs semblables? Quel spectacle merveilleux que cette puissance sympathique exercée par la reine-abeille sur les bourdons qu'anime au travail son unique présence, et qui, pour parler comme l'auteur, ne vivent que pour elle ou par elle! On sait avec quelle rapidité se communiquent par l'intermède des sens de la vue, de l'ouïe, du toucher, tant d'autres effets imitatifs ou sympathiques, tels que ceux de la pitié, de la peur, du rire, des larmes, du bâillement, des convulsions, du fanatisme et de l'enthousiasme (1). Roussel était persuadé que la doctrine des sympathies, agrandie et perfectionnée, jéterait quelques lumières sur des phénomènes encore ignorés, et spécialement sur le

---

(1) « Il faut voir, dit le docteur Roussel, les effets de » cette contagion sociale dans ces grands mouvemens qui » agitent quelquefois les troupeaux humains, tels que les » émeutes populaires, les alarmes, les terreurs paniques. » Alors, la passion d'un ou de plusieurs individus devient, » par la plus rapide des communications, la passion de » tous, et acquiert, comme la flamme, une force qui se » multiplie en s'étendant. Elle ne se transmet point par » l'expression froide et lente de la voix articulée, mais » par le langage prompt et pénétrant des accens, par les » regards, un aspect effaré, le frémissement de tous les » membres; ou plutôt on n'a qu'à se rencontrer, qu'à se » voir, pour se transformer l'un dans l'autre; de sorte » qu'il n'y a plus de volonté particulière, mais une im- » pulsion commune, qui a le caractère d'un effet physique, » tel que la chute d'une montagne ou le bouleversement » des vagues émues de la mer. Cette force aveugle agit » même plus ou moins sur les réunions partielles d'hommes; » et pour peu qu'une assemblée soit nombreuse, la raison y » cède bientôt la place à un pouvoir d'un autre ordre, à » celui des impressions affectives et contagieuses, qui s'em- » parent d'elle et la maîtrisent à son insu. »

problême de la génération et sur l'étiologie des maladies épidémiques. Il remarquait une analogie très-manifeste entre le virus particulier qui communique la vie et le principe contagieux qui développe une affection morbifique. C'est ainsi que la hardiesse de son génie savait envisager sous le point de vue le plus vaste, l'un des sujets les plus féconds pour le physicien, le moraliste et le philosophe.

Succès de Roussel dans la pratique de la Médecine.

On a vu jusqu'à présent avec quel zèle il rassemblait tous les faits qui pouvaient éclairer la théorie de la médecine, dont il aimait l'étude avec transport. Mais on peut dire aussi qu'il n'était pas moins habile dans la pratique de cet art. Il est des médecins qu'Hippocrate compare à de méchans pilotes. En effet, les fautes de ces derniers s'aperçoivent rarement, lorsque le vent est favorable. Dans le cas contraire, s'ils sont surpris par une tempête furieuse, on voit bientôt que c'est par ignorance qu'ils ont laissé périr le vaisseau. Cette sage comparaison du vieillard de Cos, ne saurait s'appliquer au docteur Roussel. Son zèle et ses lumières ont éclaté dans des circonstances difficiles. La femme d'un littérateur estimable était tombée dans un état de marasme et de langueur, par les suites presque toujours fâcheuses d'un enfantement laborieux. Qu'on se représente les angoisses de cet époux infortuné, lorsqu'il se vit menacé du malheur terrible de lui survivre!.... Roussel s'offrit comme un dieu bienfaisant. Il rendit l'espoir et le bonheur à la tendresse conjugale. Dans l'ivresse de sa joie, le poète fit éclater sa reconnaissance dans une épître pleine de charme, et qui mérita, quand elle parut, le suffrage de tous les gens de goût (1).

---

(1) Cette épître est de M. Blin de Sainmore. Elle fut adressée au docteur Roussel par la voie du Journal de Paris, durant son séjour aux eaux de Bourbonne-les-Bains, où ce dernier avait accompagné le docteur Richard, très-infirme et très-âgé. Nous pensons que le lecteur nous saura gré de transcrire ici ce morceau de poésie, qui honore autant son auteur que celui qui l'a inspiré.

J'ai lu vingt fois l'œuvre brillante
Où, de Buffon heureux rival,
Tu peins, d'un style original,
De ce sexe qui nous enchante,
Et le physique et le moral.
Tout étonné de te comprendre,
Comme moi chacun admirait
Les fleurs, la grâce et l'intérêt
Qu'à pleines mains tu sais répandre
Sur l'aridité d'un sujet.

Mais en aimant le vrai qui frappe
Dans tes ouvrages pleins de feu,
Au fond du cœur je croyais peu
A l'évangile d'Esculape;

Si je voulais fouiller dans la vie modeste du docteur Roussel, je pourrais citer beaucoup d'autres traits analogues à ceux que je viens

---

Tu penses bien qu'après ce dieu,
Les prêtres n'avaient pas beau jeu.
Pardonne, le secret m'échappe ;
Oui, pour moi le savant Bordeu
Etait encor, j'en fais l'aveu,
Moins infaillible que le Pape.
Avec un corps robuste et sain,
On n'est pas obligé de croire
Aux grands talens d'un médecin ;
Stahl lui-même était du grimoire,
Et son livre, quoique divin,
Dormait en paix dans mon armoire
Cette inaltérable santé,
Que je ne dois qu'à la nature,
Bravait avec impunité
Le charlatanisme en fourure,
Qui préside à la Faculté.
Aujourd'hui, grâce à tes miracles,
Esculape est un dieu pour moi;
Quand ta voix dicte ses oracles,
Il m'y faut bien ajouter foi.
J'aime Eurydice ; à cette belle
L'hymen m'unit des plus doux nœuds ;
Aux sermens que j'ai faits pour elle,
Dans ce siècle, époux scandaleux,
J'ai le malheur d'être fidèle.
Quand ma compagne mit au jour,
Avec une douleur mortelle,
Le premier fruit de notre amour,

de rapporter. Une femme, dont le nom excite l'estime et l'intérêt, et qui doit la vie aux soins touchans qu'il lui a rendus, m'écrit ces paroles

---

J'étais mourant presqu'autant qu'elle;
Et je n'ai pu, dans ce moment,
Goûter la douceur d'être père;
Mais cette crainte passagère
M'annonçait un plus long tourment.
Qu'elle a payé bien chèrement
L'unique fils dont elle est mère!
Son lait s'aigrit dans sa prison.
Doux nectar pour qui le consomme!
Ce premier aliment de l'homme
S'est changé pour elle en poison.
Pendant six mois, avec courage,
Souffrant sans cesse un mal nouveau,
Elle allait, au printems de l'âge,
Pour jamais descendre au tombeau.
Tu vis ses maux et mes alarmes;
Ton cœur sensible en eut pitié.
Ton savoir et ton amitié,
En doux transports changeant mes larmes,
Ont fait revivre ma moitié.
A mes vœux pour jamais ravie,
J'allais donc la pleurer sans toi!
Oui, c'est à tes soins que je doi
L'unique charme de ma vie.
Que ne puis-je, par mes écrits,
Immortaliser ce service!

Ah! si Pluton, sourd à mes cris,
M'eût enlevé mon Euridice,

mémorables : « Je lui ai personnellement tant d'o» bligations, il a donné à ma famille tant de » preuves de zèle et de dévouement, et j'ai tou» jours été si pénétrée de la rareté de son mé» rite et de l'excellence de son cœur, qu'il était » pour moi un être surnaturel. » On me permettra d'ajouter ici une anecdote curieuse qui m'a été racontée par M. Imbert, son ami, et qui méritait de l'être, parce qu'il lui ressemble sous plusieurs rapports. Bordeu avait été contraint de faire un voyage ; il chargea Roussel de veiller, pendant son absence, à la santé d'une jeune dame, dans le cas où son assistance serait réclamée. Quelque tems après, il fut effectivement appelé ; mais, comme le vulgaire ne juge souvent du mérite d'un homme que par le faste qui l'environne, on trouva Roussel dans un appartement si modeste, qu'on augura mal de son talent ; on ne le reçut pas en conséquence avec les égards qui convenaient à la dignité de ses fonctions. Roussel se retira en dé-

---

Tu m'aurais vu, dans mon malheur,
Descendre avec elle aux lieux sombres,
Et des accens de ma douleur,
Comme Orphée attendrir les ombres.
Mais, par ton art et tes secrets,
A l'Eurydice qui m'engage
Tu rends la vie et les attraits,
Et tu m'épargnes le voyage.

daignant cette injure, et en annonçant une hémorragie, qui arriva effectivement à l'heure qu'il avait indiquée. On imagine aisément qu'un tel accident dut commander l'estime et la confiance : on alla supplier le docteur Roussel de revenir ; il y consentit avec bonté, et la malade fut bientôt guérie.

Le docteur Roussel se livre à l'étude de la politique.

Avec un talent si supérieur pour l'exercice de sa profession, Roussel néanmoins se vit bientôt contraint d'y renoncer. Le spectacle continuel de la misère et du malheur fatiguait trop la sensibilité excessive de ses organes ; il se livra dès lors avec une ardeur soutenue à l'étude de la politique. Personne n'ignore que la science des gouvernemens est infiniment simplifiée par celle de l'homme. Roussel méditait avec d'autant plus de fruit sur les formes, la nature et le génie des sociétés, qu'il y était en quelque sorte étranger. Il observait d'autant mieux le monde, qu'il n'en était ni trop loin ni trop près, et qu'il avait l'air de n'être qu'un témoin de ce qui se fait dans la vie. Personne n'a mieux parlé que lui des maladies politiques ; il disait que l'instabilité et l'exagération des idées étaient aux actes de l'entendement ce que les convulsions sont aux mouvemens du corps ; il ajoutait qu'une irritabilité extrême était l'effet constant de cette dégradation organique, et se manifestait par l'intolérance ; que l'énergie de ceux qui en étaient atteints, était hors des limites de la nature, et par conséquent vicieuse; que c'était une force déréglée, comme celle des maniaques, qui ne savait que renverser et détruire; car il n'y a que les mouvemens mesurés et bien ordonnés qui puissent créer. Dans ses méditations constantes sur l'organisation politique des Empires, il avait vu des traits de différence bien remarquables entre les mouvemens qui ont précédé ou suivi la fondation des républiques anciennes et les troubles suscités au sein des révolutions modernes. Dans celles-là, les hommes qu'on a vu produire et fomenter ces agitations extraordinaires avaient un but qu'ils voulaient atteindre, et jamais ils n'ont franchi la limite posée par leurs entreprises et leurs pensées; dans celles-ci, au contraire, c'est une fatale divagation des esprits, sans motif comme sans objet, qui les précipite aveuglément dans tous les écarts, ou les fait errer sans cesse au gré des passions et des emportemens populaires.

Son opinion sur le droit de tester.

Le docteur Roussel avait beaucoup réfléchi sur les principes de l'ordre social; il a peint avec la plume de Cicéron, la foi des engagemens, et le respect pour la propriété. Il regardait ce dernier droit comme si essentiel au bonheur politique d'un Etat, qu'il ne croyait pas que la mort même dût en borner l'exercice dans certaines circonstances. Il admirait cette loi de Solon, qui, lorsqu'Athènes eut agrandi ses richesses et ses relations, permit que tout homme qui n'avait point d'enfans pût disposer à son gré de sa fortune. « La propriété, » disait-il, comme la plupart des autres biens, » perdrait beaucoup de ses charmes, si, par la » pensée, on ne pouvait en étendre la jouissance » au delà de notre courte existence. L'imagina- » tion agrandit l'espace où la nature nous a cir- » conscrits; elle n'embellit pas seulement la vie, » mais encore elle nous délivre en quelque sorte » de la mort, en nous faisant espérer de nous » survivre à nous-mêmes par les bienfaits, en » nous faisant croire qu'après avoir cessé d'être, » nous tiendrons encore à ceux que nous ai- » mons par quelque chose qui dure plus que » nous. »

Mais pour mieux juger des vertus et du caractère sublime du docteur Roussel, il faudrait se rappeler ces exhortations philosophiques qu'il adressait à ses concitoyens à l'époque où se convoquaient les assemblées primaires; avec quelle éloquence majestueuse il savait les pénétrer d'enthousiasme pour ce droit inestimable d'élire; qui rappelle au peuple son indépendance et sa grandeur, en assurant sa félicité! Plein d'estime et d'admiration pour le système représentatif, qui ôte à la liberté sa turbulence et ses périls, sans la déshériter de ses avantages, avec quelle force

Ses idées sur les élections.

il savait manier les armes de la raison, pour démontrer les suites désastreuses d'un mauvais choix ! On l'a vu s'indigner contre l'indifférence coupable de tant d'individus qui compromettent les communes destinées de la patrie, en laissant agiter sans eux les plus chers et les plus grands intérêts de l'Etat. Quel fruit en effet ne peut-on pas retirer de la présence des hommes sages dans ces assemblées nombreuses, où toutes les passions font tumulte pour faire réussir une entreprise ou triompher une opinion ; où toutes les vengeances sont déchaînées ; où les suffrages ne sont plus dirigés par l'attrait de l'estime, mais par des affections pernicieuses que suggère l'esprit de parti, ou que commande l'unique similitude de quelques pensées ; au milieu de ce délire universel des esprits, de toutes ces haines toujours profondes, toujours agissantes, où les institutions politiques sont souvent menacées de n'avoir d'autre puissance pour se mouvoir que les forces aveugles de quelques individus égarés ou furieux ! Quel plus noble privilége d'ailleurs que celui de n'obéir qu'à ses volontés propres, en ne reconnaissant que les lois émanées de ceux qu'on a revêtus soi-même de la magistrature et du pouvoir !

Travaux de Roussel sur Lycurgue et le Gouvernement de Sparte.

On demandera peut-être dans quelle source le docteur Roussel avait puisé ce goût du vrai ; et surtout cet amour pour des matières d'un intérêt si puissant et si universel. C'est dans la lecture des anciens, dont l'étude fut constamment la passion des sages. Il méditait sans cesse sur la nature de leur législation, et il a retracé avec les couleurs les plus énergiques celle de Lycurgue, de cet homme extraordinaire qui retrempa, pour ainsi dire, la nature humaine, pour l'assortir à ses lois sublimes et majestueuses. Dans ce vif enthousiasme que fait naître la contemplation des républiques de l'antiquité, il comparait le Gouvernement de Sparte « à ces ouvrages merveilleux que » l'art n'a produits qu'une fois, et qu'il n'a pas » osé tenter de nouveau, comme s'il eût été » étonné lui même de son succès. » Il n'est pas du reste surprenant qu'un philosophe, perpétuellement livré à la considération des phénomènes physiques de notre économie, se soit passionné de préférence pour une organisation sociale qui veillait sans cesse à la santé du corps et à la liberté de l'âme. Ce qu'on admire le plus dans ses réflexions déjà publiées dans quelques journaux, ce n'est pas uniquement cet enchaînement méthodique de tant de faits souvent reproduits par la plume des historiens, ce sont ces mêmes faits envisagés sous le point de vue le plus vaste et le plus nouveau ; c'est le pinceau d'une âme vigoureuse, toujours au niveau des grands objets dont elle s'occupe, et qui fait tout revivre sous des couleurs aussi ravissantes qu'animées; c'est ce coup d'œil philosophique de la pensée, qui juge avec tant de facilité les effets incalculables des institutions politiques, qui analyse avec tant de justesse tous les élémens de la puissance et de la prospérité des nations. On se croit avec lui en face de la statue vénérée du grand législateur de Sparte, au milieu de cette grande famille d'hommes libres et vertueux, où la force des mœurs faisait l'unique force des lois, et où tous les sentimens humains étaient mis en activité pour concourir au bonheur de tous. On assiste aux assemblées de ce sénat auguste, dont l'immobilité majestueuse tempérait, arrêtait ou balançait le pouvoir; on participe à ces banquets publics, qui n'étaient pas seulement pour les citoyens une école de tempérance et de frugalité, mais qui servaient à resserrer les liens de l'union publique et de l'amitié confiante, comme si l'instant de la journée où l'on satisfait un besoin, dont le but est de remonter les forces physiques de l'économie, était aussi le plus favorable pour donner plus d'énergie et de constance à tous les sentimens affectueux du cœur humain. Cependant, quelle que fût l'admiration du docteur Roussel pour un Gouvernement qui prouve à la fois, suivant la pensée de l'auteur, et la puissance de l'éducation, et l'extrême flexibilité de l'homme, il était loin de croire que les institutions des républiques anciennes pussent être à l'usage de tous les tems et tous les peuples. Aussi fut-il profondément épouvanté des maximes de quelques démagogues forcénés qui, à l'exécrable époque de la terreur, pervertirent toutes les idées, et couvrirent la France de sang et de pleurs.

Ses réflexions sur l'ouvrage de madame de Staël.

J'ai déjà fait mention de l'habitude très-remarquable que le docteur Roussel avait contractée, de s'associer au travail de tous ceux dont il était chargé de faire connaître les ouvrages, en agrandissant leurs pensées. Cela tient au privilége particulier qu'avait son esprit, de se féconder par les idées des autres, au point qu'il paraissait toujours en savoir davantage que ses lectures ne lui en avaient appris, même sur les sujets les plus étrangers et les plus élevés. C'est, par exemple, ce qu'il lui arriva lorsqu'il rendit compte de l'immortel ouvrage de madame de Staël, sur les rapports de la littérature avec les institutions sociales. Il fut d'abord pénétré d'un sentiment d'admiration qu'il ne put dissimuler, pour cette réunion étonnante d'observations aussi neuves que profondes; mais bientôt, en discutant sur des matières d'un ordre si supérieur, il ajouta des éclaircissemens sur les Grecs et les Romains, qui firent preuve de son long commerce avec l'antiquité. C'est à cette même époque qu'il chercha à combattre le principe de la perfectibilité indéfinie de l'esprit humain. La seule considération de quelques peuples anciens qui ont tout embrassé dans leurs conceptions, qui ont applani les routes de tous les arts et de toutes les sciences, qui, enfin, ont rempli le monde des monumens de leur gloire; cette seule considération, dis-je, lui parut une objection insoluble contre le dogme de la marche progressive de la pensée. Il est sans doute manifeste que chaque siècle peut ajouter à la masse de nos acquisitions morales et intellectuelles; mais en est-il de même pour la force active qui les combine, et n'y a-t-il pas en effet une certaine mesure de puissance répartie sur nos facultés, qu'il n'est pas donné à l'homme de dépasser, sans sortir en quelque sorte de lui-même? Que prouverait d'ailleurs le perfectionnement de quelques méthodes ou de quelques procédés de notre raison? Ces moyens, au contraire, ne peuvent-ils pas plutôt contribuer à affaiblir qu'à fortifier les ressorts de la pensée, comme l'habitude d'être traîné sur un char affaiblit la faculté de marcher? Roussel regardait donc comme plus probable que la nature a, s'il est permis de le dire, achevé l'homme dès son origine, et qu'elle a pu lui donner la somme entière d'idées qu'il est susceptible de concevoir, puisque toutes sont relatives à ses besoins et à son bonheur.

Le docteur Roussel a ressemblé à peu d'hommes. Sous ce point de vue, l'histoire de son caractère, de ses goûts particuliers, de ses affections privées, doit intéresser tous les cœurs sensibles. Il aimait la retraite et les mœurs simples. Il vivait habituellement chez M. Falaise, citoyen aussi recommandable par ses lumières que par ses vertus, qui le chérissait tendrement, et qui l'a pleuré avec amertume. La voix de la reconnaissance doit éterniser les bienfaits de cette famille respectable, qui l'avait, pour ainsi dire, adopté. Roussel allait aussi très-souvent à Auteuil, chez madame Helvétius, et il en donne lui-même les raisons dans l'éloge qu'il a fait de cette femme célèbre. « Comme ses manières, dit-il, n'avaient rien » d'emprunté de la société, on pouvait garder avec » elle celles qu'on avait. Sa maison était un lieu » de relâche, un asyle contre les règles et les » formes fatigantes du monde, et l'on se croyait » toujours, avec elle, dans le sanctuaire de la » nature. » C'est là qu'il eut occasion de jouir des entretiens du docteur Cabanis, pour lequel il conçut une estime qu'on ne peut exprimer. Quelle eût été sa joie, s'il eût pu être le témoin des succès obtenus naguère par cet écrivain, dans un ouvrage à jamais célèbre, qui explique l'homme dans ses plus étonnans phénomènes, et

Détails sur la vie privée de Roussel.

qui a rempli l'attente de la médecine comme celle de la philosophie !

Roussel avait en général tous les goûts de l'homme bon et vertueux ; il se plaisait surtout à la campagne. Il fréquentait assez habituellement une maison d'éducatiou située aux Loges, à l'avenue de la forêt de Saint-Germain-en-Laye, et très-renommée par les élèves qui sont sortis de son sein. Comme il étudiait les enfans avec intérêt, il admirait le zèle avec lequel ces instituteurs éclairés s'appliquent à former l'esprit et le cœur de la jeunesse. Un autre motif l'attirait dans cette retraite solitaire. Il y jouissait de la société de M. Imbert, confident intime de ses pensées, et de celles de deux dames qui joignent aux grâces de leur sexe tous les avantages d'une instruction solide et cultivée.

Quant au caractère du docteur Roussel, n'oublions pas de dire qu'il y a eu entre lui et Lafontaine un rapport que tout le monde a aperçu ; et je ne doute pas qu'il n'eût recommencé ce grand homme, s'il s'était livré aux mêmes études que lui. Il avait sa grâce, sa bonhommie, son ingénuité, ses distractions, sa paresse, sa galanterie et son innocente malice. Comme lui, il faisait ses délices de la lecture de Platon, de Plutarque et de Rabelais ; comme lui, il avait une indifférence complète pour beaucoup d'objets, ce qui lui faisait oublier ce qu'on nomme dans le monde *convenances de la société;* comme lui, enfin, il négligeait ses affaires et sa fortune. Une autre circonstance de leur vie ajoute au parallèle, en les rapprochant d'une manière frappante. Les bontés de madame Helvétius rappellent celles de madame la Sablière, et les bienfaits de M. Falaize, qui écarta de lui tous les besoins, redonnent le souvenir de ce bon M. d'Hervart, dont le nom a a été constamment associé à l'éloge du fabuliste français.

La vie du docteur Roussel offre quelques traits de caractère qu'il est intéressant de rappeler. Il était extrêmement jaloux de sa liberté, et ne pouvait souffrir qu'on lui imposât la moindre gêne, ni qu'on l'assujétît à la moindre formalité. Un jour, je le rencontrai sur la route d'Auteuil; je le complimentai sur le mariage d'un de ses frères. « Vous devriez l'imiter, lui dis-je; votre char- » mant ouvrage vous donne tant de droits au bon- » heur que donnent les femmes! » *Je vous avoue*, me répondit-il (avec cet accent méridional qu'il n'a jamais quitté, parce qu'il ne savait être que lui-même), *je vous avoue que cette idée m'est souvent venue; mais il faut aller devant le prêtre, devant le magistrat : c'est une affaire qui ne finit pas.*

On a dejà vu plus haut que Roussel avait pour les femmes une tendresse, pour ainsi dire, générale. Il regardait leur conversation comme le plus doux remède pour un cœur malade. Dans une circonstance, il s'était pris d'un violent amour pour une personne jeune et belle qu'il avait guérie. Mais, selon son usage, il dissimula ses sentimens. Un jour, on vient lui annoncer qu'elle est mariée. Aussitôt sa blessure semble se rouvrir. *Ah!* s'écria-t-il, *j'en suis bien fâché! je ne l'aurais pas cru!* et un torrent de larmes s'échappa de ses yeux.

Toutefois, dans ses dernières années, on le voyait rechercher de préférence la compagnie des femmes parvenues à un âge mûr. Il jugeait qu'elles ont, à cette époque de leur vie, je ne sais quel charme qui touche et attendrit encore l'homme sensible; que, semblables, comme on l'a dit, à ces belles peintures dont le tems n'a fait que radoucir les couleurs, elles fixent encore sans éblouir, et qu'elles donnent souvent tout le bonheur de la passion, sans en communiquer le délire.

Roussel était souvent livré aux atteintes d'une mélancolie profonde, qui l'attaquait surtout au renouvellement des saisons. Une fois, il courut à minuit chez M. Imbert, son ami. *La tête me tourne*, dit-il; *je me sens très-mal. Je me suis rendu chez vous pour implorer vos soins.* M. Imbert le fait approcher du feu, et rassure son imagination alarmée. Bientôt la conversation change d'objet, et s'engage sans dessein sur une matière d'un grand intérêt. Roussel parla avec tant de chaleur, qu'il oublia d'être malade.

Ce philosophe-pratique par excellence ne tenait à aucune coterie, et n'a jamais rien fait pour obtenir les suffrages dus à ses travaux. D'ailleurs, il était très-indifférent pour la gloire : je l'ai vu rire des peines qu'on se donne pour l'acquérir ; il n'avait d'autre besoin que celui de faire partager à autrui les sentimens qu'il éprouvait lui-même ; et sa plume courait çà et là, au gré de ses douces inspirations.

Il saisissait les ridicules avec beaucoup de sagacité ; mais il en parlait sans fiel et sans amertume ; il était un peu comme madame de Sévigné : il riait tout doucement de son prochain, quand ce prochain lui prêtait à rire.

Il savait que les hommes sont trompeurs, et se fiait à tout le monde. Un jour, on lui reprochait sa négligence à réclamer une somme d'argent qui lui était due. On viendra me payer chez moi, répondit-il avec distraction.

M. Roussel a vécu près de soixante ans, et son cœur n'avait point encore vieilli. Au milieu des modifications sans nombre qu'imprime la société, il était resté tel que la nature l'avait fait. Rien n'avait altéré la pureté de ses mœurs et son innocence primitive. Personne n'a mieux prouvé que lui que les hommes naissent bons.

Son âme était comme la nature, pleine d'images douces et riantes. Jamais il n'a éprouvé ni la crainte, ni la haine, ni la vengeance, ni aucun des tourmens ordinaires du cœur humain. Par son aimable insouciance, il s'était fait pardonner jusqu'à ses succès; et, malgré l'éclat de ses talens, il a franchi le torrent de ce monde, sans que l'envie l'ait aperçu.

Quoique Roussel ait constamment vécu dans un état de pauvreté, il n'a jamais éprouvé aucun besoin. Il était heureux par l'étude, heureux par ses pensées, heureux par ses sentimens, heureux par tout ce qui l'entourait.

Le docteur Roussel était d'une petite stature; sa physionomie exprimait la candeur et la bonté. La finesse et le ton spirituel de sa conversation contrastaient singulièrement avec l'extrême simplicité de ses vêtemens et de ses manières.

Avec tant de qualités morales, et un esprit si distingué, il n'a jamais atteint les honneurs; parce qu'il mettait, à s'en rendre digne, un tems que tant d'autres mettent à les briguer. Cependant, dans ces dernières circonstances, le Sénat de la France l'avait, pour ainsi dire, deviné dans sa solitude, et il ne lui avait manqué que deux suffrages pour être porté au corps législatif. Quelque tems auparavant, il s'était refusé aux instances de quelques amis puissans qui l'avaient désigné pour le Tribunat, sans autre prétexte que la faiblesse de sa voix et sa timidité naturelle qui l'empêchaient de parler dans une assemblée nombreuse : il dédaignait une place qu'il n'aurait pu remplir avec distinction. C'est aussi par un effet de cette modestie qui était inséparable de son caractère, qu'il ne voulut point accepter autrefois un emploi honorable que le Grand Frédéric lui offrit dans sa Cour.

Mort du docteur Roussel.

J'arrive à la partie la plus douloureuse de cet éloge. Depuis longtems le docteur Roussel était plus souffrant qu'à son ordinaire. Il quitta Paris avec une santé chancelante, pour se rendre près de Chateaudun, dans cette même famille au sein de laquelle il vivait habituellement, et dont la société faisait ses délices et son bonheur. L'affaiblissement de ses organes dut nécessairement le disposer aux atteintes d'une fiévre épidémique qui régnait alors dans ces cantons. Les soins attentifs dont il fut l'objet, ne purent le soustraire à la violence des symptômes, et le deuxième jour complémentaire de l'an 10, la philosophie, les lettres et l'amitié firent une perte irréparable : dans les angoisses d'une agonie déchirante, il ne proféra aucune plainte, et mourut aussi calme qu'il avait vécu.

M. Falaize était lui-même en proie à une maladie très-grave, quand ce coup terrible vint le frapper; malgré ses souffrances et ses chagrins, il s'occupa de tous les détails relatifs à la sépulture de son ami : il voulut que ses restes fussent déposés dans un lieu solitaire où personne ne pût les troubler. Les travaux rustiques furent soudainement suspendus; tous les villageois en pleurs accompagnèrent la dépouille du philosophe modeste qui honora tant de fois leur asyle, et il fut inhumé au milieu de la douleur profonde qu'il inspirait, et de la pompe touchante de la nature.

PRÉFACE

DE

L'AUTEUR.

Le sujet dont il s'agit ici est bien éloigné d'être épuisé; et quand il le serait, on y reviendrait encore. On y sera souvent ramené par un mouvement dont on ne démêlera pas toujours la nature; on croira peut-être ne céder qu'au desir de trouver la vérité, lorsqu'on ne fera que donner le change à un penchant plus agréable. Si j'ai été la dupe d'une pareille faiblesse, voici du moins les motifs apparens qui me l'ont déguisée.

Le résultat approfondi de mes lectures ne m'a jamais présenté qu'un amas confus d'observations, de réflexions, de maximes relatives à la constitution de la femme, vraies pour la plupart, mais répandues dans différens ouvrages, dans lesquels il n'était parlé de la femme que d'une manière accessoire, ou dans lesquels elle n'était envisagée que sous quelque point de vue particulier. Si, d'un côté, les philosophes ont bien observé le moral, d'un autre, les médecins ont bien developpé le physique, du moins autant qu'il est possible. Il eût été seulement à desirer que ces derniers se fussent un peu plus arrêtés sur la constitution générale de la femme, et n'eussent point paru la regarder comme un être semblable en tout à l'homme, excepté dans les fonctions particulières qui caractérisent le sexe. Ces fonctions paraissent avoir absorbé toute leur attention; et si, sur cet objet, ils ne nous ont pas procuré toutes les connaissances qu'on eût pu attendre de leurs recherches, il faut s'en prendre au soin trop jaloux que la nature a pris de nous cacher la vérité, ou à l'insuffisance des moyens qui nous ont été donnés pour la découvrir.

Dans tous les livres de médecine, où l'on se propose d'exposer la nature et l'état de l'homme sain, et connus sous le nom de *Physiologie*, on ne fait ordinairement mention de la femme que lorsqu'on vient à parler du flux menstruel, de la génération, et de l'excrétion du lait. Dans les Traités des Maladies des Femmes, on se borne à une simple exposition des parties qu'on croit être le siége accoutumé des affections de ce sexe. Enfin, les accouchemens donnent lieu d'examiner la conformation du bassin, et celle des parties qu'il renferme. Mais toutes ces connaissances solitaires représentent les membres séparés d'un corps, *disjecti membra poetæ*, qu'il fallait réunir, pour leur donner l'unité, l'ensemble et l'accord nécessaires à un tout. J'ai cru que ce corps aurait tous les traits convenables, si, à des considérations sur la constitution fondamentale de la femme, qui en composeraient le tronc, on prenait la peine de lier, pour en former les membres, toutes les notions détachées et particulières que nous avons sur les fonctions du sexe. C'était le seul moyen d'avoir la Physiologie ou le Système physique de la Femme.

D'ailleurs, cette méthode de rapporter à un centre commun tous les objets de nos connaissances, qui ont quelque rapport entr'eux, est, comme chacun sait, de la plus grande utilité pour en augmenter le nombre, comme pour en faciliter l'usage. Plusieurs notions, qui se tiennent ensemble, et qui aboutissent toutes à un même point, n'occupent dans notre esprit que la place d'une idée; ce qui doit soulager beaucoup notre incapacité naturelle, et suppléer jusqu'à un certain point aux bornes étroites de l'entendement humain. Il en résulte aussi cet avantage, que lorsqu'on a besoin de rappeler quelqu'une de ces notions, elle se présente accompagnée de toutes celles avec qui elle a quelque liaison. Chacune d'elles forme un tableau qui met sous nos yeux une grande quantité d'objets à la fois, et semble par là multiplier les richesses de notre esprit; au lieu que l'abondance même d'idées trop éloignées et trop difficiles à rapprocher, équivaut à une stérilité réelle.

On me saura peut-être gré d'avoir resserré et offert, sous un même point de vue, les connaissances que nous avons relativement à la constitution physique de la femme. Mais l'ouvrage eût été encore bien imparfait, le point qui pouvait le rendre intéressant eût été oublié, si je n'eusse, en même tems, considéré le rapport qu'ont avec cette constitution les mœurs, le caractère et les inclinations particulières au sexe. En me bornant au premier objet, je serais peut-être parvenu à produire une belle statue; mais plus on en aurait admiré les proportions, plus on eût ardemment desiré, comme Pigmalion, que le sentiment vînt en développer les ressorts, et y répandre ces grâces, cette fraîcheur et cet éclat qui ne peuvent être que le fruit de l'impulsion facile et libre de la vie. Pour prévenir un souhait si légitime, j'ai fait en sorte que ma statue fût animée; c'est-à-dire, qu'après avoir considéré la femme par son côté physique, je l'ai examinée par son côté moral.

En cela, j'ai, sans doute, rappelé la médecine à ses véritables droits. J'ai toujours été persuadé que ce n'est que dans son sein qu'on peut trouver les fondemens de la bonne morale, et que si rien peut conduire la médecine à sa perfection, on devra cet avantage à l'attention qu'on aura de ne perdre jamais de vue ce ressort intérieur qui régit les êtres animés. Les anciens médecins n'ont peut-être pas été assez convaincus de cette vérité. Voilà, vraisemblablement, pourquoi il y eut si peu de relation entre ces derniers et les anciens philosophes. C'est peut-être aussi la raison qui fait que dans leurs recherches ils se sont trouvés les uns et les autres conduits à des résultats qui ne sont pas toujours justes. Il a dû être difficile aux uns d'évaluer exactement les facultés morales de l'homme, sans connaître l'influence qu'a sur elle son organisation physique : les autres ont dû faire bien de faux pas, en se préoccupant trop des causes matérielles des maladies, et en ne considérant pas assez la liaison que la plupart des dérangemens de notre corps ont avec les affections de notre âme.

Parmi les philosophes modernes, il y en a deux qui paraissent principalement avoir senti la nécessité de faire marcher de front ces deux genres de connaissance. L'un est Descartes, et l'autre Montesquieu. Le premier, en donnant au mécanisme plus d'extension qu'il n'en doit avoir, et en voulant plier les êtres organisés aux principes généraux dont il s'était servi pour expliquer la formation et l'arrangement de l'univers, a fait en médecine les mêmes écarts qu'il a faits dans la physique. Quelques vérités (1) qui s'élèvent du sein même de ses erreurs, attesteront du moins que ce grand homme a porté ses regards sur l'art de guérir. Montesquieu, moins empressé de rapporter les effets qu'il examinait, à des principes généraux, s'est plus attaché à considérer les causes particulières qui les produisent, et s'est servi quelquefois heureusement du flambeau de la médecine, et de quelques-unes des vérités qu'elle fournit, pour pénétrer dans les sombres détours du cœur humain, et découvrir la base profonde sur laquelle porte la législation des différens peuples. D'autres philosophes se sont plus ou moins

---

(1) Il a dit que si l'on pouvait trouver quelque moyen de rendre les hommes plus sages et plus ingénieux, ce ne serait que dans la médecine.

étayés des principes de cette science. Quoiqu'elle fournisse à M. Rousseau les armes même qu'il emploie pour la combattre, les idées de ce philosophe y prennent quelquefois ces couleurs fortes que les vérités scientifiques prêtent toujours à l'éloquence. La *Théorie des sentimens agréables* est une fleur que M. de Pouilly a dérobée à la médecine; et les médecins se féliciteront toujours que M. de Buffon ait daigné parer des richesses de son style, les connaissances brutes, mais précieuses, qu'il en tire quelquefois.

Si des philosophes qui ont fait de la morale le principal objet de leurs méditations, ont cru devoir connaître l'organisation physique de l'homme, quelques médecins n'ont pas cru pouvoir donner à leurs connaissances médicinales de base plus solide que la morale. Parmi les médecins modernes, Stahl est celui qui a le plus insisté sur le moral, lorsqu'il a développé les causes de nos affections corporelles. En faisant de l'âme le principe de tous nos mouvemens vitaux, il a renversé la barrière qui séparait la médecine et la philosophie. D'après ces dogmes, il n'est plus permis d'être médecin, sans connaître le jeu des passions, l'influence des habitudes, et la différence qu'il y a entre une machine active, et dont tous les mouvemens sont spontanés, et une machine mue par une enchaînement de ressorts inanimés. Son système doit à jamais laver les médecins des imputations de matérialisme, dont l'ignorance maligne de leurs ennemis les a quelquefois chargés, ou auxquelles la légèreté imprudente de quelques-uns d'entr'eux peut avoir donné lieu. Si son système est le plus orthodoxe, il est aussi le plus vrai, le plus simple et le plus conforme aux faits. On a dit qu'il semble n'être qu'une extension des principes d'Hippocrate.

Stahl aurait, sans contredit, subjugué toute la médecine, si, plus complaisant pour ses lecteurs, ou plus zélé pour sa réputation, il eût pris le soin de polir ses ouvrages, et d'y répandre ces agrémens, dont la vérité même a si souvent besoin (1); et surtout, s'il se fût trouvé

---

(1) Stahl, d'abord professeur en médecine dans l'Université de Hall, et ensuite médecin de Frédéric, roi de Prusse, est regardé comme le fondateur d'une école très-célèbre. Des causes que nous aurons un jour occasion de développer, ont empêché la plupart des médecins d'en connaître à fond les principes. Les ouvrages de quelques médecins français les ont fait seulement pressentir. Quelques

dans une position aussi avantageuse que Boerhaave. Il vivait dans un tems où ce dernier jetait à la hâte les fondemens d'une réputation qui devait ressembler à ces fortunes prodigieuses acquises par le commerce, et qu'un événement contraire vient renverser un instant après. Les Hollandais, comme on l'a déjà remarqué, la secondaient et la soutenaient, comme un fonds qu'ils étaient intéressés à faire valoir; et si des marchands qui portaient le nom de Boerhaave jusqu'aux extrémités du monde, étaient les instrumens les plus propres à étendre

---

dissertations de Stahl, traduites ou citées dans différens écrits, ont fait desirer à tous ceux qui ont le goût de la médecine d'être à portée d'approfondir les ouvrages de ce médecin extraordinaire, auquel on croit que la chimie seule doit ses fondemens, mais auquel la médecine doit peut-être encore davantage. Cette raison nous a déterminé à faire un extrait en français, et accompagné de remarques critiques de tous les ouvrages de Stahl, relatifs à la médecine. Il formera un corps complet qui embrassera toutes les parties de cette science. La plus grande partie de cet ouvrage, intéressant par son sujet, verra incessament le jour, si des raisons particulières ne viennent suspendre nos travaux.

sa célébrité, on conviendra du moins qu'elle aurait pu avoir des garans plus solides et moins suspects.

Maintenant il n'y a plus d'illusion; les avantages d'un style précis et élégant ne peuvent plus racheter, dans les ouvrages de Boerhaave, les erreurs auxquelles ils ont pendant quelque tems servi de voile. La raison, délivrée du prestige qui lui en avait imposé, n'y découvre aucun grand principe; tout y porte sur des petits ressorts désunis ou mal assemblés; c'est un édifice formé de cailloutage, que la moindre secousse ébranle. La faculté de médecine de Montpellier, qui voit, depuis quelques années, combien ses fondemens sont ruineux, tâche d'en éloigner ses candidats, avec le soin charitable qu'on aurait pour des passans en danger d'être écrasés par une maison prête à s'écrouler. Si ce zèle opère quelque bien, on le devra surtout aux lumières de MM. Venel, Lamure, Barthez. M. Fouquet, médecin très-distingué de la même Faculté, nous a aussi, dans son article *Sensibilité*, de l'Encyclopédie, et dans son excellent Traité sur les Pouls organiques, ouvert la route à de nouvelles vérités. Un des plus célèbres médecins de la Faculté de Paris, M. de Bordeu, qui a le premier préparé cette révolution, est aussi celui qui aura contribué de la manière la plus efficace à la consommer, par des ouvrages qui lui assurent une gloire immortelle.

Beaucoup d'autres médecins de la Faculté de Paris, ont de même secoué le joug d'une autorité qui captivait les esprits sans les éclairer. La sagacité active de M. Gardane, le discernement profond de M. Robert, la sage pénétration de M. Roux, et de feu M. Vandermonde, son estimable prédécesseur dans la rédaction du *Journal de Médecine*, ne devaient pas naturellement s'accommoder d'une médecine noyée dans les vides raisonnemens d'une mécanique incertaine, où les effets sont toujours rapportés à des causes douteuses ou controuvées; appuyée sur des explications versatiles qui font que l'ignorance trouve plus souvent, dans un babil aisé, des moyens pour amuser ou tromper les malades, que des ressources pour les guérir. Ils concourent tous, avec autant de succès que de savoir, à établir un plan de médecine plus simple, plus lumineux, plus *spiritualisé*; car la sensibilité qui en doit faire la base, en exclut à jamais l'appareil compliqué des moyens physiques sur lesquels les médecins mécaniciens et les disciples de Boerhaave l'avaient échaffaudée; ils paraissent y substituer une logique attentive à considérer ce que le moral et le physique peuvent l'un sur l'autre, et à ne pas chercher toujours, dans des causes éloignées et matérielles, la raison de certaines affections qui tirent leur source des seules erreurs de la nature, ou des mouvemens irréguliers de la vie.

C'est d'après ces idées, sans doute, que M. le Camus, médecin de la même faculté, nous a donné la *Médecine de l'Esprit*, ouvrage qui renferme des vérités utiles, mais étouffées par la redondance excessive d'une érudition superflue. L'auteur semble s'y être plus occupé à faire voir qu'il connaissait les idées des autres, qu'à bien présenter les siennes. Il n'aurait pas dû renoncer au goût général de sa patrie, pour prendre celui de quelques médecins étrangers, dont les productions volumineuses et inabordables par l'affectation ridicule et fatigante avec laquelle on y entasse les citations, sont destinées à occuper une place considérable dans les bibliothèques, mais condamnées à n'être jamais lues.

J'ai fait un essai des mêmes principes sur la constitution de la femme. Stahl m'a souvent servi de guide. Lorsque j'ai voulu appliquer sa théorie des tempéramens à celui des femmes, j'ai vu avec plaisir qu'elle s'y pliait naturellement. Ce qu'il appelle le tempérament sanguin, m'a paru être le plus propre et le plus commun à ce sexe. Ce n'est pas qu'il ne soit susceptible de toutes les autres espèces de tempérament; mais, comme je m'étais proposé de présenter la femme dans l'état de parfaite santé, et comme le tempérament sanguin réunit le plus souvent cet avantage et celui de la beauté, je me suis fixé à celui-là : ainsi que les peintres qui, parmi les objets de toutes espèces qui s'offrent à leurs yeux, s'attachent de préférence à ceux qui leur retracent le mieux la belle nature.

Les connaissances que nous devons à M. de Bordeu, sur le tissu cellulaire, m'ont aussi fourni quelques-unes des principales pièces dont j'ai composé ce tempérament par excellence; elles s'y sont enchâssées avec la même facilité. C'est de là, surtout, que j'ai tiré la différence sensible des formes qui distinguent les organes de la femme d'avec ceux de l'homme, en laissant néanmoins penser qu'il peut très-bien y avoir une différence primitive qui serve de fondement à la première. J'ai encore fait usage des principes de cet auteur, lorsque j'ai traité des excrétions qui sont particulières au sexe, c'est-à-dire, de la menstruation et du lait.

J'ai cru devoir dire quelque chose de cette fonction qui

est fondée sur le concours des deux sexes, et à laquelle l'un et l'autre sont déterminés par le besoin de se reproduire, ainsi que la manière dont la nature a voulu que la femme participât à cet acte. Comme, dans celle-ci, la beauté est devenue un des principaux mobiles qui y poussent l'homme, elle a dû naturellement entrer dans mes discussions. Si les médecins pensaient que cela n'est point de leur ressort, ce serait soi-même resserrer les bornes de son propre domaine. Quant au secret de la reproduction de l'espèce, elle est encore l'objet des conjectures incertaines des philosophes et des médecins. Aussi tout ce que j'ai pu faire, c'est d'en proposer quelques unes, et d'en combattre quelques autres.

Dans le chapitre sur le terme de l'accouchement, je me suis arrêté sur une question qui a fait le sujet d'une grande dispute entre plusieurs médecins de la Faculté de Paris. Je me suis décidé pour le sentiment qu'a soutenu M. Petit, sans adopter tout à fait la manière dont il l'a soutenu. J'ai vu que dans cette dispute on avait abusé de la comparaison qu'on y fait entre le développement des productions végétales et celui de l'enfant dans la matrice. La distinction importante que M. de Buffon établit entre ces deux classes d'êtres, m'a paru propre à fixer les idées là-dessus. La plupart des opinions ne roulent le plus souvent que sur des jeux d'esprit, de pures idées métaphysiques qui, n'ayant aucune influence sur la réalité des choses, ni aucun rapport avec les objets qui touchent immédiatement après notre bien-être, peuvent être soutenues sans entêtement, et réfutées sans aigreur. Telle est la question des naissances tardives, lorsqu'on n'y considère qu'un écart très-rare dans la marche ordinaire de la nature, et qui, étant très-difficile à constater, ne doit rien changer dans l'ordre établi de la société.

Il n'en est peut-être pas de même des abus introduits par cet art, presqu'inconnu chez les anciens, qui, sous prétexte d'aider la nature à produire des hommes, les empêche quelquefois lui-même de voir le jour, en voulant tenter ce qu'elle ferait mieux que lui; qui énerve dans les femmes, par la mollesse et par l'inutile longueur des précautions, l'instinct qui seul les mettrait en état de s'en passer; enfin qui, par un usage aussi indécemment que légérement répété, du ministère des hommes auprès des femmes, affaiblit et anéantit à la longue le sentiment qui pare le plus le sexe. J'ai fait quelques réflexions sur cet art prétendu, dans le chapitre qui traite de l'accouchement naturel.

Je termine le tableau par cette fonction qui n'en est pas moins un devoir naturel pour les femmes, quoique la plupart d'entr'elles aient pris le parti de s'en dispenser, et soient parvenues à la faire regarder comme une faveur de leur part, lorsqu'elles veulent s'y assujétir, je veux dire l'allaitement. Lorsque la femme s'est acquittée de cette fonction, qui est une de celles qui la distinguent spécialement de l'homme, sa tâche est finie. Après avoir donné la vie à un nouvel être, elle lui a donné la force de la conserver lui-même. Tout ce que la nature avait fait de particulier pour la femme, n'était que pour la conduire là : lorsqu'elle y est arrivée, le plan de la nature est rempli.

SYSTÊME
PHYSIQUE ET MORAL
DE LA FEMME.

PREMIÈRE PARTIE.

Des Différences générales qui distinguent les deux Sexes.

CHAPITRE PREMIER.

Idée générale de l'Homme et de la Femme.

PARMI les différentes manières dont la nature travaille à la reproduction des espèces, elle a voulu que l'espèce humaine dût la sienne au concours de deux individus semblables par les traits les plus généraux de leur organisation, mais destinés à y coopérer par des moyens particuliers et propres à chacun. La différence de moyens constitue le sexe, dont l'essence ne se borne point à un seul organe, mais s'étend, par des nuances plus ou moins sensibles, à toutes les parties; de sorte que la femme n'est pas femme seulement par un endroit, mais encore par toutes les faces par lesquelles elle peut être envisagée.

Il est cependant un tems où ces nuances sont nulles ou imperceptibles. L'homme et la femme, dans les premières années de la vie, ne paraissent point, au premier aspect, différer l'un de l'autre : ils ont à peu près le même air, la même délicatesse d'organes, la même allure, le même son de voix. Assujétis aux mêmes fonctions et aux mêmes besoins, souvent confondus dans les mêmes jeux dont on amuse leur enfance, ils n'excitent dans l'ame du spectateur, qui les contemple avec plaisir, aucun sentiment particulier qui les distingue ; ils ne lui paraissent tous les deux recommandables que par cette tendre émotion qu'excite toujours en nous la vue de l'innocence jointe à la faiblesse. Indifférent et isolé, chacun d'eux ne vit encore que pour lui-même ; leur existence, purement individuelle et absolue, ne laisse encore apercevoir aucun des rapports qui doivent dans la suite établir entr'eux une dépendance mutuelle.

Cet état équivoque ne subsiste pas longtems ; l'homme prend bientôt des traits et un caractère qui annoncent sa destination ; ses membres perdent cette mollesse et ces formes douces qui lui étaient communes avec ceux de la femme : les muscles qui sont les principaux instrumens de la force animale, font disparaître ou rendent plus dense, par leurs contractions réitérées, le tissu muqueux qui remplissait leurs interstices et les énervait (1) ; ils acquièrent par là plus de saillie, et tendent

(1) Le tissu muqueux ou cellulaire, qu'on n'a jamais si

à donner à chaque organe une forme plus décidée. Ce n'est plus bientôt le même individu ; la teinte rembrunie de son visage, et sa voix devenue plus grave et plus forte, annoncent en lui un surcroît de vigueur nécessaire au rôle qu'il va jouer : la timidité de l'enfance a fait place à un instinct qui le porte à braver les périls ; il ne craint rien, parce qu'un sang bouillant qui s'agite dans ses vaisseaux, et qui cherche à franchir (1) les digues qui le retiennent, lui fait croire qu'il peut beau-

---

bien connu que dans ce siècle, et surtout que depuis la publication de l'ouvrage de M. Bordeu, sur cette matière, est une espèce de toile qui enveloppe tous les organes, qui forme une partie de leur substance, qui leur sert de lien et de moyen de communication; de sorte qu'il est lui-même une espèce d'organe universel. Ce tissu ou cette matière cellulaire, ainsi appelée parce qu'elle est composée d'une infinité de cellules qui communiquent entr'elles, se trouve en plus ou moins grande quantité, plus ou moins développé dans chaque sujet ; et cette différence en met non seulement beaucoup dans la forme et l'habitude extérieure des personnes du même sexe, mais elle forme encore un des caractères essentiels et généraux qui distinguent les deux sexes. Ce tissu, qui quelquefois n'a pas plus de consistance que de la gelée, et ressemble à une matière muqueuse, est, comme toutes les autres parties, animé par la sensibilité, ou par ce qu'on appelle le mouvement tonique qui lui donne le ressort et l'action.

(1) Les jeunes gens, surtout les jeunes garçons, sont sujets à des hémorragies excessives du nez et de la poitrine. Stahl, *Dissert. de Morbis ætatum.*

coup. Sa taille haute, sa démarche fière, ses mouvemens souples et assurés, ses nouveaux goûts, ses nouvelles idées, enfin tout retrace en lui l'image de la force, et porte l'empreinte du sexe qui doit asservir et protéger l'autre.

La femme, en avançant vers la puberté, semble s'éloigner moins que l'homme de sa constitution primitive. Délicate et tendre, elle conserve toujours quelque chose du tempérament propre aux enfans. La texture de ses organes ne perd pas toute sa mollesse originelle. Le développement que l'âge produit dans toutes les parties de son corps, ne leur donne point le même degré de consistance qu'elles acquièrent dans l'homme. Cependant, à mesure que les traits de la femme se fixent, on aperçoit dans sa forme, dans sa taille et dans ses proportions, des différences dont les unes n'existaient point, et les autres n'étaient point sensibles. Quoiqu'elle parte du même point que l'homme, elle se développe néanmoins d'une manière qui lui est propre; de sorte que, parvenue à un certain âge, elle se trouve peut-être avec étonnement pourvue de nouveaux attributs, et sujette à un ordre de fonctions étranger à l'homme, et jusqu'alors inconnu à elle-même; enfin, il se découvre en elle une nouvelle chaîne de rapports physiques et moraux, qui devient pour l'homme le principe d'un nouvel intérêt propre à l'attirer vers elle, et pour elle une source de nouveaux besoins. Ces rapports, du coté du physique, sont en partie le résultat des modifications du tissu cellulaire, qui acquiert de l'expansion dans les organes destinés à marquer spécialement le sexe, tandis qu'il s'affaisse ou se resserre dans les autres parties ; et un des effets les plus marqués de ce changement, c'est de rendre plus sensibles les proportions naturelles des pièces qui forment la charpente du corps. Nous allons examiner quelles sont les particularités que ces pièces offrent aux yeux des anatomistes, pour jeter ensuite successivement les regards sur les autres parties qui entrent dans la structure de la femme.

CHAPITRE II.

Des parties solides qui servent de base au corps de la femme.

On convient généralement que les parties qui servent d'appui et de fondement à la machine humaine, c'est-à-dire, les os (1), ont moins de volume et de dureté dans

(1) On sent qu'une discussion sur l'origine des os serait ici étrangère à notre objet. Nous les considérons tout formés. M. de Bordeu attribue leur formation à un adossement successif des lames du tissu cellulaire, et cette opinion a pour elle toutes les probabilités qui suffisent en médecine pour établir une vérité. Nous en userons de même à l'égard de toutes les autres parties, nous les regarderons comme distinctes du tissu cellulaire, quand même il serait vrai que cette substance en formât la base. Il ne s'agirait alors que

la femme que dans l'homme : aussi la taille moyenne de celui-ci est-elle de deux à trois pouces plus haute que celle de l'autre, et on sait que ces membres sont capables de porter de bien plus grands fardeaux que ceux de la femme.

Les différences les plus remarquables, par rapport aux os, dans les deux sexes, ce sont celles que présentent les os qui composent la partie inférieure du tronc, et celles qu'offrent les clavicules qui en terminent la partie supérieure. Parmi les premiers, ceux qu'on appelle *innominés*, et qui forment le bassin avec le concours de l'os *sacrum* et du *coccix*, ont dans la femme plus de convexité en dehors, et contribuent, par une plus grande courbure, à lui donner plus de capacité. Les os du *pubis*, qui en forment la partie antérieure, se touchent par un plus petit nombre de points que dans l'homme, et fuient obliquement en dehors, pour augmenter l'espace qui est entre eux et le *coccix*, c'est-à-dire, l'extrémité inférieure de la partie postérieure du bassin. On avait cru que les os du *pubis* n'étaient unis que par un cartilage souple et mobile, qui leur permettait de s'écarter dans les accouchemens laborieux : cette opinion, établie sur l'idée d'un besoin supposé, a été démentie par un examen plus exact, et il est à présent reconnu que ces os ne sont pas plus mobiles dans la femme que dans l'homme.

---

de la manière dont elle y est organisée. On ne considère pas non plus ici les os comme sensibles, parce qu'ils ne se montrent tels que dans des circonstances qui les éloignent plus ou moins de leur état naturel.

La convexité des os *innominés* fait que les *fémurs*, ou les os des cuisses, se trouvent plus éloignés l'un de l'autre; car ceux-ci s'articulent, comme on sait, avec les premiers. Cet éloignement des os des cuisses doit augmenter la largeur des hanches. Il s'ensuit aussi que les muscles auxquels ces os servent de point d'appui, se trouvant par là moins comprimés par leur contact réciproque, ont une plus grande liberté de s'étendre; ce qui fait que, toutes choses étant d'ailleurs égales, les cuisses des hommes sont plus grêles que celles des femmes.

Les clavicules, au contraire, sont plus droites et moins courbes dans la femme que dans l'homme; de sorte que la poitrine et les hanches sont dans une raison inverse dans les deux sexes, et que, si les hanches de la femme sont moins circonscrites que celles de l'homme, celui-ci, à son tour, a la poitrine plus large et plus évasée que la femme. Quoique ces rapports varient dans chaque individu, les sculpteurs et les peintres, en déterminant les belles proportions du modèle idéal et conventionnel qui les guide dans leurs imitations, les ont réduits à des mesures fixes, qu'ils ont moins puisées dans la nature, comme le dit M. de Buffon (1), que dans une observation approfondie des effets de l'art. Nous ne nous arrêterons point sur ces détails plus importans pour eux que pour les médecins; nous nous contenterons seulement d'admirer l'attention qu'a la nature de préparer de loin les instrumens qui doivent servir à l'exécution de ses desseins, et de marquer sur les élémens même des êtres

(1) Hist. nat., tome 4, page 322, édit. in-12.

qu'elle produit, les usages qu'elle doit en tirer. Cette forme particulière qu'elle prend soin de donner aux os de la femme, prouve que la différence des sexes ne tient pas seulement à quelques variétés superficielles, mais qu'elle est le résultat peut-être d'autant de différences qu'il y a d'organes dans le corps humain, quoiqu'elles ne soient pas toutes également sensibles. Parmi celles qui sont assez frappantes pour se laisser apercevoir, il y en a dont les usages et la fin ne sont pas bien déterminés. Tiennent-elles essentiellement au sexe, ou sont-elles une suite nécessaire, mais indifférente, de la disposition mécanique des parties principales qui le constituent, comme dans les bossus, la courbure de l'épine du dos entraîne toujours un certain dérangement des autres parties, qui leur donne à tous un air de ressemblance ? Dans le premier cas, l'anatomie, plus perfectionnée qu'elle ne l'est, pourrait peut-être nous apprendre quelles sont, dans la structure du corps, les conditions les plus avantageuses pour remplir, de la manière la plus parfaite, les fonctions du sexe ; et par la même raison elle parviendrait peut-être aussi à connaître quel est l'état des organes le plus favorable aux fonctions de la vie. Car, quoique la vie paraisse s'attacher à toutes les formes, elle se maintient plus dans les unes que dans les autres. Les productions monstrueuses vivent plus ou moins, mais celles qui le sont extrêmement périssent bientôt. Ainsi l'anatomie, aussi éclairée qu'elle peut l'être, serait à même de décider jusqu'à quel point on peut être monstrueux, c'est-à-dire, s'écarter de la conformation particulière à son espèce, sans perdre la faculté de se reproduire, et jusqu'à quel point on peut l'être, sans perdre celle de se conserver. Dans le second cas, elle viendrait peut-être à bout de connaître si bien les rapports des parties, et les différens résultats des changemens qu'elles peuvent subir dans leur position respective, qu'en voyant l'état des unes, on pourrait juger de l'état des autres, comme en géométrie, lorsqu'on connaît un côté et deux angles d'un triangle, on connaît nécessairement les deux autres côtés. Mais l'étude de l'anatomie ne paraît pas même encore avoir été dirigée sur ce plan.

CHAPITRE III.

De la nature des parties solides et sensibles qui composent les organes de la femme.

Les parties molles qui entrent dans la constitution de la femme, c'est-à-dire les vaisseaux, les nerfs, les fibres charnues, tendineuses, ligamenteuses, et le tissu cellulaire qui leur sert de lien commun, sont aussi marqués par des différences qui laissent entrevoir les fonctions auxquelles la femme est appelée, et l'état passif auquel la nature la destine. Elles sont plus grêles, plus petites (1),

(1) Ce caractère est assez commun et assez général pour qu'on ait lieu de croire qu'il est l'effet d'une disposition originelle, et que, s'il y a des hommes petits et des femmes

plus déliées et plus souples que celles dont le corps de l'homme est composé. On aurait beau dire que la délicatesse de ces parties est, dans les femmes, un effet de leur éducation ou de leur manière de vivre; ces causes peuvent bien y influer, et Hippocrate l'avoue (1); mais il y a une différence radicale, innée, qui a lieu dans tous les pays et chez tous les peuples. S'il en est où les femmes, soit par la nature de leurs occupations, soit par celle du climat, aient une constitution forte et robuste, celle des hommes, dans ces lieux, l'est encore davantage. Il est donc vraisemblable que la disposition des parties qui composent le corps de la femme est déterminée par la nature même, et qu'elle sert de fondement au caractère physique et moral qui la distingue.

Il est certain que le sexe de la femme l'assujétit à des révolutions qui peut-être bouleverseraient tous ses organes, s'ils offraient une trop forte résistance. Certaines parties de son corps sont exposées à souffrir des distentions, des chocs et des compressions considérables (2). Si une partie qui est distendue avait trop de ressort et

---

grandes, cela dépend moins de la forme constitutive des organes que de la quantité plus ou moins grande de substance muqueuse qui s'y trouve interposée, ou de la nature des causes extérieures qui en empêchent ou favorisent le développement.

(1) *De mulier. Morb. Lib. I, page* 218, *edit. Foësii.*

(2) L'état forcé de certains organes pendant la grossesse, et ses impressions encore subsistantes après l'accouchement, en ont une preuve trop incontestable.

d'élasticité, l'action du corps qui la distend réagirait contre quelque organe essentiel, et y suspendrait l'influence de la vie. Lorsqu'une partie est comprimée, les humeurs, arrêtées dans leur cours, s'altéreraient bientôt, si les parties voisines ne leur présentaient des vaisseaux flexibles, toujours prêts à les recevoir. Il était donc nécessaire que les organes de la femme fussent d'une structure qui les rendît propres à céder à l'impulsion des causes qui peuvent agir fortement sur eux, et à se suppléer réciproquement, lorsque leurs fonctions respectives sont dérangées. La nature, dans l'homme, semble surmonter les obstacles qui la gênent, par la force et par l'activité; dans la femme, elle semble se soustraire à leur action, en leur cédant. Si la force est essentielle à l'homme, il semble qu'une certaine faiblesse concoure à la perfection de la femme. Cela est encore plus vrai au moral qu'au physique : la résistance irrite le premier; l'autre, en cédant, ajoute l'apparence d'une vertu à l'ascendant naturel de ses charmes, et fait par là disparaître la supériorité que la force donne à l'homme.

Il est vraisemblable que les élémens des parties qui constituent le corps de la femme ont une organisation particulière, de laquelle dépendent l'élégance des formes (1), la légèreté des mouvemens, et la vivacité des

---

(1) Il n'est personne qui ne distingue à l'œil le bras ou la jambe d'une femme, d'avec le bras ou la jambe d'un homme. Cette différence s'étend vraisemblablement aussi à toutes les parties qui se dérobent à la vue. Il serait à souhaiter que les anatomistes qui ont agité tant de questions vaines, qui

sensations qui caractérisent son sexe. Outre cette organisation particulière des parties constitutives de la femme, il est naturel de penser que le tissu cellulaire qui les embrasse toutes (1), et qui est en plus grande quantité chez elle que dans l'homme, en abreuvant continuellement ces parties de l'humeur qui flotte en tous sens dans ses cellules, doit aussi modifier leur structure et leur sensibilité ; mais c'est lui surtout qui donne aux membres de la femme ces surfaces uniformes et polies, cette rondeur, et ces contours gracieux que ceux de l'homme ne peuvent et ne doivent point avoir. Des masses de ce tissu, diversement distribuées, remplissent les cavités et les enfoncemens qui choqueraient la vue, ôtent aux articulations ce qu'elles ont de raboteux et d'inégal, adoucissent le

---

se sont si souvent livrés à des recherches futiles, et qui se sont chargés de nous exposer jusqu'au plus petit organe, jusqu'à la plus petite fibre, et quelquefois même d'en imaginer, voulussent aussi nous apprendre les raisons de cette différence. C'est à eux à déterminer si elle est fondée sur la forme primordiale des parties, ou sur la disposition subséquente et accidentelle du tissu cellulaire qui entoure et pénètre leur substance. En attendant leur décision, nous adoptons conjecturalement la première idée : peut-être qu'un jour, en poussant leurs tentatives aussi loin qu'il est possible de les pousser, et en portant leurs regards attentifs d'une partie à une autre, ils parviendront à découvrir le terme où finit le sexe, et à fixer le point où la femme cesse d'être femme, et celui où elle commence à être homme.

(1) M. de Bordeu, *Recherches sur le tissu muqueux.*

passage d'un organe à un autre, et vont former le relief qu'on remarque dans certaines parties, telles, par exemple, que la partie antérieure de la poitrine. On dirait que dans la femme la nature a tout fait pour les graces et pour les agrémens, si on ne savait qu'elle a eu un objet plus essentiel et plus noble, qui est la santé de l'individu et la conservation de l'espèce. C'est ainsi que dans toutes ses opérations, la beauté naît d'un ordre qui tend au bien, et qu'en ne voulant faire que ce qui est utile, elle fait nécessairement en même tems tout ce qui plaît.

CHAPITRE IV.

Des effets immédiats qui paraissent dériver de l'organisation des parties sensibles de la femme (1).

SANS pouvoir déterminer l'influence précise que l'organisation de ces parties a dans le caractère et dans les

---

(1) Un écrivain de ce siècle, qui regarde l'esprit comme le résultat de la seule éducation, et qui exclut l'organisation du nombre des causes qui peuvent le modifier, nie aussi que la différence organique sur laquelle le sexe est fondé, puisse avoir aucune influence sur la manière de sentir et de penser, parce que quelques femmes se sont élevées au dessus du commun des hommes, et qu'il a

fonctions de la femme, on peut néanmoins assurer que la plupart des attributs physiques et moraux qui lui sont propres, y tiennent plus ou moins, ainsi que la disposition particulière qu'elle semble avoir à certaines maladies; car celles-ci ne dépendent en partie que d'un plus ou moins grand degré d'intensité dans les mouvemens essentiels à l'état de santé, et ces mouvemens sont toujours relatifs à la nature des organes qui les exécutent.

---

existé des Sapho et des Hipparchie; comme il soutient que le climat n'influe point sur le caractère et la législation des peuples, parce qu'on a vu de bonnes et de mauvaises lois chez des nations qui se trouvent sur la même latitude; que la vigueur du corps n'a aucun rapport avec celle de l'esprit, parce que Paschal et Pope étaient d'une constitution faible et maladive; qu'enfin, le génie est exempt des altérations de l'âge, parce que M. de Voltaire a le privilége singulier de faire de belles tragédies à celui de quatre-vingts ans. Comme nous n'avons à défendre l'honneur d'aucune hypothèse, nous ne saurions avoir égard à ces exemples particuliers; mais nous nous en tiendrons aux probabilités qui résultent des faits généralement et constamment observés. Nous croyons, par conséquent, qu'un Français a plus d'esprit qu'un Samoïede; que si quelques personnes valétudinaires montrent quelque force de génie, elles en montreraient encore davantage si elles se portaient bien; qu'à quatre-vingts ans on radote encore plus communément qu'on ne fait de bonnes pièces dramatiques; et qu'enfin, la différence de sexes peut en mettre dans l'esprit et dans le caractère, parce que des instrumens différens doivent produire des effets différens.

La mobilité singulière qu'on observe dans les organes de la femme, est une suite nécessaire de leur petitesse. Quel que soit le principe qui donne l'impulsion aux corps vivans, ils suivent, dans les mouvemens qu'ils en reçoivent, à peu près les mêmes lois que les corps inanimés. Les mouvemens vitaux, dans les premiers, paraissent s'exécuter avec une rapidité inverse de la grosseur de l'animal. Les artères du bœuf ne battent que trente-cinq fois, tandis que celles de la brebis battent soixante fois (1) : le pouls des femmes est plus petit et plus rapide que celui des hommes (2). Pline dit que la nature a plus d'énergie, lorsque la sphère de son activité est plus bornée (3); et que ce que les animaux d'une grande masse gagnent en force, ils le perdent en agilité et en finesse.

De ce que les femmes ont à mouvoir de moindres masses que les hommes, il s'ensuit qu'elles doivent les diriger mieux; que, leurs mouvemens étant plus faciles et plus prompts, elles ont plutôt appris l'usage de leurs facultés. On sait qu'en général elles ont une plus grande facilité de parler que les hommes. Un homme de lettres assez célèbre remarque que, depuis la naissance du théâtre en France, il serait aisé de compter un plus grand nombre d'actrices que d'acteurs d'un mérite supérieur. Il attribue cette différence à l'avantage qu'ont les

---

(1) *Vitet. Med. veterin.*, *tome* 2, *page* 526.

(2) Bordeu, *Recherches sur le pouls*, *page* 6.

(3) *Nusquàm magis quàm in minimis tota est natura.* Hist. nat., Lib. 11, c. 2.

femmes du côté de la sensibilité. Son opinion peut être vraie à cet égard. Il se peut aussi qu'en elles l'organe de la voix, plus flexible et plus propre à toute sorte de mouvemens, se prête aussi avec plus de facilité aux accens des passions, et à toutes les inflexions de la modulation théâtrale. Enfin les femmes excellent, dans peu de tems, dans tous les arts qui ne demandent que de l'adresse, parce que cette qualité dépend d'une succession rapide d'idées et de mouvemens que l'organisation de leur sexe leur rend plus aisée.

Une autre qualité physique concourt encore à rendre plus mobiles les parties sensibles de la femme; c'est ce degré de mollesse qui leur est particulier, et qui, depuis Hippocrate (1), a été généralement reconnu par tous les médecins. Quoique l'essence de la sensibilité ne consiste ni dans le chaud, ni dans le froid, ni dans le sec, ni dans l'humidité, il est cependant manifeste, par l'exemple des tempéramens et par celui des climats, qu'elle tient à ces qualités physiques. Dans les uns et dans les autres, la sensibilité varie selon la constitution du corps ou de l'air; et on remarque qu'elle ne jouit jamais mieux de toute la plénitude de ses droits, que lorsqu'une humidité modérée, et telle qu'elle se trouve dans les enfans et dans les femmes, prête à leurs organes, sans trop les énerver, toute la souplesse dont ils sont susceptibles.

Une certaine faiblesse doit être l'effet combiné de cette dernière disposition unie à des organes d'une médiocre

---

(1) *Mulierem variore et molliore carne esse quàm virum censeo*, Lib. 1, de Mulier. Morbis.

masse. Plus sensible que robuste, plus mobile que capable de mouvoir, la femme possédera donc toutes les qualités vitales dans le degré le plus exquis (1), mais avec des forces physiques très-bornées ; de manière que son existence consistera plus en sensations, qu'en idées et en mouvemens corporels.

On pourrait croire qu'une constitution dans laquelle la femme est en butte à toutes les impressions des objets extérieurs, qui donne plus d'aptitude pour sentir que de moyens pour se soustraire à l'action des causes sensibles, doit être peu favorable au bonheur; mais, si on considère que les causes physiques de nos maux sont en très-petit nombre, et que leur véritable source est dans les affections de notre âme, qui les perpétue par le souvenir, ou les multiplie par la crainte, on verra que la femme, en qui la variété même des sensations s'oppose à leur durée, et qu'elle sauve de cette opiniâtreté de réflexions qui fait le tourment de tant d'êtres pensans, est peut-être moins éloignée que l'homme de la félicité que comporte la nature humaine.

C'est à cette disposition qui rend les organes de la femme plus actifs que forts, et qui leur donne plus de sensibilité que de consistance, qu'elle doit cette finesse de tact et cette pénétration qui consiste à saisir dans les

(1) Le mot *Eve* en hébreu signifie *vie*. Les Grecs donnaient aussi quelquefois aux femmes des noms propres à désigner en elles un degré éminent de sensibilité, ou du moins une grande facilité à émouvoir celle des hommes : *Psyché* en grec veut dire *âme*.

objets qui la frappent rapidement, une infinité de nuances, de choses de détail, et de rapports déliés qui échappent à l'homme le plus éclairé. On prétend, il est vrai, que cette même sensibilité qui lui fait apercevoir un grand nombre d'objets, est ce qui l'empêche de les bien voir, et de fixer assez long-tems son esprit sur une idée, pour pouvoir connaître toutes les autres idées qui viennent s'y réunir ; que la difficulté de se dérober à la tyrannie des sensations, l'attachant continuellement aux causes immédiates qui les produisent, ne lui permet point de s'élever à la hauteur convenable pour les embrasser toutes d'une seule vue ; que par cette précipitation qui s'élance au-delà de la vérité, ou par cette inconstance qui se lasse bientôt de la poursuivre, deux défauts inséparablement attachés à la complexion de la femme, elle est moins susceptible que l'homme de ces hautes conceptions d'un esprit qui sait atteindre au niveau de la nature et remonter à la source des êtres. On dit aussi que son imagination, plus vive que soutenue, se prête peu à ces expressions vraies et pittoresques qui sont le sublime des arts d'imitation, et que, plus capable de sentir que de créer, elle reçoit plus facilement dans son âme les images des objets, qu'elle ne peut les reproduire ; qu'enfin cette tournure d'esprit, qui fait qu'elle se conduit presque toujours par des idées particulières, s'oppose en elle aux vues plus vastes de la politique, et à ces grands principes de morale qui s'étendent à tous les hommes (1).

(1) Si on veut voir des idées plus étendues et mieux ex-

Il n'est pas douteux que cette faiblesse, que nous avons dit caractériser les organes de la femme, ne lui interdise les efforts de cette contention d'esprit qui est nécessaire à l'étude des sciences abstraites, même pour s'y égarer; et que son imagination trop mobile et peu capable de garder une assiette permanente, ne la rende peu propre aux arts qui dépendent de cette faculté de l'âme : mais aussi c'est de cette faiblesse que naissent ces sentimens doux et affectueux qui constituent le principal caractère de la femme; c'est du sentiment de son impuissance qu'elle tire cette disposition à s'identifier avec les malheureux, cette pitié naturelle qui est la base des vertus sociales. C'est pourquoi les qualités de la femme, sans avoir le même éclat qu'ont les talens supérieurs qu'on admire dans l'homme, et dont l'effet le plus sensible est de nourrir souvent en lui un orgueil sauvage et triste, sont d'un plus grand usage dans la société. Tout le monde convient que les femmes ont une morale plus active, et que celle des hommes est plus en spéculation. Les premières font souvent le bien que les derniers ne font que projeter. Ceux-ci s'occupent des maux possibles, ou qui sont répandus sur la surface du globe, tandis que les autres soulagent les malheurs réels qui les environnent. Si les vertus des femmes sont moins brillantes que celles des hommes, elles sont peut-être d'une utilité plus immédiate et plus continue.

---

primées, on peut jeter les yeux sur le tableau énergique et élégant que M. Thomas a tracé des mœurs et du caractère des femmes dans les différens siècles.

Il en est de même de leurs talens. Ceux de l'homme sont plus propres à lui donner une haute opinion de son espèce; ceux de la femme contribuent encore plus au bonheur qu'ils ne flattent la vanité. Si on aime quelquefois à errer avec le premier dans les régions désertes et inaccessibles qu'habite le génie, la difficulté de soutenir long-tems un état peu fait pour notre faiblesse, nous fait retomber encore avec plus de plaisir, dans la sphère ordinaire où la nature nous a placés, et que la femme embellit par des qualités qui sont toujours de mise, et qui font toujours le charme de tous les momens.

Les passions dans tous les êtres animés, répondent aux moyens que la nature leur a donnés pour les satisfaire. Qu'on examine toutes les espèces d'animaux, on verra que chez eux le moral se rapporte constamment au physique, la colère et la cruauté marcher toujours avec la force, et la timidité être toujours le partage de la faiblesse. A quoi servirait à la femme une audace que son impuissance démentirait à chaque instant? La témérité sied mal, lorsqu'on a à peine la force nécessaire pour se défendre. Les passions douces sont les plus familières à la femme, parce qu'elles sont les plus analogues à sa constitution physique. L'attendrissement, la compassion, la bienveillance, l'amour, sont les sentimens qu'elle éprouve et qu'elle excite le plus souvent, et chacun sent qu'une bouche faite pour sourire, que des yeux tendres ou animés par la gaieté, que des bras plus jolis que redoutables, et un son de voix qui ne porte à l'âme que des impressions touchantes, ne sont pas faits pour s'allier avec les passions haineuses et violentes.

La douceur est si généralement propre aux femmes, que cette disposition morale se trouve aussi dans les personnes d'un autre sexe, dont les traits et la conformation extérieure ont quelques rapports avec ceux de la femme. On remarque que les hommes d'une constitution délicate et molle, tiennent beaucoup des goûts et du caractère des femmes. Cela n'est pas surprenant : les animaux qui ont quelque conformité de structure avec l'homme, semblent se rapprocher un peu de lui par leurs mœurs et par leurs inclinations ; et ceux qui ont entr'eux des ressemblances corporelles, se ressemblent aussi plus ou moins par leur instinct (1). Ainsi, soit que les attributs extérieurs et matériels qui distinguent les animaux, soient l'ouvrage ou l'empreinte des mouvemens intérieurs du principe actif qui les anime, soit que ce principe soit forcé de régler ses mouvemens et ses actions sur la nature et la conformation de leurs organes, il est certain qu'il y a un rapport constant entre le caractère moral de chaque être sensible et la constitution physique, l'air et l'habitude extérieurs de son corps.

Dans ce que nous disons ici des qualités morales de la femme, nous n'avons égard qu'à ce qui paraît dériver immédiatement de son organisation matérielle ; car on ne doute point que l'éducation, les mœurs sociales, et

---

(1) Voyez *les Caractères des Passions*, par M. de la Chambre, médecin ordinaire de Louis XIII ; ouvrage qui contient beaucoup de choses intéressantes sur cette matière, et dont un auteur célèbre de ce siècle a emprunté beaucoup d'idées sans le citer.

une infinité de circonstances, ne puissent altérer de mille manières, et même effacer presque le caractère primitif que la nature lui a donné : il n'en est pas moins vrai qu'en général les femmes sont et doivent être naturellement douces et timides.

Cependant ces qualités ne les exemptent pas des atteintes de la colère qui y est directement opposée ; elle est même quelquefois assez vive chez elles, parce qu'elle tient en même tems à leur sensibilité physique, et à cette fierté que les hommages et les prévenances continuelles des hommes doivent nécessairement entretenir en elles. Mais il est aisé de s'apercevoir, par le contraste frappant que forment les mouvemens impétueux de cette passion avec la faiblesse ordinaire de leur sexe, avec combien de désavantage elles sortent de leur état naturel. Leurs traits, plus mobiles que ceux des hommes, se déplacent plus aisément, et l'altération qui en résulte dans leur figure, en les rendant difformes, ne parvient pas même à leur donner un air plus terrible. La même faiblesse qui fait que leur colère est peu redoutable pour les autres, fait aussi qu'elle est moins dangereuse pour elles-mêmes. On a observé qu'elle a des suites plus funestes dans les hommes que dans les femmes. Elle a souvent, dans les premiers, déterminé les paroxysmes des maladies chroniques, produit des ictères, des engorgemens des viscères. Quoique les femmes ne soient pas tout à fait exemptes de ces accidens, la flexibilité de leurs organes semble les en mettre plus à l'abri.

Aucun état de l'âme ne cadre mieux avec cette flexibilité d'organes, que le caprice, qui consiste dans le passage brusque d'un sentiment à un autre sentiment tout opposé. La sensibilité, qui est une suite naturelle de cette organisation, en livrant les femmes aux impressions d'un plus grand nombre d'objets, doit produire nécessairement dans leur esprit une foule de déterminations, qui sont à chaque instant détruites l'une par l'autre. Quand il ne rebute point par son excès, le caprice ajoute peut-être un certain piquant aux autres qualités qui font le mérite essentiel du sexe. Il produit du moins une certaine variété d'idées qui plaît toujours. La Bruyère dit que *le caprice est, dans les femmes, tout proche de la beauté, pour être son contre-poison.* Il est vrai que le caprice est peut-être en elles une arme qui sert à déconcerter quelquefois les espérances présomptueuses et la contenance trop triomphante de l'homme; et que dans la loi de l'attaque et de la défense, établie par la nature entre les deux sexes, c'était le plus sûr moyen de faire valoir le plus faible, et d'entretenir dans le plus fort une illusion qu'une volonté trop décidée de la part du premier aurait entièrement détruite. Il fallait réprimer les desirs pour les rendre plus vifs; ils se seraient éteints si on y eût opposé une résistance dont il n'eût pas été possible de prévoir la fin. Par le caprice, qui n'est qu'une détermination momentanée, le but n'est reculé que pour être mieux atteint.

En continuant d'analyser ainsi les affections particulières à chaque sexe, on verrait peut-être que celui qui semble fait pour avoir tous les goûts, pour en changer continuellement, a dû se plier, avec moins de facilité que l'autre, à des institutions qui lui montrent un objet exclusif dans lequel il est obligé de concentrer tous ses sentimens, qui tendent à enchaîner une volonté toujours fugitive, et à fixer ce que tant de choses concourent à rendre si mobile. La nature, qui ne devait pas prévoir nos arrangemens civils, s'était contentée de faire les femmes aimables et légères, parce que cela suffisait à ses vues (1). Le même intérêt qui a voulu qu'il y eût une association constante entre les deux sexes a aussi exigé d'elles des sentimens plus stables que ceux que la nature leur avait donnés. Quoi qu'il en soit, c'est sur cette base chancelante que repose tout l'édifice de la société, et il n'est pas douteux qu'on doive leur tenir compte de la vertu et de l'adresse avec laquelle elles le soutiennent.

Cette disposition d'esprit, qui fait qu'un homme est toujours lui-même, et que ce qu'il a voulu une fois il le veut toujours, est donc moins dans les femmes un effet immédiat de leur constitution physique, que le fruit d'une raison exercée. Un des effets les plus nuisibles de

---

(1) Il fallait bien que l'amour fût vif chez les femmes, mais il n'était pas nécessaire qu'il fût en elles constant dans son objet. L'homme qui attaque a besoin d'une certaine persévérance, pour ne pas perdre le fruit de sa poursuite, en la faisant cesser trop tôt. La femme, toujours maîtresse de se rendre, est sûre de ne pas manquer de vainqueur; au lieu que l'homme, incertain de vaincre, en courant d'un objet à un autre, sans se fixer, courrait risque de se trouver sans conquête.

la lecture des romans, c'est de nous faire perdre de vue la véritable mesure avec laquelle nous devons les juger. En ne nous offrant que des modèles de constance et de fermeté, cette sorte de livres nous familiarise trop avec l'idée d'une perfection peu compatible avec la faiblesse humaine; de sorte que chacun s'attendant à voir cette idée se réaliser en sa faveur, se regarde comme l'objet d'un malheur particulier, lorsqu'il vient à être détrompé. Si on jugeait mieux de l'état naturel des choses, une sage indifférence prendrait peut-être la place du dépit et de la fureur, parce qu'on s'indigne rarement contre un mal commun et nécessaire. D'ailleurs les femmes n'ont pas besoin de toutes ces qualités imaginaires, dont les auteurs prennent soin de les parer, elles seront toujours assez dangereuses, même avec ce que notre orgueil nous fait appeler en elles *des défauts* (1).

On a fait sentir que la raison n'est point étrangère aux femmes; nous devons ajouter que leurs affections primitives semblent même concourir à leur faciliter l'exercice des devoirs qu'elle prescrit; car si, d'un côté, le caractère sensible dont la nature les a douées les porte au bien sans effort, d'un autre, il semble que la contrainte et la réserve auxquelles elle les condamne, doivent les disposer aux combats pénibles de la vertu. Mille faits attes-

(1) La lecture des romans est encore plus dangereuse pour les femmes, parce qu'en leur présentant l'homme sous une forme et des traits exagérés, elle les prépare à des dégoûts inévitables, et à un vide qu'elles ne doivent pas raisonnablement espérer de remplir.

tent qu'elles ne sont point incapables des actions qui demandent une grande force d'âme. L'enthousiasme de l'honneur leur a quelquefois fait faire ce qui n'est bien souvent dans les hommes que l'effet d'une impulsion matérielle. Ce sentiment, qui est si propre à élever l'ame et à lui donner un ressort indépendant de la vigueur du corps, s'accorde très-bien avec leur imagination vive, et avec leur extrême sensibilité. Personne n'ignore qu'il a été des peuples chez lesquels les femmes étaient comme les juges naturels de tout ce qui avait du rapport à l'honneur, et chez lesquels la crainte imposante de leur mépris était le plus redoutable de tous les censeurs.

La plupart des nations anciennes croyaient que les femmes avaient une relation plus intime avec la divinité que les hommes; c'étaient elles qui étaient le plus souvent les interprêtes de ses décrets. Il faut avouer cependant que l'opinion qui avait introduit l'usage de faire rendre les oracles par les femmes, comme chez les Grecs, les Juifs, les Germains et autres peuples, pouvait bien venir moins d'un certain respect pour ce sexe, que des fausses conjectures de l'ignorance; car le caractère de l'homme est toujours de substituer des erreurs aux vérités qu'il ignore. Chez les peuples qui croyaient que la divinité daigne quelquefois se communiquer aux hommes, il était naturel d'attacher certains signes sensibles à la présence du Dieu qui devait parler, et ces signes durent se tirer de l'état de la personne qui en était inspirée. On dut croire que la divinité, renfermée dans le corps d'un homme ou d'une femme, ne pouvait qu'y produire des mouvemens extraordinaires, et lui faire une espèce de violence. Aussitôt donc que le prêtre ou la prêtresse qui devait lui servir d'organe ressentait ses premières impressions, l'agitation et le désordre s'emparaient de ses sens subjugués par une puissance irrésistible ; des mouvemens convulsifs, un regard effaré, et des mots échappés par élans, annonçaient que la divinité allait s'expliquer par la bouche d'un mortel (1). On a dû être frappé de la conformité de ces traits avec les symptômes qui caractérisent les maladies convulsives. Le peuple, qui en ignorait la cause et la nature, ne manqua pas d'y supposer quelque chose de surnaturel. Il donna le nom de *maladie sacrée* à l'épilepsie, qui a éminemment le caractère convulsif. Hippocrate, philosophe fait pour apprécier les opinions vulgaires, en se servant cependant de la dénomination commune, dit (2) que cette maladie n'a rien de plus sacré que les autres. Il ajoute, dans le même endroit, qu'elle est plus particulière aux personnes d'une constitution pitui-

---

(1) La poésie, qui passait pour être le fruit d'un pareil enthousiasme, était une espèce de divination; et le mot latin *vates*, poëte, signifie devin. C'est ainsi que sont qualifiés ceux qui ont le mieux mérité ce titre.

> Mais quel souffle divin m'enflamme ?
> D'où naît cette soudaine horreur ?
> Un dieu vient échauffer mon âme
> D'une prophétique fureur.
>
> ROUSSEAU, *Ode I, liv. 2.*

(2) *Morbus hic nihil habet aliis morbis divinius aut sacratius, sed eandem ex quâ reliqui morbi oriuntur naturam sortitus est.* De Morbo sacro.

teuse. Un des points de sa doctrine sur celle des femmes, est, comme nous l'avons déjà dit, que l'humide y domine; et comme un des effets de cette disposition est une certaine tendance aux affections spasmodiques, les femmes ont dû souvent retracer l'image des personnes agitées par le souffle divin, et par là paraître plus propres que les hommes à jouer le rôle de Sybilles ou de devineresses. La plupart des panégyristes des femmes ont abusé de ce fait historique, qu'avec un peu plus de lumières ou d'impartialité ils eussent au moins regardé comme indifférent à leur objet.

La faiblesse, et la sensibilité qui en est la suite, sont donc les qualités dominantes et distinctives des femmes : elles se retrouvent partout chez elles; elles sont non seulement la source de certaines affections morbifiques qui leur sont plus particulières qu'aux hommes, mais elles donnent à celles qui leur sont communes avec eux un certain aspect qui les différencie. Quant au moral, tout en elles prend la forme du sentiment : c'est par cette règle qu'elles jugent toujours les choses et les personnes. Leurs opinions tiennent peut-être moins aux opérations de l'esprit qu'à l'impression qu'ont fait sur elles ceux qui les leur ont suggérées; et quand elles cèdent, c'est moins aux traits victorieux du raisonnement qu'à une nouvelle impression qui vient détruire la première. Cette organisation était sans doute nécessaire dans le sexe, à qui la nature devait confier le dépôt de l'espèce humaine, encore faible et impuissante. Celle-ci eût mille fois péri, si elle eût été réduite aux secours tardifs et incertains de la froide raison. Mais le sentiment, plus prompt que l'éclair, aussi vif et aussi pur que le feu dont il émane, pousse une femme à travers les flammes, fait qu'elle s'élance au milieu des flots pour sauver son enfant; il fait plus, il la porte à remplir avec une patience qu'on n'admire pas assez, et même avec une sorte de satisfaction, les fonctions les plus dégoûtantes et les plus pénibles. Serait-il vrai, comme on l'a dit, que cet instinct précieux, par lequel la nature a pris soin de lier les hommes, s'altère et s'affaiblit à mesure que la raison se perfectionne? Enfin, tel est le pouvoir du sentiment, si énergique dans les femmes, que, tout faible qu'il est dans les hommes, il est encore le plus ferme fondement de la société; car les lois ne furent jamais qu'un lien précaire, que les sophismes ou les artifices de l'intérêt particulier éludent presque toujours. Cela supposé, la faiblesse et la sensibilité peuvent servir de données pour évaluer tout ce qui a quelque rapport à ce sexe, et résoudre les problêmes, soit physiques, soit moraux, que sa constitution peut présenter.

CHAPITRE V.

Des rapports naturels qui sont entre les parties solides et les parties fluides du corps de la femme, et du tempérament propre au sexe.

Après avoir exposé la nature et les effets des parties solides qui composent le corps de la femme, et fait pressentir les inductions qu'on en peut tirer pour parvenir à la connaissance des véritables affections de ce sexe, soit dans l'état de santé, soit dans l'état de maladie, il est nécessaire de parler du rapport des parties solides et sensibles avec les fluides qu'elles font mouvoir.

Nous sommes, sur la foi de nos sens, naturellement portés à croire que le principe d'activité qui donne le mouvement aux corps organisés, réside dans les seules parties solides, et que les parties fluides ont besoin de l'impulsion des autres pour changer de place. C'est aussi des parties solides qu'on juge que l'être sensitif tire son caractère, regardant les humeurs comme absolument passives et mortes. Il est vrai qu'on conçoit bien qu'un fluide animal peut avoir un mouvement intestin qui change la disposition relative de ses parties constitutives, ou par lequel certaines particules actives, telles que celles qu'on aperçoit dans plusieurs liqueurs animales et végétales, se portent d'un endroit d'un fluide en un autre ;

mais on ne saurait attribuer à la totalité de ce fluide un mouvement progressif spontané. Ce dernier mouvement ne peut avoir lieu qu'à l'aide de certains points d'appui alternatifs, et l'usage de ces points d'appui suppose dans les parties du corps qui se meuvent, une continuité que les parties des fluides n'ont point; car si elles l'avaient, elles ne seraient plus fluides; elles perdent leur spécifique, lorsque quelque cause accidentelle les rapproche, et établit entr'elles quelque adhérence, telle que celle que le froid produit entre les parties de l'eau, ou que celle que le simple contact de l'air opère entre les parties du sang extravasé.

Ainsi, les fluides, pour parcourir les différentes parties du corps, ont besoin des secousses successives des parties solides. Mais, serait-ce une raison concluante pour refuser aux humeurs toute influence sur la sensibilité? Elles doivent devenir solides, en s'assimilant aux différens organes : on peut concevoir, par conséquent, qu'elles n'ont pas toujours une égale disposition à s'animaliser, qu'il est des tems où les humeurs sont plus vitales et plus organiques que dans d'autres; que celles des vieillards ne doivent pas l'être au même degré que celles de l'adulte et de l'enfant; que le sexe peut y apporter quelque différence (1); et que, du sentiment intime que la nature a sans doute de ces différens états des humeurs,

(1) Notre idée se trouve assez conforme avec celle d'Hippocrate. On verra, dans le chapitre qui traite de la génération, que ce médecin croyait que la semence du mâle et celle de la femelle n'ont pas toujours la même énergie.

il doit résulter diverses modifications dans la manière d'être générale de chaque individu. Cependant, il faut avouer que nous n'avons aucun moyen sûr d'évaluer la disposition des humeurs, considérées sous ce point de métaphysique.

Une manière de les envisager, qui n'est pas moins indéterminée, c'est celle où l'on n'a égard qu'aux principes chimiques dont elles sont composées, ou aux quatre qualités des anciens. Ceux-ci, comme on sait, faisaient dépendre le tempérament de la proportion dans laquelle le chaud, le froid, le sec et l'humide se trouvent mêlés dans le corps ; et la disposition la plus favorable, selon eux, est que ces qualités se balancent tellement entr'elles, et que l'action de l'une modère tellement l'action de l'autre, qu'aucune ne puisse prévaloir. Tous les raisonnemens des physiologistes sur ces principes se bornent à une connaissance abstraite qui serait inutile à la pratique médicinale, quand même elle aurait un fondement réel.

Stahl (1) a établi sa Théorie des tempéramens sur des rapports physiques plus faciles à saisir : il les fait dépendre de la diverse texture des solides, et des différens degrés de consistance des humeurs, ou plutôt d'une certaine proportion entre les fluides et le calibre des vaisseaux dans lesquels ils doivent circuler. Il dit que le tempérament sanguin exige des solides d'une texture spongieuse, et un sang riche et délié qui puisse y couler librement. Ce tempérament se fait reconnaître par une

(1) *Theoria medica vera.*

figure pleine, des membres charnus et un teint fleuri. Si, avec la même constitution des solides, le sang, au lieu de molécules actives et rouges, contient une trop grande quantité relative de molécules aqueuses et froides, il en résulte un tempérament phlegmatique, qu'un ton de chair lâche et une couleur pâle rendent toujours sensible. Selon le même auteur, le caractère moral, affecté à chaque tempérament, se tire de la facilité plus ou moins grande avec laquelle les humeurs circulent dans leurs vaisseaux, et par conséquent de la régularité plus ou moins grande avec laquelle les fonctions vitales s'exécutent. Si elles se font avec aisance, l'âme en conçoit un sentiment de sécurité qui se fait apercevoir dans toutes les actions morales de l'individu. Aussi voit-on que ceux qui possèdent le tempérament sanguin, qui est celui où les fonctions s'exécutent avec le plus de facilité, sont en général fort gais, décidés et francs.

Au contraire, l'exercice pénible et difficile de ces fonctions, comme dans le tempérament phlegmatique, réduit à un état d'indolence et de timidité, qu'on porte dans la conduite ordinaire de la vie. Un homme phlegmatique est presque indifférent pour tout, parce qu'il sent qu'avec des organes sans consistance, il ne peut presque rien; car les parties aqueuses, qui les humectent continuellement, leur ôtent le ressort et la force nécessaires aux grands mouvemens.

La méfiance et la timidité caractérisent le tempérament mélancolique; parce que, quoique les vaisseaux qui forment le tissu des solides dans ce tempérament soient fort amples et d'un calibre assez spacieux, la nature craint que les humeurs, qui y sont excessivement épaisses et lentes, ne perdent leur aptitude à circuler, et ne subissent tôt ou tard un arrêt funeste; ce qui demande de sa part une sollicitude continuelle, qui déborde sur les actes extérieurs de l'individu. On reconnaît ce tempérament à une teinte rembrunie, et à une certaine maigreur occasionnée par le resserrement des solides, et surtout par l'anéantissement ou le rapprochement excessif des lames du tissu cellulaire.

La texture des solides propre au tempérament bilieux, est compacte et serrée, comme dans le tempérament mélancolique, et le calibre des vaisseaux y est moins grand; mais le sang y étant très-fluide et très-mobile, par la grande quantité de parties sulfureuses qu'il contient, y circule avec rapidité; et toutes les autres fonctions s'y exécutent avec une promptitude que les personnes qui ont ce tempérament mettent dans toutes leurs actions. L'audace est la qualité distinctive de ce tempérament; et quoique ceux qui l'ont soient maigres, la couleur de leur visage est cependant vermeille et vive.

Cette hypothèse est très-ingénieuse; et je lui donnerais volontiers la préférence, parce qu'elle a l'avantage d'être fondée sur des rapports sensibles, et sur cette observation, aussi commune que vraie, que nos goûts et nos humeurs sont, jusqu'à un certain point, subordonnés à la disposition physique de nos organes. Quel est, en effet, le mortel assez heureux pour n'avoir jamais senti son esprit passer par les différentes nuances et les divers dégrés de sérénité qu'une atmosphère variable est susceptible d'éprouver; pour n'avoir jamais aperçu l'influence qu'une digestion facile ou laborieuse a quelquefois sur la partie morale de notre être; pour pouvoir enfin se détacher, pour ainsi dire, du monde sensible, et se soustraire aux orages qui agitent sa frêle machine?

Le système des climats, que les médecins peuvent revendiquer avec tant de justice, puisqu'Aristote n'en a parlé qu'après Hippocrate (1), qui se trouve assez

---

(1) On a reproché à Montesquieu de n'avoir pas cité Charron, qui, dans son livre de la Sagesse, parle de l'influence des climats d'une manière assez détaillée. Ce reproche est d'autant moins fondé que cette idée n'appartient point à ce dernier, et que lui-même n'a pas nommé les auteurs de qui il l'a empruntée. C'est à Hippocrate qu'elle est due; et la manière dont il l'a exposée n'est point un de ces textes vagues qui se prêtent à toutes les interprétations, et dans lesquels chacun peut trouver le sens qu'il cherche. Voici un passage de son livre *de Aere, Aquis et Locis..... Regioque ipsa (Asia) hâc nostrâ (Europâ) mitior, et hominum mores humaniores et benigniores. Quoad autem animi ignaviam et mollitiem, cur Asiatici Europæis minus bellicosi existant, et moribus sint lenioribus, anni tempestates in causâ sunt.... Quam ob causam mihi Asiaticorum genus ope destitutum videtur, quibus præterea eorum instituta accedere debent. Multò enim maxima Asiæ pars regum imperio regitur. Qui verò suî potestatem non habent, neque sui juris sunt, sed dominis subditi; ii rerum bellicarum nullam curam habent, sed ut ne bellicosi videantur.* A la mollesse des Asiatiques,

développé dans Galien (1), et encore plus dans un médecin moderne (2), dépend de ce principe incontestable. Il est évident qu'il y a des peuples qui, par la

---

que la chaleur du climat rend peu propres à la guerre, et retient dans les chaînes du despotisme; il oppose le caractère belliqueux des Sarmates, peuple d'Europe qui habitait une région plus froide. « Les femmes, dit-il, chez » ce peuple, vont à la guerre, montent à cheval et tirent » de l'arc; elles n'ont le droit de se marier qu'après avoir » terrassé trois ennemis ». C'est ainsi que chez les habitans des iles Baléares, les enfans n'obtenaient leur déjeûné qu'après l'avoir fait tomber, d'un lieu élevé, à coups de fronde.

(1) *Quod animi mores sequantur corporis temperamentum.*

(2) Huarte, *Examen des Esprits.* Selon cet auteur et l'opinion commune, les peuples du Nord ne brillent point par l'éclat d'une imagination vive et féconde. L'un et l'autre sont contredits par l'écrivain dont nous avons déjà parlé, et dont le principal défaut est d'ériger toujours en principes des faits particuliers. Parce que le Nord aura produit un homme d'une grande imagination, il ne s'ensuit pas qu'il soit naturellement aussi fertile en pareils hommes que les pays du Midi. Qui oseroit avancer que le sol de la Provence n'a pas des qualités plus productives que la Laponie, parce qu'on auroit dans celle-ci fait venir des melons par des moyens artificiels? Peut-être que les fruits du génie, comme les oranges, y ont aussi besoin de fourneaux et de serres, c'est-à-dire d'efforts qui sont moins nécessaires dans les climats plus heureux.

nature du climat qu'ils habitent, ou par celle des alimens dont ils se nourrisent, doivent plus pencher vers tel tempérament que vers tel autre, être, par conséquent, plus ou moins courageux, plus ou moins actifs, avoir des passions et des besoins que d'autres n'ont pas; et, comme ce sont ces passions et ces besoins qui nécessitent les lois, avoir une législation relative aux circonstances physiques dont ils dépendent.

La différence des tempéramens n'est pas si marquée dans les femmes que dans les hommes; ce qui provient sans doute en elles de l'uniformité de leurs occupations, ou, comme nous le dirons bientôt, de ce que le même tempérament est presque commun à toutes. Si on examine le tissu des solides qui forment le corps de la femme, on le trouvera spongieux et mol; on verra que la substance cellulaire qui en lie les parties, y est en plus grande quantité (1) que dans ceux des hommes; et qu'en même tems qu'elle contribue en elles à l'élégance et à l'éclat des membres, elle donne à leurs vaisseaux la liberté de s'y diviser en une infinité de petites ramifications, dont la souplesse obéit à la moindre impulsion.

Un pareil état des solides ne peut admettre que des humeurs très-fluides : des humeurs épaisses exigeraient des forces mouvantes plus considérables que celles que peuvent fournir des vaisseaux extrêmement déliés et flexibles. C'est une opinion assez générale, que les hu-

(1) *Voyez* une thèse soutenue à Montpellier, dans le mois de juillet 1774, intitulée : *De corpore cribroso Hippocratis, seu de textu mucoso Bordevii*, *pag.* 23.

meurs des femmes ont un plus grand degré de fluidité que celles des hommes ; cette fluidité les rend capables de pénétrer jusqu'aux extrémités des plus petits conduits, au-delà desquels les cellules du tissu muqueux leur offrent encore une infinité de routes ouvertes pour se porter de tous côtés. Un sang bien constitué, mis en jeu par les forces multipliées de cette innombrable quantité de petits vaisseaux qui forment la substance solide des tempéramens sanguins, doit naturellement avoir un cours facile et uniforme, se répandre également dans toutes les parties du corps, et y former, selon la nature des vaisseaux dont elles sont composées, ces teintes admirables d'albâtre et de rose auxquelles on tente vainement de suppléer par le plus grossier de tous les artifices. Enfin, de ce rapport singulier des solides et des fluides, il doit résulter un caractère de fraîcheur et de vie qui est l'annonce indubitable de la plus parfaite santé.

Il paraît donc que le tempérament qu'on appelle sanguin est en général celui des femmes ; elles en ont les attributs ; c'est le plus favorable à la beauté, et le plus approprié à la trempe de leur esprit. Des fibres souples et faciles à émouvoir doivent nécessiter un genre de sensibilité vive, mais passagère, et, en rendant aisées les différentes opérations de la nature, accoutumer l'âme à un sentiment de confiance qui produit la gaîté. Les femmes mêlent l'enjouement aux affaires les plus sérieuses : si les chagrins font sur elles des impressions assez vives, leur constitution n'en comporte pas de durables : la même cause qui fait qu'elles sentent vivement, fait qu'elles ne sentent pas longtems. Les sentimens les plus disparates se succèdent chez elles avec une rapidité qui étonne, de sorte qu'il n'est pas rare de les voir rire et pleurer plusieurs fois dans la même heure. Cette facilité de pleurer, qui leur est commune avec les enfans et avec les hommes en qui des causes accidentelles ont fait dégénérer la sensibilité, et tels que ceux qui sont atteints d'hypocondriacisme, a sa source dans le peu de consistance qu'ont chez eux les organes. Nous avons dit que cette faiblesse dispose aux affections convulsives. Le rire, qui est particulier à l'espèce humaine, est un mouvement convulsif. L'excrétion des larmes est l'effet d'une légère convulsion de l'organe destiné à séparer cette humeur, qui même n'est pas tout à fait exempte de plaisir : il semble que ce plaisir soit un dédommagement attaché aux peines qui nous affectent superficiellement. Aussi les larmes ne sont-elles point l'expression de ces douleurs vives et profondes qui pénètrent toute la substance de notre âme. Soit qu'alors elle dédaigne ce faible soulagement, soit que l'abattement de la douleur, en suspendant une partie des mouvemens vitaux, et en ralantissant l'autre, empêche aussi l'action nécessaire à l'écoulement des larmes; il est certain que cet acte extérieur n'est point celui qui caractérise les peines extrêmes que nous ressentons. Il est à remarquer que celles qui nous sont personnelles sont ordinairement de ce dernier genre, et que nous pleurons rarement pour nos propres maux, à moins qu'ils ne soient peu considérables. Il semble que ceux d'autrui nous fassent plus aisément répandre des pleurs, parce que nous les sentons moins vivement que les nôtres. On verse des larmes sur les malheurs imaginaires des héros de théâtre, parce qu'ils ne produisent en nous qu'une émotion légère : on se lamente, on pleure sur la perte d'un ami ou d'un parent, précisément parce qu'on doit bientôt s'en consoler. Nous cherchons à nous exagérer à nous-mêmes notre douleur par les mêmes choses qui devraient nous avertir de son peu de durée et de violence ; mais nous aimons une illusion dans laquelle notre amour propre aspire à se faire honneur d'un excès de sensibilité que bien souvent nous n'avons pas, et dont les larmes ne furent jamais le véritable signe. Il serait toutefois à desirer que nous puissions toujours la réduire à ce degré de modération qui suffit pour nous acquitter envers l'humanité, qui est autant et peut-être plus expressif que le désespoir, et assez doux pour se mêler même à nos plaisir. C'est pourquoi, si les femmes et les enfans pleurent à la moindre occasion, c'est parce que tout les affecte, mais ne les affecte que légèrement.

Le tempérament sanguin qui, d'après ce que nous venons de dire, est communément celui des femmes, réunit la santé et la beauté dans le plus haut degré de perfection où la nature humaine puisse atteindre. Une sensibilité toujours active et vigilante fait que toutes les parties du corps y jouissent d'un parfait équilibre, que l'action et la réaction entre les solides et les fluides s'y font avec la plus grande aisance et la plus grande régularité, et que les parties les plus éloignées du centre de la vie y possèdent exactement le degré d'énergie qui convient à leur destination. Au dedans aucune irritation locale, aucune constriction spasmodique, en attirant vers un endroit la sensibilité qui doit être répandue sur toutes les autres parties, ne troublent cet accord et ce doux balancement qui maintiennent les organes dans l'état respectif où ils doivent être : au dehors des mouvemens libres et dégagés, une peau souple où brille un air de fraîcheur, une humeur gaie, un esprit facile et agréable, manifestent sensiblement le bien-être général de la machine.

CHAPITRE VI.

Des changemens et des altérations nécessaires qu'éprouve le tempérament de la femme.

Tout se détériore, tout change : l'univers est une scène mouvante qui n'offre qu'un enchaînement continuel de vicissitudes et de déplacemens. Eclore, s'élever, décroître et périr, est une marche commune à tous les êtres; et la nature, variée dans tout le reste, est au moins uniforme dans cet ordre.

Mais parmi ces êtres, les uns (et ceux-là sont le plus petit nombre) parviennent à leur fin par une gradation insensible; par une suite de changemens successifs et imperceptibles, qui nous cachent cette perspective redoutable : les autres y sont précipités par une pente plus ou moins rapide, par des cascades plus ou moins brusques; et les chocs violens qui accompagnent une chute si rude, les détruisent quelquefois avant qu'on se soit, pour ainsi dire, aperçu qu'ils existaient (1).

Notre objet n'est pas de considérer ici les altérations de ce dernier genre, qui regardent la femme; elles forment la matière d'un traité général des maladies du sexe, que nous réservons pour un autre endroit : notre but est de fixer ici un moment la vue sur les variations qu'éprouve le tempérament des femmes pendant le cours de leur vie, sans que leur santé, proprement dite, en soit notablement altérée; et l'on sent que ces variations, imperceptibles dans le détail, doivent, pour être aperçues, être considérées dans des époques où elles deviennent sensibles par leur somme. L'œil ne peut pas suivre toutes les nuances par lesquelles passe un arbre, depuis le moment où la chaleur féconde du printems vient le ranimer et le rendre à la végétation, jusqu'à celui où les premières rigueurs de l'hiver viennent le dépouiller des bienfaits de la première saison, et les replonger dans l'inertie et l'anéantissement.

Mais il est aisé d'apercevoir les circonstances les plus

---

(1) Si on voit que, dans le plus grand nombre des hommes, le cours de la vie est interrompu, agité par des maladies de toute espèce, qui sont le fruit de l'intempérance, du dérangement des saisons, des travaux excessifs dans lesquels leurs diverses passions les engagent, etc., ont en voit aussi quelques-uns parvenir à une extrême vieillesse, sans éprouver des secousses violentes, et d'autres changemens que les altérations graduelles qui sont une suite inévitable du progrès de l'âge.

frappantes de son développement; on saisit avec d'autant plus d'avidité l'instant où les bourgeons commencent à entr'ouvrir l'écorce de cet arbre, et à mêler leur tendre verdure au fond brun ou grisâtre de ses branches, qu'on était las du froid repos où la nature était depuis longtems ensevelie. Ils donnent le signal de son réveil; ils annoncent que tout va revivre et prendre une face riante; et s'ils sont encore peu précieux en eux-mêmes, il intéressent par les avantages qu'ils promettent. Notre cœur s'émeut en les voyant; il semble recevoir lui-même un surcroît de vie, et participer à l'impulsion qui les fait naître. Cette impression agréable se prolonge, en détournant notre vue des progrès insensibles qu'ils font tous les jours, jusqu'au moment où les feuilles, confondues avec les fleurs, viennent frapper tous nos sens, et livrer notre âme à une douce extase, à l'aspect d'un concours singulier de beautés ravissantes. Cet état se dissipe aussi promptement que les causes qui l'avaient produit; les feuilles acquièrent bientôt une couleur plus foncée, et prennent une teinte moins tendre et moins touchante; les fleurs se ternissent, et font place aux fruits qui doivent leur succéder et nous consoler de leur perte. Cette troisième époque ouvre notre âme à un nouveau genre de sensations : la vivacité des premières s'émousse, mais elle est remplacée par cette satisfaction moins impétueuse et plus permanente qui accompagne une paisible jouissance. On la savoure avec un plaisir plus pur que vif; elle remplit l'âme sans l'agiter. Enfin, les fruits disparaissent à leur tour, et ce vide annonce que cet arbre, qui nous charmait, quelques mois auparavant, par son agrément autant que par sa fécondité, ne sera bientôt qu'un tronc stérile. Cependant, on se hâte de jouir de l'ombrage imparfait qu'il fournit encore; mais on envisage sa décrépitude prochaine avec une amertume qui n'est adoucie que par le souvenir des plaisirs passés que nous lui devons.

Telle est l'image de la femme. Quoiqu'elle change depuis sa naissance jusqu'à son dernier moment, il n'est guère possible de s'arrêter que sur quelques époques principales de sa vie, aussi remarquables par le différent caractère avec lequel elle s'y montre, que par les diverses impressions qu'elle fait sur nous dans ces différens tems.

Le moment où la femme commence à indiquer le rang qu'elle doit tenir, n'est pas précisément celui où elle se trouve en état de payer son tribut à l'espèce, et de seconder les vues de la nature : on peut aisément la distinguer de l'homme, long tems auparavant. Quoique les marques particulières qui décèlent son sexe ne se montrent point encore, les traits généraux qui le caractérisent se laissent néanmoins apercevoir aux yeux les moins attentifs. Dans les premières années de l'adolescence, qui suivent celles où nous avons dit qu'une identité parfaite de traits, d'allure et de fonctions, faisait confondre l'homme avec la femme, il est impossible de ne pas reconnaître déjà dans celle-ci quelques différences qui mettent une ligne de séparation entr'eux. Il faut avouer que ces différences ne sont que de légères modifications, plus faciles à sentir qu'à déterminer; de sorte qu'on pourrait croire que la femme ne nous semble alors avoir les organes délicats et tendres que parce que ceux de l'homme ont déjà acquis un ton plus ferme et plus solide par les exercices auxquels le goût naturel de son sexe le porte. Cependant, ces différences ont lieu indépendamment des divers genres de vie auxquels les deux sexes peuvent être assujétis; et cette dernière cause, qui n'est point générale, ne saurait produire un effet aussi constant que celui dont il s'agit. Quoi qu'il en soit, dans cette première époque, leurs organes semblent ne différer que par le degré de consistance; car la substance muqueuse, qui doit donner à ceux de la femme les reliefs et l'empreinte caractéristique qui les distinguent, n'est point encore développée. Il serait peut être plus aisé de distinguer alors un jeune homme d'une jeune fille, par la nature de leurs penchans, et par les premiers rayons qui s'échappent de leur âme. Les observations d'un philosophe moderne sur ce sujet sont très-justes. L'homme, selon lui, cherche à faire usage de sa force, et à l'augmenter, tandis qu'un instinct tout différent excite la femme à acquérir des agrémens. Une jeune fille attache du prix à la parure, et sait que tel geste et telle attitude ne sont point indifférens pour plaire, long tems avant de se douter du motif pour lequel on veut plaire. Ce philosophe remarque, avec la même vérité, que l'esprit des jeunes filles a un plus grand degré de finesse que celui des jeunes garçons. Cette différence n'est point l'effet de cette étourderie et de cette dissipation ordinaires aux derniers, ou d'une présomption qui leur fasse dédaigner un avantage propre à servir de ressource et de supplément à la faiblesse de la femme, elle est une suite nécessaire de cette même faiblesse. La finesse est inhérente à la constitution de la femme; c'est vainement que l'homme voudrait lui disputer cet avantage; si cette prétention marque peu de connaissance dans celui qui peut l'avoir, la témoigner à celles qui y sont intéressées serait le comble de la sottise.

La femme parvient à peu près dans cet état, et sans éprouver d'autre changement sensible qu'une augmentation dans la taille, à cette époque brillante qui est celle de son triomphe : je veux dire la puberté. Cet âge arrive plutôt pour elle que pour l'homme. Certains auteurs ont tiré la raison de cette différence de la petitesse des organes de la femme; ils disent qu'elle est plutôt propre à la génération, parce que ses organes étant plus petits, sont plutôt formés, et que les molécules organiques ou nutritives qui servaient à leur formation et à leur développement, deviennent un excédant destiné à la reproduction. La circonstance de la petitesse des organes de la femme est, à la vérité, favorable à cette opinion; et il est assez raisonnable de croire que la nature ne s'occupe de l'espèce qu'après avoir perfectionné l'individu. Mais cela n'est pas constant; cet ordre est tous les jours interverti. On voit fréquemment des filles nubiles qui n'ont pas encore pris tout leur accroissement, et ces exceptions se répètent assez pour infirmer un système qui n'en doit souffrir aucune.

Toute hypothèse relative à l'économie animale, qui sera fondée sur une série de mouvemens et d'actions mécaniques, dont l'une doit nécessairement amener l'autre, se trouvera toujours défectueuse, lorsqu'il s'agira de faire cadrer avec elle tous les faits qui s'y rapportent, parce que, dans ces sortes de systêmes, on oublie toujours la pièce principale qui doit faire la base de l'édifice. Cette pièce, dans les systêmes qui ont les corps organisés pour objet, c'est le moral, qu'on ne peut jamais perdre de vue sans s'égarer : tous les pas qu'on fait sans ce guide ne sont que des chutes. Un célèbre naturaliste de ce siècle convient que les raisonnemens tirés de la mécanique ordinaire sont insuffisans pour expliquer les faits que présente l'organisation. Il est forcé d'admettre des *forces intérieures* qui y président. Cependant, il laisse lui-même presque toujours ces forces dans l'inaction, et semble les oublier dans les cas où il serait le plus nécessaire d'en tirer partie, pour leur substituer des raisonnemens physiques. *Ces forces intérieures*, que nous appelons *nature*, sont le vrai principe de toutes les opérations animales : la nature les exécute en général dans des tems marqués ; mais elle peut y être sollicitée ou en être détournée par différentes causes, ce qui avance ou retarde alors l'époque de ces opérations. Cela a lieu par rapport à la puberté : des causes morales surtout peuvent la rendre précoce ou tardive, et c'est à ces causes qu'il faut rapporter la différence qu'on observe à cet égard entre les filles de la campagne et celles des villes. Ainsi, ce fait seul prouve que la quantité plus ou moins grande de molécules organiques n'y a qu'une influence très-subordonnée.

Dans cette seconde époque, où la nature travaille à mettre la femme en état de se reproduire, et à donner aux organes qui doivent servir à cette œuvre importante le degré de perfection qu'elle exige, son corps éprouve une secousse générale qui va frapper avec une force particulière ces deux parties opposées par leur siége, et différentes par leurs fonctions, dont l'une est l'instrument immédiat de l'ouvrage de la génération, et l'autre le nourrit, l'augmente et le fortifie : alors toute la masse cellulaire s'ébranle aussi et se modifie; elle s'arrange autour de ces deux parties qu'elle rend plus saillantes, comme autour des deux centres d'où elle envoie ses productions aux différens organes qui leur sont soumis. Les productions qui partent du centre supérieur, après avoir arrondi le col et lié les traits du visage, vont se perdre agréablement vers les épaules, et se prolonger vers les bras, pour leur donner ces contours fins, déliés et moëlleux, qui se continuent jusqu'aux extrémités des mains. Les productions qui partent de l'autre centre vont modifier, à peu près de la même manière, toutes les parties inférieures. Le principe actif ou la force intérieure qui opère ce développement, imprime en même tems aux humeurs un mouvement de raréfaction qui donne à toutes les parties de la consistance, de la chaleur et du coloris. Tout s'anime alors dans la femme : ses yeux, auparavant muets, acquièrent de l'éclat et de l'expression; tout ce que les grâces légères et naïves ont de piquant, tout ce que la jeunesse a de fraîcheur brille dans sa personne. De ce nouvel état il résulte en elle une surabondance de vie qui cherche à se répandre et à se communiquer. Elle est avertie de ce besoin par de tendres inquiétudes, et par des élans qui ne sont que la voix tyrannique et douce de la volupté.

Pour intéresser puissamment toute la nature à sa situation, elle semble appeler les plaisirs à son secours ; alors tout s'empresse, tout vole au devant de la beauté, pour la servir et briguer le bonheur de recevoir ses chaînes.

Lorsque le vœu de la nature est rempli, elle semble négliger les moyens par lesquels elle est parvenue à son but. La femme perd peu à peu de son éclat : cette fleur délicate de tempérament, qui ne marche qu'avec la première jeunesse, disparaît comme la rosée du matin. La force expansive, dont les organes tiraient leur coloris et leur forme séduisante, diminue, se ralentit ; et une flaccidité désagréable succéderait a la souplesse et à la fermeté élastique dont ils étaient doués, si cet embonpoint qu'amène ordinairement l'âge adulte ne les soutenait, et n'en imposait par un certain air de fraîcheur. Si cette nouvelle modification est incompatible avec la légèreté, la finesse des traits, et cette taille flexible qui sont le partage de la puberté, elle admet au moins des grâces majestueuses, et des agrémens qui, sans être aussi piquans, ne laissent pas que de servir quelquefois de piége à l'amour. La nature tâche cependant d'en tirer parti, et de les faire servir au profit de l'espèce : elle ranime par intervalles l'éclat de la femme ; elle fait de tems en tems naître de nouvelles fleurs sous ses pas, pour en tirer de nouveaux fruits. Mais enfin, ne pouvant plus la défendre contre les impressions destructives du tems, et la tenant quitte de tout envers l'espèce, elle abandonne à son individu l'usage des derniers momens qui lui restent.

La vieillesse, qui est toujours plus hâtive pour la femme que pour l'homme, ne succède point immédiatement à l'époque où elle cesse d'engendrer. Il est encore un espace de tems, mais trop court sans doute, où elle intéresse par un reste d'attraits qui rappellent le souvenir de ceux qu'elle n'a plus. Elle redouble d'efforts pour conserver ce reste précieux et inutile; elle rassemble autour d'elle toutes ses machines, pour arrêter les ravages du tems qui la dépouille tous les jours de quelque chose; mais, si elle pousse ses soins plus loin que ne l'exige le desir légitime de faire une retraite honorable, si elle écoute trop cet instinct qui ne lui a jamais fait envisager d'autre bien que le bonheur de plaire, il est à craindre que la vieillesse, prête à fondre sur elle, ne vienne mettre dans un trop grand jour le contraste désavantageux de ses prétentions et de son impuissance.

Lorsqu'enfin cet âge, qu'un auteur appelle l'*enfer des femmes*, est arrivé, elle doit se borner à jouir des droits respectables que les fonctions qu'elle a remplies lui ont acquis; elle n'a plus rien à attendre des objets auxquels elle a dû sa principale considération; tout est flétri, tout est détruit: l'impulsion vitale qui animait tous ses organes, se concentre vers l'intérieur, et se fait à peine sentir aux parties externes; l'embonpoint qui leur servait de support se dissipe, et les abandonne à leur propre poids, d'où résulte un affaissement général, qui défigure la femme par les mêmes choses qui l'embellissaient autrefois. Parmi les débris dont elle est entourée, les cheveux, que l'homme perd de bonne heure, se montrent encore chez elle, et font voir que les organes de celle-ci ne perdent jamais tout à fait la flexibilité qui faisait leur caractère, et qu'après avoir différé en tout de l'homme, elle décline encore et vieillit à sa manière.

Ceux qui veulent avoir le talent d'expliquer tout, trouvent les causes des altérations de la veillesse dans le racornissement excessif des solides, qui par là perdent leur souplesse. Les mouvemens, disent-ils, deviennent plus difficiles, le jeu des organes se dérange, et l'exercice des fonctions vitales cesse. Cette prétendue explication n'en est point une; elle n'est que la simple exposition de la chose. Il ne s'agit point de savoir qu'on veillit parce que les organes perdent leur flexibilité et leur action; le point essentiel, s'ils veulent instruire, serait de nous apprendre pourquoi cette force intérieure, cette énergie qui nous fait croître, qui nous soutient, et qui nous défend contre la plupart des maladies, ne prévient point aussi ce dépérissement gradué qui, après nous avoir conduits de l'enfance, à travers les illusions agréables de la puberté, aux jouissances plus froides de l'âge adulte, et nous avoir fait sentir les atteintes terribles de la vieillesse, nous amène enfin à la décrépitude et à la mort.

CHAPITRE VII.

Des moyens naturels qui conservent, et des causes accidentelles qui peuvent changer ou faire dégénérer le tempérament de la Femme.

LA nature a donc marqué à tous les êtres un terme vers lequel ils sont entraînés insensiblement par des déperditions successives. Quelle que soit la cause de cette dégradation inévitable, la sagesse veut qu'on ne la précipite point par un usage désordonné des moyens (1) faits pour la retarder autant qu'il est possible. Un travail et des alimens proportionnés au progrès naturel de nos forces, des passions modérées, une exacte conformité aux lois de la nature, sont les conditions essentielles qui peuvent nous faire jouir de toute l'étendue de nos facultés, et maintenir notre tempérament dans l'état où il doit être à chaque époque de la vie.

---

(1) Les médecins ont donné (on ne sait pas trop pourquoi) le nom de *choses non naturelles* aux moyens et aux fonctions qui soutiennent la vie, tels que les alimens et la boisson, l'air, le sommeil, les secrétions et les excrétions, etc. On devrait changer une dénomination si peu exacte; car chacun sent qu'il n'y a rien de plus naturel que de manger et de boire, et d'aller à la garde-robe.

Nous avons dit qu'il en est une (l'enfance) où ce tempérament, plus remarquable par l'agrément que par la vigueur, et que nous avons appelé sanguin, était commun à l'homme et à la femme. L'homme s'en éloigne bientôt plus ou moins; mais il est dédommagé de cette perte par un bien plus précieux, qui est la force. Elle compense en lui, pour l'exercice des fonctions vitales, l'avantage que les femmes doivent à la souplesse de leurs organes. Elle lui est nécessaire pour supporter les travaux pénibles auxquels la société l'assujétit, et qui l'augmentent à leur tour; elle doit même faire son principal mérite : car on sent bien que, selon les rapports que la nature a mis entre lui et la femme, l'un ne peut pas plaire par les mêmes endroits que l'autre.

Le tempérament, dans la femme comme dans l'homme, peut changer de nature, et de sanguin devenir phlegmatique, mélancolique ou bilieux. Si des sucs mal digérés, ou un air souvent humide, donnent au sang une constitution aqueuse, le tempérament deviendra phlegmatique. Un sang épaissi, qui ne pourra parvenir que difficilement aux extrémités des petits vaisseaux, ou à ces cellules dont le tissu muqueux est composé, peut faire que ces petits vaisseaux ou ces cellules s'oblitèrent, et que les gros vaisseaux s'agrandissent dans la même proportion; et, si alors des agitations réitérées du système nerveux, tendantes à redonner aux humeurs leur fluidité ou leur pureté primitive, achèvent de détruire la substance muqueuse qui modérait la sensibilité des organes, le tempérament prendra le caractère mélancolique. Enfin, d'autres causes capables de donner de l'activité et de la chaleur aux humeurs, et d'imprimer de la roideur aux fibres et à la matière spongieuse qui les entoure, peuvent rendre le tempérament bilieux.

Cependant les causes qui agissent sur le tempérament des femmes, ne sont pas en aussi grand nombre que celles qui altèrent le tempérament des hommes. Les différens arts auxquels ces derniers s'appliquent, modifient leur constitution de mille manières. L'existence civile des femmes est moins variée; les occupations de la plupart de celles qui ont le bonheur de travailler, sont presque partout les mêmes, et se réduisent à des travaux qui, n'agitant pas excessivement le corps ni l'esprit, servent à faciliter les fonctions vitales, et à maintenir également la santé et la beauté. Mais le travail, même le plus excessif, n'est pas si à craindre qu'une oisiveté absolue. Le besoin, qui force certaines femmes de la dernière classe du peuple à des travaux qui sembleraient être réservés pour les hommes, ne les prive que de quelques agrémens. L'excessive indolence détruit à la fois la santé, et ce que les femmes aimeraient plus que la santé, s'il pouvait subsister sans elle; je veux dire la beauté. La médecine a autant de peine à étayer les faibles fondemens de l'une, que la coquetterie en a pour déguiser le délabrement de l'autre, dans les femmes que leur état, ou un goût pernicieux, condamne à une inaction perpétuelle; car un des maux les plus difficiles à guérir doit être, sans contredit, celui qui s'emble ôter à la nature les moyens dont elle se sert pour combattre tous les autres. Les médecins qu'une longue pratique a éclairés sur la marche ordinaire de la nature dans les maladies, savent que rien n'est plus opposé à cette marche que les symptômes nerveux qui peuvent survenir; et ils n'ont que trop souvent lieu dans les maladies des personnes en qui l'abus de l'opulence, l'oisiveté et les passions ont altéré la sensibilité primitive. Cette opposition qui est entre les mouvemens nerveux et les mouvemens ordinaires que la nature affecte, ou doit affecter dans les maladies, a porté M. de Bordeu (1) à donner le nom d'*irrégulières* à celles qui ont un caractère spasmodique. L'oisiveté, outre qu'elle empêche les organes d'acquérir cette fermeté qui rend leurs mouvemens plus efficaces et plus assurés, fait que les humeurs n'éprouvent point cette transpression qui les épure, en les faisant passer fréquemment par les différentes filières et les différens vaisseaux : forcées de croupir, faute d'action de la part des solides, elles s'altèrent par le repos; leur mixtion se dérange, les principes qui la formaient se séparent, et produisent des combinaisons malfaisantes.

---

(1) *Traité de médecine théorique et pratique*, extrait des ouvrages de M. de Bordeu, par M. Minvielle. Voici comment ce dernier s'exprime : L'anomalie qui paraît dans les symptômes des maladies nerveuses, marque qu'il règne un tel désordre dans les forces organiques, qu'on a tout lieu de craindre qu'elles ne puissent amener une crise heureuse. Des remèdes un peu actifs, administrés tout de suite dans ces cas, ne font qu'augmenter ce désorde déjà existant; et pour que ceux-ci agissent avec fruit, il faut que la nature les seconde, sans quoi ils ne produisent qu'un effet pernicieux; ce qui arrive dans ces maladies.

L'exercice est donc nécessaire ; mais la constitution des femmes ne comporte qu'un exercice modéré. Leurs faibles bras ne sauraient supporter des travaux trop rudes et trop longtems continués, et les grâces s'accommodent peu de la sueur et du hâle. Un travail excessif maigrit et déforme les organes, en détruisant, par des compressions réitérées, cette substance cellulaire qui contribue à la beauté de leurs contours et de leur coloris. L'exercice que les femmes d'une condition moyenne trouvent dans des occupations utiles et indispensables, est le plus salutaire, parce qu'il joint aux effets naturels du travail la satisfaction intérieure que donne l'accomplissement d'un devoir : il est par là plus propre à remplir l'âme, et à l'empêcher de trop peser sur elle-même, comme elle fait dans les personnes dominées par la paresse.

La promenade, par laquelle les gens oisifs croient s'acquitter envers la loi générale qui nous condamne à nous occuper et à agir, n'est point un travail, mais un délassement du travail ; elle n'en a point les effets, comme elle n'en remplit point les conditions. Ce genre d'exercice, au lieu d'imprimer un mouvement égal à tout le corps, ou du moins un mouvement alternatif aux différens muscles, ne fait mouvoir que les parties inférieures du corps ; toutes les parties supérieures restent immobiles. Les humeurs à qui les premières ont donné une impulsion vive, doivent éprouver de la part des autres une résistance considérable, qui en rend le cours peu uniforme, et la distribution inégale. Il y a encore cet inconvénient dans les promenades, surtout dans les promenades solitaires des personnes d'une santé faible, ou d'une constitution mélancolique; c'est qu'elles sont une occasion pour ces personnes de se livrer à tout le vide de leur âme, à cette intempérance d'idées qui les charment en fatiguant les ressors de leur esprit, et aux extatiques visions dont elles se repaissent : de sorte que le fruit qu'on retire de cette espèce d'exercice, est d'en revenir la tête et les jambes excédées pour retomber dans une inertie pire que celle dont on voulait par là se garantir. Si on se promène purement par régime, la promenade ne nous intéressant pas assez pour nous enlever hors de nous-mêmes, nous permet trop de penser au motif qui nous fait promener, et qui devient par conséquent un sujet de contention d'esprit, capable d'empêcher l'effet d'un tel remède. Baglivi dit qu'en pensant trop à sa digestion on ne digère point : il en est de même des autres actions vitales ou animales; on les trouble en s'en occupant. Il faut à l'homme un travail réel; et le plus avantageux serait celui qui exercerait également le corps et l'esprit, et qui maintiendrait un juste équilibre entre les forces morales et les forces physiques. C'est après un semblable travail que la promenade serait un délassement aussi salutaire qu'agréable (1), parce qu'au lieu d'y porter les idées tristes et noires d'un être oisif, on n'y porterait que des organes que l'impression du travail aurait rendus plus avides de nouvelles sensations : c'est alors qu'un air pur, un ombrage frais, et le parfum suave des fleurs, verse-

(1) *Théorie des Sentimens agréables.*

raient efficacement dans l'âme, avec l'oubli des occupations passées, les forces nécessaires pour en supporter de nouvelles.

Il ne faut pas que l'exercice soit l'objet d'un calcul trop scrupuleux, ni s'occuper la montre à la main; il vaut mieux consulter son goût actuel, ou plutôt l'instinct, dont l'impulsion est toujours sûre, que les idées chimériques d'ordre et de régularité auxquelles certaines personnes se soumettent servilement. Un genre de vie trop compassé, en asservissant celui qui le prend à l'empire de l'habitude, l'expose davantage aux atteintes des maladies, au lieu de l'armer contr'elles. Notre machine ne doit pas être plus réglée que l'élément qui l'environne : il faut se reposer, travailler, se fatiguer même, selon que le sentiment de nos forces actuelles le permet. Ce serait une prétention ridicule que de vouloir se réduire à une parfaite uniformité, et garder toujours la même assiette, quand tous les êtres, avec lesquels nous avons les rapports les plus intimes, sont dans une vicissitude continuelle. Le changement est même nécessaire pour nous préparer aux secousses violentes qui quelquefois ébranlent les fondemens de notre existence. Il en est de nos corps comme des plantes, dont la tige se fortifie au milieu des orages et par le choc des vents contraires.

L'équitation a paru une ressource suffisante contre les suites dangereuses de la mollesse; mais cette espèce d'exercice, que certains états de maladie rendent quelquefois nécessaire, ne peut guère devenir l'exercice ordinaire et journalier des femmes; elles ne sauraient en tirer le même fruit que les hommes. Elles sont obligées de le prendre ou avec trop de danger, ou avec des précautions qui le rendent inutile; d'ailleurs, en montant à cheval, elles paraissent se dépouiller des grâces qui leur sont naturelles, sans prendre celles du sexe qu'elles veulent imiter.

Un exercice plus compatible avec les agrémens propres aux femmes, serait sans contredit la danse, si la manière la plus commune dont on s'y livre parmi nous n'était plus capable d'énerver que de fortifier les organes. Les anciens, qui avaient le secret de faire servir les plaisirs des sens au profit du corps, avaient fait de la danse une partie de leur gymnastique : il en était de même de la musique; ils l'employaient pour calmer les mouvemens désordonnés de l'âme, et quelquefois pour guérir les maladies du corps; car, par les moyens qui affectent l'une, on a une prise naturelle sur l'autre. Dans la naissance des corps politiques, les amusemens sont assortis à la sévérité des institutions dont ces corps tirent leur force; mais, lorsqu'on est parvenu à faire de ces amusemens un pur objet de volupté, ils ne sont plus propres à remplir les vues du philosophe ni celles du médecin.

Les mêmes raisons qui éloignent les femmes d'un travail violent et soutenu, leur interdisent aussi les travaux plus dangereux encore d'une étude suivie. La science, que les hommes achètent presque toujours aux dépens de leur santé, ne saurait dédommager les femmes de la détérioration de leur tempérament et de leurs charmes. Qu'elles abandonnent aux hommes la vaine fumée qu'ils cherchent dans cette acquisition dangereuse : la nature a assez fait pour elles ; ce serait un attentat contre elle, de flétrir les dons précieux qu'elles lui doivent. Une forte contention d'esprit, en dirigeant vers la tête la plus grande partie des force vitales, fait de cet organe un centre d'activité qui ralentit d'autant l'action de tous les autres organes. Une personne profondément occupée n'existe que par la tête ; elle semble à peine respirer : toutes les autres fonctions se suspendent ou se troublent plus ou moins ; la digestion en souffre surtout : les sucs mal élaborés deviennent plus propres à former des embarras ou de mauvais levain qu'à réparer les déperditions qui sont une suite nécessaire du mouvement qui entretient la vie. Le corps privé des sucs qui le renouvellent, ou souillé par des humeurs excrémentitielles qui y séjournent trop longtems, languit, se fane et tombe comme un tendre arbrisseau planté dans un terrain aride, et dont l'ardeur du soleil a desséché les branches ; ou bien le principe qui surveille les organes trop longtems fixé loin d'eux par la méditation ou par la lecture, lorsqu'enfin il y est rappelé, y rencontrant des matières étrangères ou dégénérées, se trouble, s'agite pour les chasser, et ouvre cette scène tumultueuse de mouvemens irréguliers, qu'on appelle *vapeurs* ou hypocondriacisme.

Cette affection familière aux gens de lettres, serait une suite plus naturelle et plus infaillible d'une étude sérieuse dans les femmes qui seraient assez dupes pour s'y livrer. Leurs organes délicats se ressentiraient davantage des inconvéniens inévitables qu'elle entraîne. Aussi un instinct salutaire semble-t-il les écarter comme d'un précipice qui, pour être couvert de fleurs, n'en est pas moins affreux, et dirige leurs goûts vers les objets frivoles. Les hommes qui veulent flatter les femmes, disent que ce goût est notre ouvrage, et que nous leur fermons la porte des sciences pour nous assurer exclusivement ce genre de supériorité. Ce qu'il y a de plus vrai, c'est qu'elles ne s'en soucient guère; et c'est avec raison. On veut les louer sur l'esprit qu'elles pourraient avoir, comme s'il n'y avait point d'éloges à donner à celui qu'elles ont.

La principale destination des femmes étant de plaire par les agrémens du corps et par des grâces naturelles, elles s'en écarteraient en courant après la réputation que donne la science ou le bel esprit; car il est certain que s'ils procurent des avantages précieux à la société, ceux qui résultent d'un corps sain, ou d'un esprit libre et aisé, sont rarement le partage des personnes qui se livrent à un desir immodéré de s'instruire, ou qui se dévouent à la fonction pénible et ingrate d'éclairer leurs semblables. Celles-ci sont le plus souvent des hommes qui, travaillant sans cesse à enrichir le monde par des découvertes utiles, et par de nouvelles vérités, ou à l'amuser par des écrits agréables, consentent à y être nuls par leur personne. Presque toujours déplacés, ou par leurs prétentions, ou par cette indifférence apathique que donne la méditation, ils sont au milieu de leurs contemporins comme des hommes d'un autre siècle, ignorant les usages les plus commus et les plus indispensables, et toujours occupés d'autres objets que ceux qui conviennent à leur situation présente. « Cela, dit Montagne, les rend ineptes à la conversation civile, et les » détourne des meilleurs occupations. Combien ai-je vu, » de mon temps, d'hommes abestis par une téméraire » avidité de science ? » Le chancelier Bacon (1) avoue que c'est un inconvénient assez ordinaire aux lettres; mais cet inconvénient serait plus sensible et plus choquant dans les femmes, dont l'affabilité et le caractère conciliant, qui leur ont été donnés pour tempérer la rudesse naturelle de l'homme, ne sauraient s'accorder avec la morgue du savoir. Enfin les idées des gens de lettres, même les plus exempts de ces défauts, ont toujours un air de contrainte qui leur ôte le naturel et la grâce; et, comme le plus souvent elles ne leur appartiennent pas, on pourrait les comparer à des dépouilles qu'on a été chercher dans des tombeaux; elles sont inanimées et froides comme les cendres des morts auxquels on les a dérobées; ou bien, si elles leur sont propres, comme elles sont le fruit du travail, elles ne ressemblent pas mal à ces fruits avortés, sans beauté comme sans saveur, que l'art arrache à la nature, pour flatter la vanité ou soulager l'impatience des riches (2).

---

(1) *Aliud vitium litteratis familiare, quod faciliùs excusari potest quàm negari, illud nimirùm, quòd non facilè se applicent et accommodent ad personas quibuscum negociantur aut vivunt.* Fr. Bacon, de Augment, scientiar, Lib. I, pag. 22.

(1) Nous ne disons point ceci pour détourner les femmes de donner à leur esprit une culture honnête, mais pour les

Au contraire, l'esprit des femmes, inculte, mais pétillant, brille d'autant plus qu'il n'est point étouffé par un savoir indigesté. Son caractère original le rend piquant; sa liberté lui donne des grâces. Leurs idées n'ont rien de gêné, de contraint; leurs expressions sont la véritable image de leur âme, irrégulières, mais pleines de naturel et de vie : leur conversation, toujours vive et animée, peut se passer de la science, et a par elle-même un intérêt que toutes les ressources de l'érudition ne sauraient lui donner. Tout lui sert d'aliment : leur esprit sait tirer parti des moindres objets, et ressemble au feu qui convertit en sa substance tout ce qu'il touche, et communique son éclat aux matières les plus viles, et qui en paraissent le moins susceptibles. Enfin, comme les femmes sont un des plus grands mobiles et un des principaux liens de la société, la nécessité d'étudier continuellement quels sont les ressorts qui en font agir les membres, et d'y mettre leur faiblesse à l'abri des chocs que le jeu de ces ressorts nécessite, leur donne cette sagacité qui sait quand et comment on doit agir et parler, l'art de mesurer ses démarches, de graduer ses actions et son langage selon les circonstances, une certaine habitude de saisir d'un coup d'œil toutes les convenances, en un mot, l'esprit de société, que bien des gens disent être le meilleur de tous.

D'ailleurs, une femme en sait toujours assez; non point,

éloigner d'un excès qui rend souvent ridicule, et qui nuit presque toujours à la santé. Au surplus, les études d'agrément sont les seules qui leur conviennent.

comme disait un duc de Bretagne, parce qu'elle sait *mettre de la différence entre la chemise et le pourpoint de son mari*, mais parce qu'avec une mémoire facile et une tournure d'esprit légère et agréable, elle a l'art de multiplier les connaissances que le commerce des hommes, ou quelques lectures furtives et passagères peuvent lui procurer. On ne sera point étonné de l'étalage scientifique que fera un homme qui vient de pâlir sur des livres; mais un des charmes de la conversation des femmes, surtout quand la prétention en est bannie, c'est de paraître savoir tout, sans avoir jamais rien appris.

Pourraient-elles sacrifier tant d'avantages réels à un vain fantôme; se livrer à des travaux où elles ont tout à perdre et rien à gagner, et se dessécher par des veilles multipliées, pour acquérir un titre qui ne peut jamais, chez elles, qu'être subordonné à un autre genre de mérite? Leur intérêt est donc de tâcher de trouver des exercices qui soient propres à développer et à perfectionner leurs facultés naturelles, sans nuire à leur tempérament.

Parmi les moyens que les hommes ont inventés pour adoucir le poids d'une vie livrée à l'ennui et à l'inutilité, il en est un qui, comme un fléau contagieux, désole la société, et n'est pas moins funeste aux mœurs qu'à la santé, parce qu'il produit le double effet de la paresse et d'une passion vive. L'avarice, qui en est l'âme, pour mieux se déguiser, lui a donné les noms d'amusement et de jeu. Qu'on se représente un cercle de personnes clouées sur des chaises, autour d'une table, et dans une atmosphère usée et corrompue; dont le corps est immobile, tandis que leur esprit est dans une agitation extrême; alternativement ballotées par l'espoir et la crainte; seulement occupées du soin de captiver les faveurs de l'aveugle dieu auquel elles sacrifient; qui, se laissant entraîner au gré de la passion qui les anime, oublient et les devoirs qui les appellent et les heures qui s'écoulent, et ne sortent enfin de ce violent accès que pour se plonger dans des chagrins plus réfléchis, et on aura une idée de ce qu'on appelle jeu. D'après cette idée, on conçoit que rien n'est plus capable de troubler l'ordre des fonctions animales et la régularité des mouvemens vitaux, qu'un pareil défaut d'équilibre entre le physique et le moral; que les humeurs dérangées par là dans leur cours, ne reçoivent point les préparations nécessaires aux secrétions qu'elles doivent subir, et que, forcées de croupir dans quelque viscère, elles y forment des empâtemens dangereux, ou que, rejetées comme nuisibles vers la peau, sous la forme de dartres ou d'autres espèces d'éruptions, elles en détruisent le poli, la souplesse et l'éclat. Il faut ajouter que cet état d'agitation souvent répété doit à la longue faire contracter un caractère irascible, et donner à la sensibilité une énergie vicieuse qui tourne toujours au détriment de la machine.

Ainsi, une femme qui aurait quelque chose de plus à risquer que sa santé, serait doublement interessée à éviter le jeu : il entraîne ordinairement des veilles trop prolongées, qui échauffent et affaissent le corps. Il semble, à la vérité, que les femmes les supportent mieux que les hommes; ce qui vient sans doute de ce que les sensations dans ceux-ci sont plus profondes, et que l'attention superficielle avec laquelle les femmes effleurent les objets, les sauve de la fatigue que leurs impressions produisent. Il se peut aussi que les travaux sérieux et contentifs des hommes leur rendent le calme bienfaisant du sommeil plus nécessaire. Il est néanmoins toujours vrai que la lumière artificielle, par laquelle on tâche de remplacer celle du soleil, nuit aux ressorts de la vue; et que plus on en multiplie les foyers, qui sont toujours trop près de cet organe, plus on en augmente les mauvais effets, sans en corriger l'uniformité fatigante : car la lumière des bougies, bien loin de laisser aux objets leurs couleurs naturelles, comme fait la lumière douce et variée de l'astre du jour, au contraire les confond toutes. La variété des couleurs qui forment le tableau de l'univers, est peut-être une des causes qui nous le font contempler toujours avec plaisir, et sans produire en nous la lassitude. Enfin, par la clôture continuelle que le jeu exige, on se dérobe aux influences salutaires de l'air, qui est un des ingrédiens les plus essentiels à notre existence, qui nous anime, et donne à nos organes le ton et le ressort convenables. La fraîcheur d'un beau matin, les émanations restaurantes des végétaux, et le spectacle ravissant de la nature, sont perdus pour une personne qui passe la nuit à jouer et le jour à dormir.

Nous nous trouvons naturellement conduits à parler des effets des passions en parlant de l'amour du jeu, qui en est une. Les passions qui ont leur source dans ce principe, qui met en mouvement tous les êtres animés, et qu'on appelle amour de nous-mêmes, sont une des causes les plus destructives de nos corps. Ce qui était fait pour nous mener au bien-être, devient l'instrument de notre ruine par l'abus que nous en faisons. Les passions, dans l'institution de la nature, ne doivent être que des mouvemens brusques et passagers. L'animal en danger devait pourvoir à sa sûreté par des efforts et des moyens indépendans de la réflexion : une impulsion involontaire et irrésistible le devait porter à propager son espèce; mais ces momens, aussi rares qu'orageux, étant passés, il devait rentrer sous la direction d'un instinct paisible. Ainsi, les passions étaient nécessaires. Les hommes ont rendu cette arme dangereuse pour eux-mêmes, à force de l'aiguiser. Dans l'état actuel de certaines sociétés, les passions ne sont qu'un accès continuel qui en agite les membres; au lieu d'être comme un souffle léger, propre à leur imprimer un mouvement modéré, elles ont acquis un tel degré d'activité en se choquant, qu'elles ne forment plus qu'une tempête affreuse, ou plutôt elles sont devenues un feu dévorant qui consume l'espèce humaine.

Ces expressions ne sont point outrées : elles sont les seules qui puissent désigner les effets réels qu'une passion vive ou lente produit sur l'économie animale. Quoique chaque passion ait un caractère particulier, et se manifeste par des signes sensibles qui lui sont propres, elles ont toutes cela de commun, qu'elles pervertissent l'ordre et la succession naturelle des mouvemens dont la vie dépend. Dans les passions tristes, l'âme semble abandonner le soin du corps pour ne s'occuper que de l'objet qui l'affecte. On éprouve (1) à la région épigastrique, une constriction permanente, une sorte de resserrement qui gêne la respiration, ôte l'appétit, et s'oppose à la digestion. Tous les mouvemens se ralentissent, les humeurs soumises à leur influence vitale s'altèrent, et les parties qu'elles doivent nourrir dépérissent nécessairement.

Quant aux passions fougueuses, outre les secousses irrégulières qu'elles produisent dans les différentes parties du corps, et les refoulemens tumultueux des liquides qui en sont la suite inévitable, elles opèrent un autre effet qui, pour être plus lent et plus caché, n'en est pas moins funeste. Les mouvemens de l'âme occupée d'une forte passion se communiquent à tous les organes; toutes les fibres en sont agitées; leur mouvement tonique en est accéléré, et l'intensité de ce mouvement, longtems soutenue, nécessite entre elles des frottemens réitérés qui détruisent cette substance muqueuse qui leur sert d'enveloppe, et à laquelle elle doivent leur liant, leur souplesse, leur force. Cette substance qui les défend contre les impressions trop fortes des corps étrangers, et en émousse la trop grande vivacité, dont les organes tirent leur volume et la beauté de leur forme, anéantie successivement, les abandonne à tous les désordres d'une sensibilité effrénée; avec elle disparaissent la fraîcheur du tempérament et les agrémens du corps, qui font place à une maigreur et une faiblesse souvent incurables. Il serait

(1) *Idée de l'Homme physique et moral.*

sans contredit plus aisé d'exposer tous les ravages des passions que d'indiquer les moyens de s'en garantir. Chacun doit consulter ses forces; il nous suffit de lui présenter quelques-uns des motifs puissans qui doivent l'exciter à en faire tout l'usage possible.

Parmi les sources les plus fécondes des dérangemens de l'économie animale, l'abus des alimens et des boissons doit tenir un des premiers rangs. Hippocrate a posé, relativement au choix et à la quantité des alimens qu'on doit prendre, une maxime qui, bien entendue, comprend toutes les règles de la diète. Il dit qu'on ne doit point donner au corps plus d'alimens qu'il n'en peut digérer et consommer (1). Il s'ensuit que la quantité de nourriture nécessaire à chaque individu est déterminée par la constitution, le tempérament, la force et le genre de vie de ce même individu (2). La nature, dans les personnes du sexe, ne doit demander qu'une quantité proportionnée à la faiblesse de leurs organes, et aux exercices peu fatigans dont elles s'occupent. Mais les femmes ainsi que les hommes, en écoutant un appétit trompeur ou factice, transgressent des bornes si légitimes, sans s'en apercevoir : et lorsqu'on est parvenu à confondre l'habitude ou le plaisir avec le besoin, ce n'est

(1) *Hæc est ciborum offerendorum occasio, ut eâ copiâ exhibeantur, quam corpus superare valeat.* De Locis in homine.

(2) On trouvera des préceptes très-sages sur cette matière, dans le savant Commentaire que M. Lorry a donné sur les livres diététiques d'Hippocrate.

plus la nature qui décide de la fréquence et de la durée des repas; on la sollicite avant qu'elle desire, on la surcharge après qu'elle est satisfaite. Opprimée sous un poids excessif d'alimens superflus ou nuisibles, elle en digère et en assimile ce qu'elle peut; le reste, mis à l'écart, forme dans les viscères, et surtout dans les premières voies, des foyers de corruption qui préparent les maladies, ou du moins, deviennent, dans l'endroit où ils se trouvent, un principe constant d'irritation, qui, occasionnant des tiraillemens et opérant une tension inégale des divers organes, en dérange le jeu et les fonctions respectives, et surtout en altère la forme et la couleur. Un visage défait et une certaine pâleur sont les symptômes inséparables du mauvais état des entrailles.

Il y a, à la vérité, des personnes en qui la nature, secondée d'un bon estomac et d'une disposition particulière à s'engraisser, vient à bout de convertir en substance animale tous les alimens qu'on lui présente; mais elles achètent cet avantage par une corpulence et un excès d'embonpoint qui ne sont pas moins contraires à la beauté (1), et peut-être à la santé, que la maigreur:

(1) Quand je dis que l'excès d'embonpoint est contraire à la beauté, j'entends aux idées conventionnelles de beauté reçues parmi nous. Car il est des peuples, tels que les Égyptiens, chez lesquels l'embonpoint est un mérite, puisque leurs femmes font tout ce qu'elles peuvent pour se le procurer. Prosper Alpin (*Medic. Ægyptior.*) nous apprend les moyens dont elles se servent pour remplir cet objet. « Elle sont dans l'usage, dit-il, lorsqu'elles sont au » bain, de prendre un potage fait avec une poule engrais-

car ils ôtent au corps ses proportions naturelles, sa souplesse et sa légèreté. On pourrait presque partager les personnes que leur fortune met en état de commettre de fréquens abus dans le manger, en deux classes, l'une formée de gens excessivement maigres, et l'autre de gens excessivement gras.

La régle d'Hippocrate ne se borne point à la surabondance des alimens; elle s'étend aussi à leur qualité, ainsi qu'à celle de la boisson. Un philosophe de ce siècle a dit qu'on pourrait juger du caractère des peuples par la nature des alimens dont ils se nourrissent. En effet, le caractère tient à la constitution physique, et celle-ci détermine le choix des alimens qui, à leur tour, renforcent le caractère. Il y a tel peuple auquel il faut des viandes et des boissons fortes, comme plus analogues à la constitution vigoureuse dont il est doué. Il en est d'autres où les individus, énervés par la chaleur du climat, se trouveraient accablés par ces mêmes viandes : des alimens aqueux et légers sont plus assortis à la faiblesse de leurs organes. La constitution des femmes se rapproche de celle des derniers. Aussi leur goût, en général, quand il n'est point dépravé, les porte-t-il à donner la préférence aux mets et aux boissons qui n'exigent pas une grande dépense de forces digestives, dont les principes constitutifs n'aient pas une action trop forte sur les

---

» sée avec beaucoup de soin, et de manger ensuite toute » la poule dans le bain même ». L'auteur cité ne dit point si cette recette réussit : on conviendra du moins qu'elle n'est ni difficile, ni rebutante.

fibres délicates de leurs solides : les végétaux, les fruits, le laitage, etc, sont, pour l'ordinaire, les mets qu'elles recherchent.

Cependant, il n'est pas rare de voir des femmes passionnées pour les viandes de haut goût, et pour les liqueurs spiritueuses et aromatiques. Il est vrai que le plus grand nombre de ces femmes sont maigres et d'un tempérament bilieux ; tant il est vrai que le goût n'est pas toujours un guide sûr pour décider le choix des alimens. La nature est tous les jours en défaut relativement aux sensations qui déterminent ses appétits. En général, elle est avide de celles qui nous remuent vivement. Comme l'agitation est un caractère inhérent à la vie, et que, par conséquent, nous n'avons jamais un sentiment plus intime de notre existence que lorsque nous sommes agités, nous courons après tout ce qui peut produire en nous cette agitation agréable. Elle est le principe de ce goût incorrigible qu'ont certaines personnes pour les alimens salés ou épicés, pour les liqueurs spiritueuses, pour le café, pour le tabac, etc. Mais toutes ces choses nous détruisent en nous flattant ; car elles n'agissent qu'en augmentant le mouvement des fibres qu'elles agacent ; et l'ébranlement qu'elles causent, fait toujours place à un affaissement qui nous rend de plus en plus leur action nécessaire, au point de ne pouvoir plus exister sans elles. On sait que le café ôte le sommeil à beaucoup de personnes, et que même celles qui sont le plus habituées à son usage, éprouvent, après l'avoir pris, une espèce de léger mouvement de fiévre, qui est précisément la cause de cette satisfaction, ou plutôt de cette ivresse momentannée que procure cette boisson séduisante. Comme un vent officieux, elle écarte tous les nuages qui offusquaient l'âme; elle ranime les ressorts assoupis de la pensée, et donne à nos idées un cours plus rapide et plus dégagé. Elle est la source où beaucoup de gens de lettres vont épurer leur verve, et puiser cette ardeur qui les dispose à produire : c'est l'hippocrène de beaucoup de poëtes. Mais le but qu'on se propose dans son usage, et l'effet réel qu'elle opère, prouvent qu'elle convient peu au sexe et à l'âge, destinés à briller par les avantages du corps plutôt que par les talens de l'esprit.

En exposant les effets de l'oisiveté, des passions et de l'intempérance, nous avons fait connaître les causes les plus actives et les plus universelles des altérations du tempérament. Il en est sans doute d'autres moins générales et plus accidentelles. Elles exigeraient un détail qui n'entre point dans notre plan. Nous nous contenterons de dire quelques mots de l'emploi trop fréquent que font les femmes de certains moyens qu'on appelle *cosmétiques* (1), parce qu'ils ont la beauté pour objet, et dont l'administration est souvent abusive; car on ne doit pas s'attendre que, sur une chose qui touche de si

(1) Cosmétique vient du mot grec *cosmos*; qui signifie *ornement*, ou de *cosmein*, *orner*. Les cosmétiques, ou remèdes destinés à perfectionner la beauté, sont une des branches les plus lucratives de la charlatanerie. Les femmes qui font dépendre leur existence de la beauté, doivent être aussi crédules sur ce qui intéresse un point aussi essentiel pour elle, que les hommes le sont en général lorsqu'il s'agit de leur santé.

près, elles soient plus modérées que dans tout le reste. Quand les moyens qu'elles mettent en usage n'ont pour but que la simple propreté, ils ne peuvent être qu'utiles. C'est assurément une pratique aussi saine que louable d'enlever de tems en tems le limon et la matière excrémentitielle que la transpiration laisse sur la peau, surtout si on n'emploie que de l'eau, tout au plus légèrement aiguisée avec quelque acide, qu'on peut encore affaiblir en l'enveloppant dans quelque substance mucilagineuse. Le plus sûr, cependant, est de n'ajouter aucun ingrédient à l'eau simple, parce que telle liqueur dont l'action se bornera à donner du ton et de l'élasticité à la peau dans certains sujets, fera sur d'autres plus sensibles l'effet d'une liqueur styptique, et les exposera aux suites presque toujours fâcheuses de ces tentatives imprudentes qu'on hasarde trop souvent pour se délivrer de quelque difformité : telles sont celles où l'on se propose de faire disparaître de la peau des taches, des rousseurs, des croûtes dartreuses qui en ternissent l'éclat.

De ces diverses impressions, les unes sont ineffaçables, parce qu'elles tiennent à la constitution primitive de cet organe ; les autres sont nécessaires, parce qu'elles sont le résultat excrémentitiel des dernières disgestions, ou le fruit de l'impulsion active du principe vital qui pousse au dehors, et vers un organe dont les affections intéressent peu la vie, une matière qui deviendrait une cause infaillible de corruption, si elle séjournait longtems dans des organes plus essentiels. Cette matière éruptive qui, même en dégradant la peau, atteste la vigueur et l'activité vigilante de la nature, doit être nécessairement évacuée, et les agrémens qu'elle ôte, tout précieux qu'ils sont, ne doivent pas être mis en balance avec les inconvéniens attachés à sa suppression. Les moyens ordinaires qu'on met en usage pour dissiper les taches qu'elle produit, ne peuvent être que des remèdes qui, par leur action astringente sur la peau, répercutent vers les parties internes la matière dangereuse que la nature plus sage tâchait d'en écarter. Ne pouvant la chasser par la voie la plus favorable, elle tente de s'en débarrasser par d'autres émonctoires où cette matière laisse presque toujours des traces funestes, et qu'elle altère où dénature tôt ou tard ; et l'effet le moins à craindre qui résulte de cette perversion des mouvemens naturels, est un état de langueur pire cent fois que les défauts superficiels et tout au plus incommodes qu'on voulait éviter.

L'espoir trop crédule de redresser la nature a aussi fait inventer des moyens mécaniques pour prévenir ou corriger des défauts qu'on attribue pour l'ordinaire à ses erreurs, mais que bien souvent on pourrait, peut-être avec plus de raison, imputer à nos vices. La nature simple et livrée à sa marche droite et uniforme, produit peu de bossus, de boîteux, et de tous ces êtres informes dont fourmillent tous les lieux où elle est continuellement outragée par des mœurs qu'elle réprouve. C'est aussi dans ces lieux que l'usage des corps de baleine est le plus en vogue. On prétend, par ce secours artificiel, perfectionner la taille, qu'au contraire on dégrade ou qu'on empêche de se former. Les médecins et les philosophes se sont élevés avec autant de force que de raison contre l'abus qu'on fait des corps ; ils l'ont représenté comme un obstacle qui, dans les enfans, s'oppose à leur développement, et peut, dans les personnes déjà formées, tellement gêner l'exercice des fonctions, qu'il en dérange l'ordre, et qu'il altère la forme naturelle des organes ; enfin, comme une chose qui choque même les idées d'agrément qu'on se propose. Un grand préjugé contre les corps, c'est que, chez les peuples qui n'en font aucun usage, les femmes ont la taille plus avantageuse et sont mieux faites que chez ceux qui regardent ce supplément ou ce correctif comme nécessaire à l'ouvrage de la nature, et qui pensent que les hommes peuvent être façonnés comme les matières que l'art soumet au rabot et au ciseau. Le peu de succès de cette pratique devrait les éclairer sur la fausseté des idées sur lesquelles on la fonde, leur inspirer plus de confiance pour les opérations simples de la nature, et les convaincre qu'autant elles sont salutaires et heureuses lorsqu'elles ne sont point contrariées, autant elles sont imparfaites et irrégulières, lorsque nous essayons d'y mêler nos procédés et nos caprices.

Voilà par quels moyens, en général, on se hâte de flétrir un tempérament qui ne doit briller que quelques instans, et comment on ruine ses facultés naturelles, en voulant trop en étendre l'usage, ou en voulant les élever à une perfection chimérique. On a beau faire, on ne reculera jamais les bornes que la nature a assignées aux choses. Le parti le plus convenable et le plus sûr est de se conformer à sa marche qui est toujours modérée ; au lieu qu'en se fatiguant et en usant son être à poursuivre quelques biens imaginaires, on se donne mille maux réels, et que le désir trop avide de multiplier les jouissances, fait que bien souvent on ne jouit de rien.

SECONDE PARTIE.

Des différences particulières qui distinguent les deux sexes.

CHAPITRE PREMIER.

Des organes et des moyens particuliers par lesquels la femme concourt à la génération.

Il y a des auteurs (1) qui ont cru voir beaucoup de ressemblance entre les parties génitales de la femme et celles de l'homme. Ils disent que si, par la pensée, on plie vers l'intérieur des organes qui se présentent extérieurement dans l'homme, et qu'on les place dans le siége qu'occupent les parties plus cachées de la femme, ou qu'on amène du dedans au dehors les organes que la femme emploie à la génération, pour leur donner une position aussi apparente que celle qu'ont les organes du premier, on trouvera entre eux de l'analogie, et une cer-

(1) *Rodericus à Castro. Universa muliebr. Morb. medicina.* Lib. I. c. 11.

taine conformité de structure. On peut être assuré que ces auteurs ont été séduits par des rapports faux ou peu approfondis. La seule différence des fonctions de l'homme et de la femme, dans l'œuvre importante de la génération, suffit pour éloigner toute idée de similitude entre les organes par lesquels chacun d'eux y coopère, et on conçoit naturellement que des parties destinées à recevoir ne doivent pas être faites comme celles dont la fonction est de donner, indépendamment des effets qui, n'étant propres qu'à la femme, exigent d'elle ou des organes particuliers, ou des organes différens. Ainsi, de quelque manière qu'on envisage, de quelque manière qu'on arrange celles de l'homme, on n'y trouvera jamais rien qui puisse admettre, conserver, et enfin produire au jour un nouvel être. Qu'on renverse aussi le siége et les fonctions des organes de la femme, il sera encore moins aisé d'y apercevoir quelque caractère qui indique en elle un sexe actif et puissant. L'homme et la femme sont donc deux individus qui, tenant à la même espèce par les traits généraux, diffèrent néanmoins par le sexe; qui, destinés à remplir de concert un même objet, y portent des instrumens différens, selon la différente manière dont chacun doit y concourir.

La matrice est dans la femme l'organe dont les affections et les usages sont les plus connus. Elle est placée dans le bassin, entre la vessie et le dernier intestin. Dans les filles qui ne sont point nubiles, elle est petite, dure, applatie, et sa cavité contiendrait à peine une petite amande; mais lorsque, aux approches de la puberté, la nature vient mettre cet organe en exercice, les humeurs qui y abordent et qui le pénètrent en changent la consistance, le volume et les dimensions ; il devient plus mol, plus arrondi et plus grand. Le commerce des deux sexes et ses suites rendent encore ces rapports plus sensibles ; mais le plus grand degré d'expansion qu'il reçoive est celui qu'il a dans les derniers mois de la grossesse.

Cet organe ressemble assez à une poire creuse : la partie pointue qu'il présente, et qu'on appelle le museau de la matrice, est percée par une ouverture transversale, et s'avance dans le vagin ; et c'est par cette ouverture et par le vagin que l'enfant vient au monde, comme c'est par là que l'amour a été lui donner l'être. L'extrémité opposée ou supérieure s'appelle le fond de la matrice. C'est à ce fond que s'attache le *placenta*, ou cette espèce de gâteau formé d'un amas de vaisseaux unis par une substance muqueuse, par lequel les enveloppes du fœtus adhérent à la matrice.

Des parties latérales de la matrice partent deux tuyaux appelés *trompes de Fallope*, longs de trois à quatre pouces, plus menus par le bout qui tient à la matrice, et plus évasés par l'extrémité qui touche aux ovaires, ce qui a fait donner à celle-ci le nom de *pavillon*. L'usage de ces parties est encore fort problématique, ainsi que celui des ovaires.

Les ovaires sont deux corps ovales et aplatis, placés à côté et près du fond de la matrice, à laquelle ils tiennent par le ligament large, et par un côté du pavillon des trompes, adhérence qui, cependant, n'est pas assez forte pour les empêcher de flotter dans le bas-ventre. Ces corps sont alternativement appelés ovaires et testicules, selon le système qu'on adopte : ovaires, lorsqu'on les regarde comme le réservoir des œufs, et qu'on croit que l'embryon se forme dans un œuf; testicules, lorsque, regardant l'embryon comme le résultat du mélange des semences de l'homme et de la femme, on les prend pour le réservoir de la semence. Dans le premier cas, l'œuf, fécondé par la liqueur prolifique du mâle, se détache de l'ovaire et tombe dans le pavillon de la trompe de Fallope, qui, par le mouvement vermiculaire dont elle est douée, le conduit dans la cavité de la matrice : dans le second cas, cette même trompe sert de canal à la semence de la femme, pour la porter dans le même endroit, supposé que le fœtus ne se forme point dans les ovaires ou dans la trompe, comme cela est quelquefois arrivé. C'est par ce conduit aussi que la semence de l'homme, introduite dans la matrice, est supposée passer pour aller féconder l'œuf dans les ovaires, ou se combiner avec la semence de la femme.

Le vagin, la matrice, les trompes de Fallope et les ovaires, tiennent aux parties voisines et adjacentes par la membrane commune qui tapisse tous les organes du bas-ventre, et leur assiette est encore affermie par leur union réciproque.

Ces différens organes, comme toutes les autres parties du corps, offrent des vaisseaux de différens genres, des artères, des veines, des vaisseaux lymphatiques. Les artères qui fournissent le sang à la matrice, viennent des artères spermatiques et des hypogastriques, dont les dernières ramifications se rendent aux ramifications correspondantes d'autant de veines qui portent les mêmes noms. Les vaisseaux lymphatiques, qui sont une production des vaisseaux sanguins, vont, à travers les détours du mésentère, se déboucher dans le réservoir de *Pecquet.*

Les ovaires reçoivent le sang des artères spermatiques, qui sont celles qui le portent aux organes où s'élabore la semence de l'homme; et cela a paru à quelques auteurs un motif de plus pour donner aux premiers le nom de testicules; mais ces artères ne sauraient être considérées sous un autre rapport que celui de vaisseaux destinés à apporter des matériaux, sans influer sur la manière dont la nature doit les mettre en œuvre. Le même sang dont la nature tire dans l'homme la liqueur séminale, pourrait bien, dans la femme, servir à des usages différens; et l'identité de nom et de structure de ces vaisseaux est insuffisante pour prouver celle des fonctions des parties où ils se rendent dans les deux sexes.

Toutes ces parties sont, comme tous les organes destinés à exécuter de grands mouvemens, composées de différens ordres de fibres. Elles en offrent de tendineuses, diversement disposées, pour que leur action puisse varier selon le besoin.

Des parties qui doivent, dans la machine humaine, acquérir un ascendant aussi singulier que celui qu'ont les organes de la génération, dont la sensibilité doit, pour ainsi dire, subjuguer celle de toutes les autres parties, et devenir un centre dominant de mouvement et d'action, doivent être pourvues d'une grande quantité de nerfs. C'est ce qui a lieu par rapport aux parties que nous venons d'exposer. Ces nerfs leur viennent des nerfs de la moëlle épinière, qui sortent par les trous des vertèbres, des lombes et de l'os *sacrum.*

Si de l'examen des organes internes on passe à celui des parties externes, on trouvera partout des différences qui sont une suite de l'organisation des premiers, et des usages auxquels la nature les a destinés : on verra que des parties qui se trouvent dans un sexe ne se trouvent point dans l'autre; que les parties extérieures de l'homme portent un caractère d'utilité sensible, au lieu que celles de la femme semblent n'être que de simples organes du plaisir. Celles qui existent dans les deux sexes sont totalement différentes : telles sont les mamelles qui, dans l'homme, sont à peine marquées; il pourrait même se passer de cette esquisse, puisqu'il n'en tire aucun usage. Le volume et la forme que cet organe a dans la femme, sont visiblement relatifs à l'obligation naturelle qui lui est imposée de nourrir les enfans.

C'est dans ces différences, dans lesquelles la raison froide ne trouve qu'un objet d'utilité et qu'une simple convenance d'instrumens, que résident cependant le lien invincible dont la nature se sert pour rapprocher les deux sexes, et cet attrait puissant qui les porte à s'unir. Nous sommes excités à la conservation de notre espèce par un sentiment aussi vif, aussi involontaire que celui qui nous attache à la conservation de notre individu. Des fonctions aussi intéressantes ne devaient point dépendre des incertitudes d'une volonté capricieuse; nous devions y être poussés par un mouvement qui fît taire tous les autres intérêts devant celui-là. Chaque individu a bien en lui les moyens de se conserver, mais non celui de se reproduire; il a besoin, pour remplir ce grand objet, du concours d'un autre individu qui lui ressemble par son espèce, et qui soit différent par son sexe. De ce besoin naît la dépendance réciproque des deux sexes. Aussitôt qu'ils viennent à connaître leurs véritables rapports, il ne leur est plus permis de se regarder de sang froid : l'un ne voit dans l'autre qu'un moyen de félicité, et que le complément de son être; ils s'élancent l'un vers l'autre avec une vivacité proportionnée à la force avec laquelle la nature leur parle en faveur de l'espèce ; et, pour s'enchaîner mutuellement, l'un emploie la prière, et l'autre un tendre artifice. Tel est le charme inconcevable attaché à la différence des sexes, que si les desirs naturels la font rechercher comme le terme où ils doivent cesser, elle ranime à son tour ces mêmes desirs lorsqu'ils sont éteints; elles leur sert d'aliment; elle est encore un plaisir, lorsque le premier de tous est évanoui. Le malheureux à qui un couteau fatal semble avoir rendu l'autre sexe inutile, voit encore en lui, sinon le bonheur, du moins une image du bonheur : il tourne en frémissant autour de ce fantôme, il s'attache à lui, il ne peut s'en séparer, et jouit au moins de ses tentatives, au défaut de la véritable jouissance (1).

---

(1) On pourrait nous dire que, dans ce cas, le rapport instrumental n'existant plus, son effet devrait aussi cesser; et que les eunuques qui survivent à leur nullité, déposent contre notre principe. On répond à cela que l'impulsion

Quelque porté qu'on soit à se faire illusion sur le principe de ces traits aigus qu'un sexe éprouve à la vue de l'autre, on ne peut s'empêcher de reconnaître que ce principe n'est et ne peut être que la perception d'une certaine conformité de moyens, avec un besoin pressant à se satisfaire. L'homme voit dans la femme, comme la femme dans l'homme, la seule chose au monde qui puisse changer ses inquiétudes en plaisirs. Il n'est pas surprenant qu'un intérêt aussi vif que tendre les porte d'abord l'un vers l'autre, et que la passion les amenant par degrés à se prêter mutuellement une importance exclusive, ils en viennent enfin à ne voir qu'eux seuls dans toute la nature. Dans cet état, qui est le dernier

---

primitive que nous recevons de la nature ne s'anéantit jamais, et subsiste indépendamment des accidens que notre corps peut éprouver. Un homme qui a perdu une partie d'un bras, ne cesse de rapporter à la partie dont il est privé les sensations que reçoit celle qui lui reste. On peut nous priver de l'usage de nos membres, mais non détruire la pente naturelle du principe qui les fait agir. Ainsi, Origène qui se trompa comme moraliste, parce qu'en voulant détruire la source de ses passions, il s'ôtait le mérite de les vaincre, ne se trompa pas moins comme physicien, en employant un moyen insuffisant. On voit par là combien pêche aussi l'hypotèse qui fait dériver le penchant à l'acte vénérien, des diverses impressions de la liqueur séminale, de sa quantité, de son âcreté. Ces causes, qui ne peuvent être qu'accessoires, sont précisément celles que les mécaniciens choisissent toujours pour en faire la base de leurs explications. Quel discernement!

période de l'amour, l'homme n'est plus un mortel, c'est un dieu; la femme est une divinité. L'imagination impétueuse du premier accumule surtout en faveur de l'autre toutes les perfections possibles; il s'égare délicieusement dans les idées chimériques et mystérieuses du beau, pour élever l'objet de son délire. Mais, lorsqu'après avoir fait un chemin immense dans le pays des abtractions, il arrive enfin à la réalité, il est peut-être étonné de se trouver à côté du sauvage stupide, ou de l'animal livré aux pures sensations.

La beauté, ce mobile puissant dont jamais mortel sensible ne prononça le nom sans émotion, n'est donc aux yeux du philosophe qui peut un moment échapper à ses prestiges (1), et contempler d'un œil calme les bouleversemens et les tempêtes qu'elle excite dans l'univers, qu'un simple rapport de moyens appropriés à un effet naturel; mais un rapport qui, ayant pour objet une nécessité impérieuse, doit à la passion sa principale force, et à l'imagination humaine les traits séduisans qui l'embellissent. Ce qui prouve que la beauté n'est point un être absolu, mais une relation, c'est que, si l'un des termes qui la composènt vient à changer, la beauté ne subsiste plus. Qu'un homme épris de l'amour le plus vif tombe ma-

---

(1) On sait trop que la philosophie ne met pas toujours à couvert de ses traits. On dit que Démocrite, tyrannisé par la vue du sexe, et ne pouvant plus supporter la forte impression qu'elle lui faisait, prit le parti de se rendre aveugle. Je souhaiterais, pour l'honneur des dames, et pour d'autres raisons, que le fait fût vrai. Cette victime ne déparait pas leur martyrologe.

lade, à mesure qu'il s'éloigne de son état naturel, il voit le charme qui le captivait se dissiper, les attraits enchanteurs qui l'avaient séduit perdre leur pouvoir, et la femme qui les possédait descendre au niveau de toutes les autres. S'il tient alors à elle, c'est par un autre genre de liens, tels que ceux de l'habitude ou de l'amitié. Cependant il ne s'est fait aucun changement en elle; lui seul a changé; le seul rapport qui résultait de leur première situation est altéré; enfin elle n'est plus belle à ses yeux, parce qu'il n'a plus de desirs. Mais la beauté reprendra ses droits, lorsque ces mêmes desirs, renaissant avec la santé, feront éprouver de rechef à l'homme l'illusion flatteuse que la maladie avait suspendue.

Il n'y a pas de beauté sans fraîcheur : lorsque cette qualité manque, tous les autres agrémens ne frappent que faiblement, parce qu'un jugement prompt et rapide que l'instinct nous suggère, nous avertit qu'une femme dont l'individu ne présente point tous les caractères d'une parfaite santé, est dans une disposition peu favorable au plan de la nature, relativement au maintien de l'espèce.

Comme on n'est jamais plus avantageusement disposé pour cet objet que dans les premières années de la jeunesse et dans le tems de la puberté, il n'y a pas de femme qui ne plaise à cette époque, et Lachaussée a dit avec raison.

A quinze ans on est du moins jolie.

Sa beauté alors est d'être femme : toute notre prévention, toutes nos idées conventionnelles sur le beau, ne sauraient empêcher la femme, qui n'en a point d'autre, de briller alors un moment; et si son règne est court, c'est parce que des objets de comparaison, qui tirent tout leur prix du préjugé établi, viennent l'éclipser lorsqu'elle n'a plus l'avantage naturel et passager qui la soutenait contre eux.

Les qualités qui font la beauté d'un sexe défigureraient l'autre. Cet air mâle et ces traits bien prononcés dont l'homme tire son lustre, feraient dans la femme une impression désagréable, parce qu'ils rendraient équivoque le vrai rapport dans lequel elle doit être avec lui. Une molle délicatesse et des traits fins déplairaient dans l'homme, parce qu'ils choqueraient le rôle auquel on s'attend de sa part. Tout ce qui a un air de force séduit naturellement les femmes : il est aisé de s'en apercevoir par les qualités et l'état des personnes qui déterminent ordinairement leurs choix. Il n'est pas étonnant que la faiblesse cherche un appui contre les besoins qui l'accompagnent, ou contre les dangers que la crainte lui fait imaginer.

La beauté ne varie pas seulement par rapport aux sexes; elle est encore différente selon les individus du même sexe. Les mêmes choses qui sont capables d'enflammer l'un, réfroidissent l'autre : tous les jours on trouve des hommes qui, en avouant que telle femme est belle, parce qu'elle réunit en elle tout ce qui forme le genre de beauté le plus généralement recherché, se décident cependant en faveur d'une autre femme dont les traits sont moins réguliers.

Cette différence de goûts vient de ce que chacun a en lui-même un modèle avec lequel il compare les objets qui le frappent ; et ce modèle varie selon qu'on est disposé à mêler plus ou moins de moral au physique de l'amour, ou selon les images sous lesquelles la volupté s'est offerte à nous pour la première fois. L'impulsion physique peut être si forte qu'elle nous dérobe toutes les convenances morales, pour ne nous offrir que les objets matériels. Alors il peut arriver que dans ceux-ci même on sacrifie l'élégance à d'autres rapports plus intimement liés avec la vivacité des desirs, ou avec le sentiment que l'on a de sa puissance. Au contraire, ceux en qui l'action de ces dernières causes est plus modérée chercheront dans le moral un supplément aux plaisirs de la nature : les qualités de l'âme, annoncées presque toujours par les traits extérieurs de la figure, par la démarche, par le geste, par le son de la voix, feront sur eux une impression d'autant plus vive qu'elles auront plus d'analogie avec leur caractère.

Il en est de même des personnes dont le hasard ou des circonstances particulières ont fixé le goût. Descartes disait que toutes les femmes louches lui plaisaient, parce que la première femme qu'il avait aimée était louche. La plupart de nos penchans n'ont pas d'autre principe que les premières impressions agréables que les objets nous ont fait éprouver ; elles deviennent la règle à laquelle nous rapportons toutes celles que nous recevons dans la suite ; de sorte qu'aussitôt que quelque nouvel objet vient réveiller ces impressions assoupies, l'âme se porte vers lui avec impétuosité comme vers le seul bien qui lui convienne. C'est sans doute sur de pareils rapports que sont fondées ces passions subites et violentes que fait quelquefois naître le premier aspect d'une femme. Beaucoup de gens affectent d'y chercher du mystère; mais nous n'y trouvons rien qui ne soit facile à concevoir. On voit tous les jours des exemples de personnes dont l'âme se frappe fortement par rapport à quelque objet, soit en fait d'amour, soit en fait de répugnances. Dans le premier cas, elle se pénètre profondément de l'idée de certaines convenances qui l'ont émue; l'imagination ébranlée s'exerce ensuite sur elles, les agrandit, les exagère, et parvient enfin à faire regarder le sujet dans lequel elles résident comme unique dans toute la nature. La passion le représente à celui qu'elle enflamme comme la seule source de bonheur, et tous les hommes comme autant de concurrens qui peuvent l'en écarter; une seule main peut le rendre heureux, et mille autres comme lui peuvent la captiver : le desir donc croissant avec l'incertitude d'obtenir, et la crainte jointe à l'orgueil attisant le feu de l'amour, donnent à ce dernier sentiment cette énergie extraordinaire qu'il manifeste quelquefois. C'est ainsi que, dans quelques espèces d'animaux, la fureur avec laquelle les mâles se portent à l'acte par lequel ces espèces se multiplient, est d'autant plus grande que le nombre relatif des femelles est plus petit, et que l'intervalle de tems pendant lequel elles reçoivent les mâles est plus court.

Mais quelque forme que prenne la passion, et quelque activité que lui donnent des circonstances qui ne sont point générales, elle a toujours pour objet un rapport dont l'utilité fait la base. Si on examine la plupart des attributs qui constituent la beauté; si la raison analyse ce que l'instinct juge d'un coup d'œil, on trouvera que ces attributs tiennent à des avantages réels pour l'espèce. Une taille légère, des mouvemens souples d'où naît toujours la grâce, la fraîcheur et l'éclat, sont des qualités qui plaisent, parce qu'elles annoncent le bon état de l'individu qui les possède, et le plus grand degré d'aptitude aux fonctions qu'il doit remplir. Rien ne peut remplacer ces qualités; elles donnent du prix à celles qui n'ont d'autres fondemens que l'imagination et le caprice; enfin, elles seules sont la beauté, tout le reste est vraisemblablement arbitraire.

Quant aux divers genres de beauté, qui sont l'objet du goût des différens peuples, il n'est pas douteux qu'ils ne soient fondés sur le même principe. Si la nature, en donnant à chaque nation une forme, une couleur et des traits particuliers, lui a assigné un caractère de beauté qui lui est propre, il faut nécessairement qu'une peau noire et un nez épaté concourent autant à la beauté d'un nègre, qu'une peau blanche et un nez droit et bien tiré contribuent à la beauté d'un blanc. Toutes les fois donc que la conformation de l'un ou de l'autre choquera les rapports naturels qui caractérisent son espèce, elle ne manquera pas de faire naître l'idée de quelque défaut dans l'esprit de ceux qui sont compétens pour en juger. Peut-être que les choses même qui, dans la beauté, paraissent le plus dépendre de la fantaisie, tiennent à cette cause, et que les impressions qu'elles font sur nous n'ont, dans le fond, pour règle que le sentiment de l'utilité physique.

Qu'on soumette à un examen approfondi tous les

autres objets propres à nous retracer l'idée du beau, on verra que celle de l'utilité y rentre toujours; elle s'y mêle toujours par une de ces opérations rapides de notre esprit, qui de plusieurs idées semblent n'en faire qu'une. Tout le monde convient que les objets, pour être beaux, doivent être grands, c'est-à-dire avoir toute la grandeur relative que comporte leur espèce; car le plus petit objet peut être beau comparé à ses semblables. Une rose est belle lorsqu'elle a toute la grandeur et tout l'éclat qu'une rose puisse avoir : alors l'impression qu'elle fait sur nos sens est plus vive et plus agréable. Un cheval n'est beau qu'autant que sa taille, la souplesse de ses jarrets, une peau luisante, une encolure noble et élevée, et le feu qui sort de ses yeux et de ses naseaux attestent sa vigueur et sa légèreté. L'auteur de l'article *beau* de l'Encyclopédie, se sert de l'exemple d'un beau cheval pour combattre l'auteur de l'*Essai sur le Mérite et la Vertu*, qui rapporte le principe du beau à l'utilité. Un beau cheval, dit-il, qui passe dans la rue, paraît beau à tous ceux qui le voient, quoiqu'ils n'aient aucune espérance de le posséder jamais. Cette objection est peu réfléchie : lorsque nous admirons la beauté d'un objet qui semble n'avoir aucun rapport avec nous, une illusion momentanée nous met à la place de celui qui est à portée d'en jouir. Ce retour de notre entendement, ou plutôt de notre sensibilité, se répète à chaque instant de la vie; et c'est même vraisemblablement par ce fil que la nature nous a attachés aux êtres qui nous environnent; sans cela nous serions indifférens pour tous. Ainsi, lorsqu'un champ nous paraît beau par son étendue, nous nous identifions pour un moment avec celui qui en recueille les fruits. La beauté de l'univers naît de l'ordre que nous y apercevons, et surtout des avantages qui en résultent pour les êtres sensibles qu'il renferme, et au nombre desquels nous nous plaçons.

Dans les productions de l'art comme dans celles de la nature, la beauté consiste dans les idées de la grandeur et du rapport exact de l'exécution avec un dessin utile, qu'elles font toujours naître dans notre esprit. L'idée de la grandeur excite ordinairement celle de la puissance : eh ! qui ne sait pourquoi la dernière a tant d'attraits pour les hommes? voudrait-on être puissant, sans le profit qui en revient? La grandeur et la petitesse seraient des manières d'être tout à fait indifférentes, sans les avantages qui sont attachés à l'une, et les inconvéniens qui accompagnent toujours l'autre.

Les proportions d'un bel édifice nous flattent, parce qu'elles remplissent avec justesse le but qu'on s'est proposé, et qu'elles concourent encore plus à la grandeur et à la solidité de l'ouvrage qu'à son agrément. Des chapitaux corinthiens les plus déliés et les plus finis nous frapperaient peu, s'ils portaient sur des colonnes dont les dimensions ne nous rassurassent pas sur la pesanteur des masses qu'elles ont à soutenir. Les ornemens ne produisent un bon effet que lorsqu'ils se trouvent réunis à des qualités plus essentielles; on dédaigne les jouissances frivoles lorsqu'on n'a pas celles qui sont indispensables : un plafond peint par les mains de Michel-Ange ne ferait pas les délices d'un homme qui craindrait à chaque instant de le voir tomber sur sa tête. C'est par de pareilles impressions, mais moins développées, que nous jugeons ordinairement des objets, sans même que notre esprit paraisse s'en apercevoir. L'architecture gothique nous choque, parce que les ornemens dont elle est surchargée, joints à un défaut sensible de proportion dans les moyens qu'elle emploie, prouvent encore moins le mauvais goût de l'artiste qu'ils n'annoncent la fragilité de l'édifice, parce que le caprice y tenant lieu de règle, offre à l'œil distrait une infinité d'objets sans dessin, et que les figures multipliées qu'on y rencontre, au lieu de nous rappeler la nature, ne nous paraissent propres qu'à la déparer, et font par conséquent souffrir notre imagination.

Mais on nous dira que, si tout gît dans la grandeur et dans la solidité, rien n'est plus aisé que de se procurer ces avantages; ce serait une fausse idée. Ces avantages dépendent d'une certaine proportion dans les moyens employés pour les obtenir : si on prodigue ces moyens, ils nuisent à l'objet qu'on se propose, et gênent l'usage qu'on en veut faire. C'est donc ce rapport précis des moyens avec un but utile et grand, qui rend une chose belle, et c'est ce que nos sens aperçoivent tout d'un coup, lorsqu'ils viennent à être frappés par quelque objet en qui cet heureux rapport se trouve.

Pour ce qui regarde les autres arts d'imitation et les ouvrages d'esprit auxquels on accorde le titre de beaux, leur objet est de nous procurer de nouvelles sensations, d'ajouter des êtres possibles aux êtres existans, et de créer, pour ainsi dire, pour nous un nouveau monde, ou bien de flatter des passions qui nous sont chères, en leur prêtant des couleurs capables de les rendre encore plus séduisantes qu'elles ne sont. Qu'est-ce qui pourrait donc nous intéresser plus vivement que ces arts, ou leurs productions ? Au surplus, rien n'est plus facile dans le jugement que nous en portons, que de confondre notre admiration pour l'artiste, avec le plaisir réel que nous fait son ouvrage, et de donner le nom de beau à ce qui, bien souvent, n'a d'autre mérite que celui de la difficulté vaincue. La mode, l'affectation et la recherche contribuent autant à rendre incertaine et arbitraire l'idée du beau, qu'à obscurcir les règles qui nous enseignent à le découvrir. Ce qui augmente encore la difficulté de ramener à un principe général tout ce qui a du rapport au beau, ce sont les fausses applications qu'on fait tous les jours de ce terme : chacun donne indistinctement cette qualification aux objets les plus simples et les plus communs, selon l'importance qu'il y attache. Un botaniste s'extasie de la meilleure foi devant une chétive plante que les personnes qui n'y entendent pas finesse foulent aux pieds. Un artisan donne le nom de beau aux productions qui sortent de ses mains, quelque grossières et quelque viles qu'elles soient. Mais, de ces différentes manières même d'appliquer ce mot, il résulte que la beauté n'est fondée que sur des idées relatives, parmi lesquelles celle de l'utilité occupe la principale place ; de sorte que rien n'est beau s'il n'est bon ; sinon pour nous, du moins pour les autres, avec lesquels nous nous identifions par la pensée.

Mais tout ce qui est bon n'est pas beau : il semble qu'on ne donne ce nom qu'aux objets dont on aperçoit aisément les rapports. C'est sans doute pour cette raison que ceux qui sont du ressort du goût et de l'odorat, n'ont jamais été appelés beaux; les qualités qui les rendent agréables à ces deux sens, sont fondées sur des proportions qui nous échappent. Ainsi l'idée de proportions entre nécessairement dans celle du beau. Toute proportion suppose plusieurs termes corrélatifs, de la disposition desquels elle est le résultat. Cette disposition peut varier à l'infini : les parties qui constituent chaque être diffèrent dans chaque espèce par leur arrangement, leur masse, leurs structures, leurs liaisons; et ces différens rapports ne sont par conséquent en eux-mêmes ni beaux, ni laids, puisqu'ils ne sauraient avoir de modèle commun; ils ne deviennent tels qu'aux yeux de celui qui est en état de juger s'ils remplissent le but pour lequel ils semblent établis; ou s'ils conviennent aux usages qu'il peut en tirer. La beauté des objets est donc une manière d'être qui se rapporte à nos plaisirs, à nos besoins, à notre organisation, ou à l'intérêt illusoire et momentané qui nous attache à ces objets.

Enfin le beau moral nous offre la vertu dans tout son éclat, à côté des avantages qui en résultent pour la société qu'elle honore : le sacrifice continuel de l'intérêt particulier au bien général est la source de ces transports sublimes qu'elle excite toujours dans les âmes honnêtes, et dans lesquels l'admiration se confond avec la reconnaissance.

On a vu, dans la courte digression que nous venons de faire sur les différens genres de beau, qu'il n'y a point de beau absolu, essentiel; que c'est tout au plus une abstraction de notre esprit, et que la beauté de chaque objet dépend de certaines convenances que nous y apercevons. Celles qui caractérisent la beauté du sexe ne sont point équivoques, aprés ce que nous avons dit. Mais il faut observer que les convenances générales ne nous frappent dans la femme que parce qu'elles nous font bien augurer des convenances particulières ; celles-ci sont le centre auquel toutes les autres aboutissent : et le grand objet de la génération, auquel la nature a si étroitement lié notre existence, fait que tout ce qui y a quelque rapport doit nous émouvoir puissamment.

De quelque manière que la nature eût pourvu à la conservation de l'espèce, il n'est pas douteux qu'elle n'eût toujours trouvé le secret de nous y intéresser; mais il semble que l'attrait qui naît de la variété des moyens que les sexes y employent prête beaucoup de force à celui qui dérive de leur convenance. Un homme aurait peut-être moins de penchant pour une femme qui lui ressemblerait davantage; de sorte que la curiosité paraît entrer pour quelque chose dans le goût naturel qu'ils ont l'un pour l'autre. Cependant la différence qui l'a fait naître doit avoir des bornes; si elle était extrême, et qu'elle allât jusqu'à effacer le caractère commun qui les rend semblables à certains égards, elle nuirait à l'objet même pour lequel elle est établie, parce qu'elle détruirait cet intérêt qui unit les individus d'une même espèce. C'est ce qui fait sans doute que les différentes espèces, irrévocablement renfermées dans leur sphère, n'entreprennent point les unes sur les autres; elles diffèrent trop pour se rechercher. Si le charme de la variété est un des moyens destinés à cimenter l'union des deux sexes, l'abus des plaisirs attachés à cette union détruisant l'effet de cette variété, ramène quelquefois l'homme et la femme à une uniformité criminelle, à ce goût honteux qui les dégrade en trompant la nature, qui fait que chacun d'eux cherche dans son propre sexe des plaisirs sans but, et qui, pour être légitimes, doivent être partagés par tous les deux.

Aux convenances physiques que la nature a mises dans la femme pour exciter l'homme à se rapprocher d'elle, elle a joint deux qualités morales qui, quoique opposées par leurs effets, contribuent également à faire valoir les premières; ces qualités sont la pudeur et la coquetterie; elles sont comme deux ressorts qui agissent en sens contraires. L'une tâche de faire naître les désirs que l'autre repousse pour en augmenter l'activité, comme quelques gouttes d'eau redoublent celle de la flamme : l'une, par des amorces artificieuses, engage le combat, que l'autre tâche de faire durer pour rendre la victoire plus douce et la défaite plus honorable. La coquetterie fait rechercher ce que la pudeur refuse; et l'infaillible effet de ces deux moyens ainsi combinés est d'augmenter, d'un côté, le prix de l'objet qu'on défend, et de l'autre, l'ardeur de celui qui le poursuit. Il est vraisemblable aussi que les desirs, contenus quelque tems par les obstacles que la pudeur leur oppose, n'en sont que plus propres à produire leur effet, et qu'un certain délai contribue à donner le degré convenable de préparation et de maturité aux matériaux que la nature doit employer dans la production d'un nouvel être. C'est pourquoi M. de Montesquieu a dit (1), avec raison, que se livrer à la débauche, qui a toujours été funeste à la population, n'est point suivre les lois de la nature, mais les violer; et l'on sait pourquoi Lycurgue voulait que les hommes ne vissent leurs femmes qu'à la dérobée.

La pudeur, dans un être intelligent comme l'homme, ne produit pas seulement l'effet d'une résistance physique; elle fait encore naître en lui l'idée d'une vertu, et l'estime qui l'accompagne est alors un nouveau lien qui vient renforcer tous les autres. La dissimulation, il est vrai, se trouve dans les femmes à côté de cette vertu; mais ceux qui déclament contre le caractère dissimulé des femmes ne savent ce qu'ils veulent; car vouloir que les femmes ne soient pas dissimulées, c'est demander une chose impossible et même dangereuse; tant il est vrai que nos vices ne sont souvent que des vertus outrées! Cette honte aimable tire peut-être sa source, dans la femme, d'une certaine défiance de son propre mérite, et de la crainte de se trouver au-dessous de ces mêmes desirs dont elle est l'objet, et qu'elle tend à exciter (2). Quelle que soit la nature de ce sentiment, il ressemble à la modestie lorsqu'il résiste, et à la complaisance lorsqu'il cède.

La coquetterie est un autre sentiment naturel, mais op-

---

(1) *Esprit des Lois*, liv. 16, ch. 12.

(2) Il n'est personne qui ne sache que ce sentiment est plus difficile à vaincre dans les femmes, lorsqu'elles ont quelque imperfection à cacher. Le fameux Raymond Lulle, de l'illustre famille des Lulle de Barcelone, qui fut phi-

posé à la pudeur ; c'est un desir vague de plaire, et de captiver l'attention de tous les hommes, sans se fixer à aucun. Ce sentiment est si inhérent au sexe, que rien ne peut l'effacer ; ce qui a fait dire à M. le duc de la Rochefoucault que les *femmes peuvent moins surmonter leur coquetterie que leur passion.*

Il paraît tenir à ce caractère mobile qui naît de l'extrême sensibilité des organes de la femme, comme la

---

losophe, théologien, médecin, alchimiste et moine, aimait, dit-on éperdument une Espagnole nommée Éléonore, qui joignait tous les charmes d'un esprit délicat et vif à tous les agrémens d'une figure intéressante et noble. Il en était aimé et il le savait : un si tendre retour semblait lui promettre un bonheur prochain. Mais, quoiqu'il y touchât sans cesse, il en était sans cesse repoussé Il prodiguat toutes les ressources d'un amant au désespoir, pour fléchir Eléonore : tout fut inutile. Voyant que le combat entre son amour et la pudeur de sa maîtresse durait plus qu'il ne doit naturellement durer, il entreprit d'approfondir un mystère où tout lui paraissait singulier. Après bien des recherches, des tentatives et des ruses amoureuses, il apprit que la charmante Eléonore avait un cancer an sein. Alors, en amant généreux, oubliant son bonheur pour ne s'occuper que de la santé de son amante, il cherche partout le remède qui lui convient ; il entend dire qu'en Afrique un Arabe possède des secrets admirables, et il y vole. L'histoire nous dit qu'il y apprit beaucoup de choses, qu'il trouva même la pierre philosophale : mais c'est le spécifique du cancer qu'il lui fallait, et c'est ce qu'il ne trouva point, et qu'on n'a pas encore trouvé.

pudeur tient sans doute à la timidité qui dérive de leur faiblesse. La perfection de la femme exige qu'elle soit précisément telle que Virgile dépeint Galatée, coquette et timide (1), et que ces deux sentimens se contre-balancent, et soient retenus l'un par l'autre dans de certaines bornes : lorsque l'un acquiert trop de force, l'autre se relâche dans la même proportion. La coquetterie, continuellement irritée par les suggestions dangereuses de la vanité dont elle prend tôt ou tard le caractère, tandis que la pudeur ne se nourrit que de privations pénibles, doit à la longue l'emporter sur celle-ci, et finir par envahir ses droits. Cette dépravation est et doit être plus commune dans tous les lieux où les occasions multipliées, la rivalité, l'exemple, les tentations de l'amour propre, réveillent continuellement la coquetterie, et l'excitent à se délivrer d'une contrainte importune par le sacrifice de la pudeur. Dans ces lieux où l'amour ne sert guère que de voile à l'intérêt et à l'orgueil, la coquetterie sera extrême et la pudeur nulle.

Mais en supposant que tout reste dans l'ordre, et que la coquetterie, bien loin de s'écarter de l'institution de la nature, se borne au contraire à en remplir les vues, elle contribuera beaucoup aux douceurs et aux agrémens de la vie, surtout dans les pays où les femmes vivent avec les hommes, et n'en sont point séparées par les barrières que la jalousie orientale met entr'eux. Libres d'y donner l'essor à leur goût naturel pour tout

---

(1) *Malo me Galatea petit lasciva puella ;*
Et fugit ad salices, et se cupit antè videri.

ce qui peut augmenter leurs attraits, elles cultiveront avec fruit les arts agréables sans être tentées d'en abuser; s'exerceront à tirer de la parure des ressources qui sont peut-être encore plus nécessaires que frivoles (1); s'attacheront à acquérir des grâces qui, pour se trouver quelquefois alliées avec le vice, n'en sont pas plus incompatibles avec la sagesse, et répandront une émulation générale de plaire qui donnera nécessairement à la société un aspect plus riant et plus animé. Si les agrémens du corps attirent, ceux de l'esprit fixent et enchaînent: les femmes y auront donc aussi l'esprit plus exercé; la nécessité de provoquer et de repousser les attaques

(1) Il n'est pas douteux que le goût modéré de la parure n'ajoute aux autres moyens de plaire. La beauté résidant dans des objets matériels et dans une forme déterminée, il doit y avoir un art indépendant de l'opinion et de la mode, de les présenter avec avantage, en employant des accompagnemens étrangers qui les fassent sortir, comme dans un tableau certaines figures servent à donner du relief aux autres. Il y a surtout un principe physique d'agrément dans la distribution des couleurs: outre qu'elles relèvent l'éclat du teint par des oppositions bien ménagées, elles produisent sur l'organe de la vue un ébranlement agréable qui nous dispose favorablement pour la personne qu'elles parent. Voilà pourquoi il y a des gens exclusivement attachés à certaines couleurs plus analogues que d'autres à leur organisation. L'or, l'argent, les diamans, ne produisent pas si bien cet heureux effet, et semblent plus propres à annoncer l'opulence, qu'à rehausser les charmes de la femme qui les étale.

continuelles des hommes, et de prendre, par conséquent, toutes les formes et tous les tons, selon les circonstances, le rendra en elles plus subtil, plus pénétrant, plus étendu, et par la même raison, plus agréable. Comme, parmi des êtres sociables, le bonheur qu'un sexe attend de l'autre dépend de certaines qualités morales qui en assurent la durée, les femmes feront leurs efforts pour les acquérir, et imposeront aux hommes, par leur exemple, l'obligation de les avoir; de sorte qu'en travaillant les uns et les autres à se rendre heureux, ils se trouveront nécessités à devenir meilleurs. Enfin, comme la vertu, qui honore le plus les femmes, parce qu'elle est la plus propre à calmer les inquiétudes des hommes, est un moyen des plus puissans pour plaire, il pourra bien arriver qu'elles soient quelquefois vertueuses par coquetterie.

Tels sont les moyens sur lesquels la nature a établi son plan; telles sont les mesures qu'elle a jugé à propos de prendre pour parvenir à ses fins. Ce système n'est réduit en acte que lorsque la femme touche à l'âge de puberté. Alors il s'ouvre en elle une nouvelle fonction qui n'augmente pas ses agrémens, mais qui les soutient, et ne les éclipse un moment que pour les faire ensuite mieux briller; comme un orage rend souvent l'air plus pur et plus serein.

CHAPITRE II.

Du flux périodique et menstruel auquel le sexe est assujéti.

Dans la constitution actuelle de l'espèce humaine, la femme est sujète à un écoulement de sang qui revient exactement tous les mois (1), et dont les retours périodiques sont, depuis la puberté, c'est-à-dire, l'âge de quatorze à quinze ans jusqu'à celui de quarante-cinq à cinquante, une fonction caractéristique et nécessaire au sexe, à laquelle toutes les autres fonctions semblent subordonnées. Pendant cet intervalle de la vie, cet écoulement est dans la femme le signe, et pour ainsi dire la mesure de la santé. Sans lui, la beauté ne naît point ou s'efface, l'ordre des mouvemens vitaux s'altère, l'âme tombe dans la langueur, et le corps dans le dépérissement.

Quoique cette évacuation revienne assez régulièrement tous les mois, puisque c'est de cette régularité qu'elle a pris le nom de règles, elle présente néanmoins des cas, assez rares cependant, qui dérogent à cet ordre général.

---

(1) Excepté pendant la grossesse.

Il y a des femmes qui sont réglées deux fois par mois, et d'autres en qui cet écoulement suit dans ses retours une période différente de la période menstruelle, sans qu'il en résulte pour elles aucune incommodité.

Il y en a chez qui les règles coïncident avec les phases de la lune; et ce fait est sans doute ce qui a servi de fondement à l'opinion populaire qui admet l'influence de cet astre sur le flux périodique des femmes. Il se peut que la superstition ait profité du merveilleux que cette idée présentait, sans examiner, selon sa coutume, ce qu'elle pouvait renfermer de vrai. Mais des auteurs qui se croyaient bien philosophes, en rejetant tout à fait cette idée, étaient-ils aussi sages qu'ils auraient voulu le faire croire par cette décision tranchante? Il est certain que la difficulté de concevoir les rapports qui lient les révolutions de la lune avec celles de l'économie animale ne les justifie point. Outre qu'en général ce ne peut être jamais une raison valable de nier un fait, que de ne pouvoir l'expliquer, il ne serait point impossible, dans le cas particulier dont il s'agit, de démontrer, par des inductions tirées de la physique, que la lune peut étendre sur le corps humain l'action qu'elle a sur beaucoup de corps sublunaires. Tout le monde connaît l'ouvrage de Méad, dans lequel cet auteur anglais prouve assez bien cette vérité. On n'a qu'à consulter les personnes affectées de maladies chroniques, on en trouvera beaucoup qui avouent éprouver des changemens considérables sous certains aspects de la lune. Floyer, à qui nous devons un traité de l'asthme, qui n'est que l'expression de ce qu'il a senti lui-même (car il était atteint de cette maladie), dit que ses accès étaient aussi assujétis aux mouvemens de cet astre que les flots de l'Océan.

En défendant cette opinion, nous sommes bien éloignés de regarder la lune comme le principe efficient du flux menstruel; nous ne l'envisageons, dans les femmes qui sont soumises au cours de cet astre, que comme une cause occasionnelle qui, par les modifications qu'elle produit régulièrement et périodiquement dans l'atmosphère, et qui de là sont transmises à leurs organes, réveille en elles la nature, lui rappelle une époque où elle a été soulagée, et la détermine à faire de semblables efforts pour satisfaire le même besoin, comme d'autres causes la déterminent dans les femmes qui sont réglées différemment. Dans celles-ci, ces causes, pour être insensibles, n'en sont pas moins réelles. Il y a une infinité d'objets qui échappent à notre entendement, et qui frappent fortement l'instinct. Combien d'impressions sourdes, combien de réminiscences confuses modifient et changent à notre insu l'état naturel de notre machine! Elles sont le principe de ces retours fixes et de ces accès périodiques qu'offre un grand nombre de maladies, et que les médecins qui n'admettent que des explications physiques ont vainement tenté de plier à leurs systèmes. Ce phénomène est un de ceux qui servent de base à la théorie simple et lumineuse de Stahl, la seule qui puisse expliquer d'une manière satisfaisante cette foule de faits relatifs à l'économie animale, qui, sans cela, eussent été à jamais incompréhensibles pour tout esprit dégagé du joug de la prévention. D'ailleurs, le flux menstruel, selon cet auteur, est une espèce de crise, et les crises suivent une marche septennaire. Le mois lunaire est composé de quatre septennaires : il n'est donc pas surprenant que, dans quelques femmes, les règles répondent aux révolutions de la lune.

L'évacuation menstruelle dure ordinairement depuis trois jusqu'à six et sept jours, et la quantité du sang qui s'évacue s'étend depuis huit jusqu'à seize et dix-huit onces. Cette évacution approche plus ou moins de l'état de maladie, selon qu'elle s'éloigne plus ou moins de ces limites naturelles, à moins que les écarts qu'elle peut souffrir n'aient leur raison dans la constitution particulière du sujet, ou dans quelque autre circonstance qui les excuse.

Le sang des règles est-il de la même nature que celui de la masse générale dont il dérive? ou faut-il croire ce qu'Aristote, Graaf, Verheyen, et une infinité d'auteurs, ont dit des qualités malfaisantes du sang menstruel? Comme les hommes ne sauraient être indifférens sur ce qui peut intéresser les femmes, les opinions relatives à la constitution de ce sexe ont aussi dû être extrêmes. Nous avons dit qu'on les a quelquefois regardées comme le plus digne organe de la divinité; et, par une de ces contradictions qui sont assez compatibles avec le caractère de l'esprit humain, on les a d'autres fois représentées comme des animaux dangereux et perfides. Pline (1) dit qu'il y a dans la Scythie des femmes dont le seul regard est capable de tuer les hommes lorsqu'elles sont en colère. Le même esprit qui avait donné cours à

(1) Lib. 7, c. 2.

de semblables opinions, produit sans doute celle qui a fait croire que le sang menstruel des femmes était vénéneux. Il semble que les hommes, plus libres dans cette crise passagère, où les charmes de la femme sont obscurcis d'un léger nuage, aient voulu profiter de l'interrègne qu'elle leur laissait, pour se révolter et outrager ce qu'ils sont forcés d'adorer dans d'autres tems.

Pour ne donner dans aucuns excès, nous sommes portés a croire que le sang menstruel peut recevoir de nouvelles combinaisons dans l'organe qui le verse, comme il en reçoit dans tous les autres organes (1), et que les qualités qu'il y acquiert peuvent quelquefois avoir été exaltées par des circonstances particulières, ou dans des sujets d'une constitution extraordinaire, au point de le rendre capable des effets surprenans qu'on lui attribue, mais qui n'ont pas lieu dans l'état naturel des choses.

---

(1) L'idée des fermens, introduite par Paracelse, n'est point aussi ridicule et aussi absurde que quelques médecins modernes voudraient le persuader. Elle a peut-être un fondement plus réel que celle du prétendu mécanisme qu'on voudrait lui substituer. Un fait qu'on ne saurait révoquer en doute, et qui est du plus grand poids en faveur de la première opinion, c'est que chaque organe du corps a une mixtion et des qualités particulières, aussi sensible au goût et à l'odorat qu'à la vue. Qu'y aurait-il donc d'étonnant, qu'en vertu de cette mixtion et de ces qualités, chaque organe altérât ou changeât celle des humeurs qui y abordent, comme un levain communique les siennes aux matières qu'on lui associe ?

Les vaisseaux de la matrice, et quelquefois ceux du vagin, paraissent être les sources immédiates du sang menstruel. Les qualités sensibles de ce sang font présumer que ce sont les veines qui le fournissent; mais les raisonnemens même des auteurs sur cette matière font assez voir qu'on n'en a aucune preuve démonstrative. Il n'est pas plus aisé de démontrer que le sang des règles est versé par les *appendices cœcales*, sur lesquelles M. Astruc a établi son hypothèse. Des médecins, entre lesquels se trouve M. Van-Swieten, lui ont contesté l'existence de ces appendices; et en effet on n'en trouve aucun vestige dans les femmes qui ne sont point actuellement grosses. Il y a apparence que, dans celles qui venaient d'accoucher, les prétendues appendices qu'on y a aperçues n'étaient que les débris des cotylédons qui attachent le placenta à la matrice. D'ailleurs, quand même ces appendices seraient aussi réelles que le prétend M. Astruc, comme elles n'ont été aperçues que dans des femmes grosses ou qui venaient d'accoucher, on n'en pourrait rien conclure pour l'état de la matrice dans les femmes qui ne sont point dans ce cas, parce que, pendant la grossesse, la nature opère dans cet organe une végétation rapide qui en change tous les rapports.

M. Astruc croit ces appendices si nécessaires pour la menstruation, qu'il ne pense pas qu'elle puisse avoir lieu sans elles, parce que, dit-il, si elle se faisait autrement, ce ne pourrait être que par la rupture des petits vaisseaux de la matrice; rupture, selon lui, toujours à craindre et toujours sujète aux suites les plus funestes. Cet auteur paraît n'avoir pas fait attention qu'il y a d'autres organes sujets à des hémorragies, même périodiques, qui ne sont suivies d'aucun accident fâcheux. Selon son principe, il faudrait aussi supposer dans ces organes le même appareil de vaisseaux qu'il a établi dans la matrice ; supposition qu'aucune observation anatomique ne paraît jusqu'à ce jour autoriser. Cet auteur fait comme beaucoup de philosophes, qui réduisent la nature à cette alternative, ou de faire mal ce qu'elle fait, ou de suivre les idées dont ils sont préoccupés. Mais nous n'éprouvons que trop tous les jours que, dans la plupart de ses opérations, elle emploie des moyens auxquels nous n'avons jamais pensé ; tous les jours elle nous offre des faits qui dérogent aux arrangemens frivoles auxquels nous croyons qu'elle doit se prêter.

Si j'avais à choisir parmi les systêmes où l'on se propose de développer le mécanisme des excrétions en général, et celui de la menstruation en particulier, je me fixerais à celui qui suppose entre les extrémités artérielles et les dernières ramifications des veines un espace où le sang, affranchi de la contrainte des vaisseaux qui l'ont porté, n'a pour toutes barrières que l'action tonique du tissu cellulaire ; de manière que la nature puisse, selon ses vues et ses besoins, laisser échapper au travers des cellules de ce tissu, dont elle dirige à son gré tous les mouvemens, le sang dont elle se trouve surchargée. M. de Bordeu (1) a fait voir que cet organe est, de tous ceux qui composent la machine humaine, celui

(1) *Recherches sur le tissu muqueux.*

qui est susceptible du plus grand nombre de modifications. On peut donc croire que, dans le tems des règles, la nature dispose la portion de ce tissu, qui entre dans la structure de la matrice, de la manière la plus convenable à l'excrétion qu'elle prépare, et qu'elle en fait de même à l'égard de toutes les autres excrétions.

Quant à la rupture des petits vaisseaux, qu'on croit être à craindre, l'expérience nous fait voir tous les jours combien cette crainte est mal fondée, qu'il n'y a que les grandes liaisons et la rupture des grands vaisseaux dont les suites étaient à redouter. Il n'en est pas de même des premiers; l'action du cœur presque éteinte lorsqu'elle parvient aux dernières ramifications des artères est assez contrebalancée par le ressort et la résistance active de ces petits vaisseaux, pour nous rassurer sur les suites de leur rupture.

M. Astruc, ainsi que beaucoup d'autres médecins, pensent que le flux menstruel n'est que le superflu de la lymphe destinée à l'accroissement avant l'âge de puberté, et à la nutrition après la puberté. La lymphe ou les molécules organiques s'accumulent, disent-ils, pendant l'espace d'un mois dans les vaisseaux vermiculaires de la matrice (1); lorsque ces vaisseaux sont tout à fait remplis, ils compriment nécessairement les veines de cet organe. Le sang arrêté dans son cours par cette compression, est forcé, selon M. Astruc, de se jeter sur des productions qui sortent latéralement des troncs veineux, et qui s'ouvrent dans la cavité de la matrice. Ces produc-

(1) M. Astruc, *Maladies des Femmes*, tom. 1, chap. 2.

tions sont les appendices dont on a déjà parlé, et dont l'existence est encore problématique.

Ceux qui font dépendre un effet aussi constant que la menstruation d'une cause aussi précaire et aussi peu certaine que cette pléthore locale et graduelle, paraissent n'avoir pas examiné tous les rapports qui dépendent de cette fonction : toutes les circonstances qui l'accompagnent démentent évidemment le principe mécanique auquel on veut l'assujétir. Tout annonce dans les organes qui l'exécutent une action momentanée bien différente des phénomènes qui suivraient l'entassement successif de la lymphe laiteuse. Cet entassement de suc nourricier dans la matrice, suppose que toutes les autres parties en regorgent; mais on voit tous les jours des femmes exténuées qui ne laissent pas d'être réglées, et même de l'être trop. Nous avons déjà dit que, dans bien des filles, l'évacuation menstruelle devance l'entier accroissement du corps. Quant à la tension, la douleur et le gonflement subit qui précèdent quelquefois la menstruation, rien ne cadre moins que ces symptômes avec une cause aussi lente que la replétion graduée de la matrice. Ces symptômes, ainsi que les maux de tête et l'engorgement de la poitrine qui ont quelquefois lieu, n'indiquent point une pléthore ou une surabondance universelle d'humeurs dans les sujets qui les éprouvent, puisque des personnes qu'on ne saurait soupçonner d'être pléthoriques n'en sont point exemptes; mais ils sont l'effet des divers mouvemens spasmodiques qui concourent à la détermination des règles.

D'ailleurs, la quantité du sang qui s'écoule dans le

flux menstruel, excède de beaucoup celle que la matrice peut contenir. Il faut nécessairement joindre à la cause mécanique à laquelle on a recours, une autre cause auxiliaire qui détermine un torrent de sang vers les parties par lesquelles s'opère l'évacuation. Or, si on a besoin de recourir à une cause active dont les effets soient plus rapides et plus constans, la cause mécanique, dont les effets sont si lents et si incertains, est au moins inutile; et si à cette qualité elle joint le défaut de ne s'accorder en rien avec les symptômes qui caractérisent la menstruation, elle doit être rejetée comme fausse.

Le sentiment le plus vraisemblable sur cette fonction, est qu'elle dépend d'une action particulière de l'organe destiné à l'exercer, secondée quelquefois par l'effort sympathique des autres organes; effort qui produit la gêne de la respiration, les maux de tête, et divers autres symptômes, selon la diverse direction des mouvemens spasmodiques. C'est l'idée de M. de Bordeu; elle se trouve développée dans un de ses ouvrages (1), qui est, sans contredit, de tous les livres de physiologie que nous connaissions, celui qui nous paraît offrir les notions les plus exactes sur quelques-uns des points les plus intéressans du système animal, tels que les secrétions et les excrétions.

On croit communément que la nature, dans le flux menstruel, n'a pour objet que la fécondité. Comme ce flux n'arrive en effet que lorsque la femme est en état d'enfanter, qu'elle est stérile pour l'ordinaire lorsque

(1) *Recherches sur les Glandes.*

cette évacuation manque, on a dû naturellement penser que le sang menstruel fournissait la nourriture du fœtus, et par conséquent regarder les règles comme une des conditions essentielles qui rendent une femme féconde. On aurait cependant dû faire attention que la loi qui soumet le sexe à cette évacuation, n'est point générale, selon le rapport des voyageurs (1); elle est inconnue chez plusieurs nations sauvages. Les femelles des animaux qui se multiplient par la même voie que l'homme, en sont exemptes; à moins qu'on n'appelle du nom de règles (ce qui serait étrangement abuser des termes) cette humeur limpide, et quelquefois rougeâtre, qui distille des parties irritées chez les femelles de ces animaux, pendant le court intervalle de leur effervescence. L'évacuation menstruelle est plus tardive et moins abondante dans les femmes de la campagne, sans doute parce qu'elles participent moins aux vices des grandes sociétés. Enfin on trouve des femmes fécondes, sans avoir jamais été réglées.

Tous ces faits nous induisent fortement à conjecturer qu'il a dû exister un tems où les femmes n'étaient point assujéties à ce tribut incommode; que le flux menstruel, bien loin d'être une institution naturelle, est au contraire un besoin factice contracté dans l'état social. Les hommes rassemblés ont toujours cherché à resserrer les liens de la cordialité dans les festins. La joie est plus vive, et les épanchemens plus tendres dans ces momens

(1) Au Brésil les femmes ne sont point sujètes à l'évacuation périodique du sexe.

où la machine se remonte par une nouvelle nourriture : on est alors plus content des autres, parce qu'on est plus content de soi-même : l'abscence des soucis laisse alors à la nature la liberté de jouir de tous ses droits, et même d'en abuser; car il arrive souvent que, ne démêlant plus la sensation des mets d'avec l'impression de la gaîté, elle prend le change, et se surcharge d'alimens qu'elle croit encore nécessaires, longtems après que le besoin est satisfait. Ces repas, dont l'amitié et le besoin de se voir et d'être ensemble avaient d'abord donné l'idée, l'intempérance les fit ensuite réitérer pour satisfaire la sensualité. Les saveurs simples et naturelles des alimens qui suffisent à ceux qui n'ont que l'appétit à contenter, ne convinrent pas toujours à des gens qui voulaient manger sans appétit. Il fallut nécessairement recourir aux perfides raffinemens de l'art, pour réveiller un palais difficile et dédaigneux, et rendre agréable à la bouche ce que l'estomac eût refusé sans cet appât trompeur. Il se forma peu à peu une habitude générale qui porta les hommes à prendre beaucoup plus d'alimens qu'il ne leur en faut pour réparer les déperditions journalières du corps. Celui-ci dut se trouver gêné par une surabondance excessive de sucs nourriciers dont l'oisiveté et le défaut d'exercice durent augmenter encore les inconvéniens. La nature attentive à maintenir cette juste compensation de perte et de réparation qui entretient la vie, tâcha de se débarrasser d'un superflu dangereux par des évacuations convenables. Les effets de cette disposition furent communs aux deux sexes; les hommes comme les femmes se trouvèrent en général dans un état de pléthore habituelle qui nécessita, dans les uns et dans les autres, des écoulemens, à la vérité différens par leur forme, mais qui furent les mêmes par leur principe.

Dans les hommes, la nature suppléa aux règles par des hémorragies qui se font par des organes différens, selon les divers âges (1). Quand ces hémorragies, dans les sujets auxquels elles sont nécessaires, n'ont pas lieu, il en résulte une longue suite d'affections, ou une disposition plus ou moins prochaine à de certaines maladies, telles que les diverses affections de poitrine, le rhumatisme, l'hypocondriacisme, le calcul, la goutte, l'asthme, l'apoplexie, etc. Il n'est guère possible d'éluder cette alternative dangereuse, que par un régime de vie propre à prévenir ou à détruire la cause dont elle dépend.

Les femmes, par leur manière de vivre sédentaire et inactive, sont moins capables de s'en affranchir; la nature de leurs occupations favorise la surabondance d'humeurs qui leur est commune avec les hommes, au lieu de la diminuer : mais aussi elles ont un couloir plus commode pour se délivrer des humeurs surabondantes, et par là même nuisibles. Les animaux qui ne se sont point soustraits à l'empire de la nature, et qui suivent encore l'instinct pour guide, n'ont pas besoin de cette ressource (2); ils ne sont point sujets, comme l'homme,

---

(1) Stahl, *Dissert. de morbis ætatum.*

(2) Stahl, *Dissert. de frequentiâ morborum in homine præ brutis.*

aux hémorragies, ni par conséquent aux affections morbifiques auxquelles elles servent de fondement. Ces hémorragies sont devenues une fonction nécessaire qui s'est intimement liée avec la constitution de l'espèce humaine; de sorte que, dans l'état actuel des choses, une femme naît avec la disposition à avoir les règles à un certain âge, comme elle naît avec la disposition à avoir la petite vérole; car on peut contracter un nouveau besoin, comme on contracte une nouvelle maladie. Si on pouvait voir toutes les altérations par lesquelles l'espèce humaine a passé depuis son origine jusqu'à nous, on verrait peut-être qu'elle n'a pas toujours été sujète aux mêmes besoins, aux mêmes fonctions, aux mêmes maladies. Lorsqu'elle a une fois contracté quelque vice ou de nouvelles affections, et cela sans doute a lieu dans toutes les espèces d'animaux, ce vice ou ces affections se transmettent de génération en génération, et se perpétuent jusqu'à ce que quelque cause contraire vienne les détruire; voilà pourquoi les races dégénèrent, et pourquoi elles se trouvent altérées après plusieurs siècles. Ainsi l'évacuation menstruelle, une fois introduite dans l'espèce humaine, se sera communiquée par une filiation non interrompue; de sorte qu'on peut dire qu'une femme a maintenant les règles, par la seule raison que sa mère les a eues, comme elle aurait été phthisique peut-être si sa mère l'eût été : il y a plus, elle peut être sujète au flux menstruel, même quoique la cause primitive qui introduit ce besoin ne subsiste plus en elle. Et en effet, bien des femmes sont réglées sans être pléthoriques ou surchargées d'humeurs. Le flux menstruel, dans ces femmes, dépend de la seule direction habituelle des mouvemens de la nature, comme les hémorragies périodiques qu'éprouvent des hommes épuisés.

L'hémorragie particulière au sexe se faisant par l'organe destiné à perpétuer l'espèce, elle ne peut commencer qu'à l'âge où la nature commence à s'occuper de ce grand objet. En développant et en préparant les instrumens qui doivent servir à cette fonction, elle dirige aussi vers le lieu où elle doit s'exercer les humeurs dont elle veut se débarrasser. L'évacuation qu'elle établit est moins la cause qu'un signe de la fécondité. Une femme n'est point stérile parce qu'elle n'est point réglée, mais parce que la nature n'exerce point sur la matrice le degré d'action qui la dispose à concevoir; c'est parce que ses mouvemens, au lieu de se porter vers cette partie, se trouvent dirigés vers quelqu'autre organe où le sang, qui suit la même direction, s'accumule et se manifeste par des résultats qui sont les mêmes dans les deux sexes. Les hommes sujets à des hémorragies habituelles qui ont cessé, éprouvent, ainsi que les femmes en qui les règles sont suspendues, des regorgemens et des congestions d'humeurs dans des organes différens, selon le progrès de l'âge, et des affections telles que des maux de tête opiniâtres, la phthisie, l'affection hystérique ou hypocondriaque, la colique, le calcul, la goutte, et un grand nombre d'autres maladies, dont le flux menstruel, bien établi et bien ordonné, exempte les femmes. Cet écoulement doit être doublement nécessaire, lorsque la cause primitive qui l'a fait naître, concourt avec l'habitude héréditaire qui la propage : ainsi les règles seront plus abondantes dans les personnes qui prennent une plus grande quantité d'alimens et qui font moins d'exercice; aussi les femmes qui habitent les villes où l'intempérance et l'oisiveté réunissent ces deux conditions, sont-elles plus souvent dans ce cas que les femmes de la campagne, accoutumées à un régime plus simple et plus conforme à la nature.

Le flux menstruel ne peut donc commencer qu'à l'âge de puberté, si l'ordre des fonctions n'est point interverti. La nature, une fois soulagée par cette excrétion, la répéterait à la même époque, d'abord par un souvenir confus du bien être qu'elle en aurait reçu, et ensuite par une espèce d'habitude, si la femme n'apportait déjà cette dernière disposition en naissant. Le flux menstruel n'est pas la seule fonction sur laquelle l'habitude ait une influence incontestable. Notre machine a un penchant singulier a produire certains actes à des heures marquées. Qui ne sait que l'appétit et le sommeil devancent ordinairement le besoin, et ne sont provoqués le plus souvent que par l'habitude? Si on y faisait attention, on verrait que beaucoup de nos mouvemens intérieurs sont réglés par ce principe; et il n'y a peut-être personne qui ne se soit aperçu que nos fonctions les plus grossières et les plus sensibles suivent des périodes plus ou moins remarquables. Cette disposition à répéter les mêmes mouvemens à des tems fixes et déterminés, fait, comme nous l'avons déjà dit, que des femmes en qui il n'existe aucune pléthore, sont réglées comme si elles étaient pléthoriques. Il en est alors de ces femmes comme de ces malades en qui la fiévre se soutient par une espèce d'impulsion habituelle, même après que le principe matériel qui la fomentait ne subsiste plus. Ce cas revient souvent dans les fièvres intermittentes : les accès continuent quelquefois de se suivre sans interruption, comme si la cause matérielle dont elle dépendait existait encore; ce qui donne souvent le change aux médecins qui ne font pas cette considération.

Quoi qu'il en soit des causes et de l'objet du flux menstruel, il n'est pas douteux qu'il ne soit une incommodité dans toutes les femmes, et dans un grand nombre d'elles un travail qui approche plus ou moins de l'état de maladie. Cependant ce travail, en prévenant des affections plus graves, est devenu le fondement de la santé dans le sexe, comme les hémorroïdes ou d'autres écoulemens habituels le sont dans beaucoup d'hommes (1). Et tel est

---

(1) Si les hommes sont moins généralement sujets à des écoulemens sanguins que les femmes, c'est vraisemblablement parce qu'un genre de vie plus exercé et plus actif les rend pour eux moins nécessaires que pour elles. Peut-être aussi que les premiers n'ont point d'organe aussi approprié à cette sorte d'excrétion, que celui qu'ont les femmes; de sorte que la matière de cette excrétion ne pouvant point être chassée, devient dans les hommes un germe de maladies chroniques, qui n'existe pas dans les femmes dont les règles n'ont point souffert de dérangement considérable. C'est ce qui fait sans doute que l'asthme, le calcul, la néphrétique, la goute, la paralysie, l'apoplexie, et d'autres maladies, sont plus fréquentes chez les hommes que chez les femmes.

actuellement le malheur de l'espèce humaine, que les infirmités mêmes sont pour elle des secours nécessaires, et qu'il ne lui reste plus que le choix des maux.

CHAPITRE III.

De l'influence de la femme dans l'œuvre de la génération.

Le flux menstruel est un signe d'autant moins équivoque de la fécondité, qu'il marche toujours avec les désirs qui doivent la réaliser. Les changemens qui s'opèrent alors dans le caractère de la femme, ne sont peut-être pas moins sensibles que les altérations physiques qui se manifestent dans son corps. Les auteurs accoutumés à rapporter tout à des explications (1) mécaniques croient que la source du penchant à l'amour dépend, dans les hommes, de l'abondance de la liqueur séminale, et, dans les femmes, de la grosseur des ovaires. Ils se fondent sur ce qu'on a trouvé cette dernière partie très-gonflée dans des sujets qui avaient été atteints de ce qu'on appelle *fureur utérine*, et sur ce que des animaux en qui cette partie avait été retranchée ne ressentaient plus l'aiguillon qui les sollicite à se multiplier.

(1) Haller, *Elementa physiol.* Tom. VIII, lib. 29, sec. 1, pag. 8.

Ces faits ne sont point aussi concluans qu'on pourrait l'imaginer. Une partie grossit en proportion de la quantité d'humeurs que la nature y envoie. Dans les personnes souvent tourmentées de désirs, les organes destinés à les satisfaire se trouvent naturellement plus remplis et plus gonflés que les autres, parce que les liqueurs qui contribuent à leur donner la disposition convenable à leurs fonctions, y séjournent plus longtems, les nourrissent davantage, et en augmentent par conséquent le volume. Ainsi la grosseur des ovaires pourrait, avec plus de raison, être regardée comme la suite que comme la cause des desirs relatifs à l'acte vénérien. Quant à l'extirpation de cette partie, elle peut bien quelquefois en tarir la source; mais ce moyen ne réussit pas toujours. Il est certain que, dans la plupart des animaux qu'on mutile, la nature devient tout à fait indifférente pour une fonction qu'elle sent ne pouvoir plus remplir, faute d'instrumens : cependant, comme nous l'avons déjà dit en parlant des eunuques, il en est qui paraissent braver leur dégradation même; la nature chez eux est si portée à ce qui conserve leur espèce, que, par une erreur qui lui cache son impuissance, elle s'obstine toujours à un combat où elle ne saurait apporter que des armes inutiles.

Le système animal consiste dans une suite d'opérations successives. Chaque âge (1) est caractérisé par des fonctions qui lui sont propres. A l'âge de la puberté se développe celle qui a la conservation de l'espèce pour

(1) Stahl, *De morbis ætatum Dissert.*

dernière fin. La nature prépare alors tous les matériaux nécessaires, et il y a apparence que ceux-ci sont devancés par les désirs, bien loin de les faire naître. Il est un tems où ces desirs ne sont encore que des élancemens sans but, des mouvemens vagues d'un instinct qui cherche un objet sans le connaître. Si ce besoin naissant fait quelquefois éprouver les impressions d'une mélancolie attendrissante (1), il semble d'autres fois s'irriter contre tout ce qui lui est étranger, et se soulager par les brusques écarts d'une humeur farouche. Mais ce dernier sentiment s'adoucit lorsque son objet vient à être plus connu et plus déterminé; on devient alors plus traitable; on voudrait associer tous les êtres à sa passion, pour la mieux faire accueillir. On remarque que les amans sont, pour l'ordinaire, généreux, humains et bienfaisans, soit que, n'attachant du prix qu'à l'objet dont ils sont occupés, ils estiment peu le bien qu'ils font aux autres, soit que le besoin qu'ils éprouvent les dispose à mieux sentir ceux d'autrui.

On a trop insisté sur les causes matérielles, et qui tiennent à la conformation des parties, pour expliquer les actes d'un amour désordonné. On a paru se dissimuler le pouvoir qu'a sur notre âme une infinité de causes morales, telle que la lecture répétée des livres érotiques, l'imagination trop longtems fixée sur des

---

(1) Un des symptômes ordinaires qui caractérisent cette disposition, est un certain goût pour la solitude et la retraite, qui ne manque guère de venir aux jeunes gens, et que M. de Segrais appelle *la petite vérole de l'esprit*.

images voluptueuses, le souvenir cuisant d'un bonheur perdu sans retour, ou d'un plaisir seulement entrevu et échappé, une douce habitude frustrée par le veuvage ou par une séparation cruelle. Les sens une fois embrâsés par quelqu'une de ces causes ou par toutes en même tems, ne nous présentent plus les objets tels qu'ils sont, mais tels qu'ils conviennent au sentiment qui nous domine : l'âme, absorbée dans une seule idée, semble y rapporter toutes les sensations que nous recevons : toutes ses facultés attaquées à la fois changent la nature des impressions qu'elle éprouve : le moindre chant qu'on eût autrefois écouté sans attention ou avec indifférence, y porte alors une douce langueur ou y réveille l'activité du désir. Si le coloris des fleurs ne nous offre que des contrastes agréables, ou des comparaisons à faire qui ne sont jamais à leur avantage, leur odeur cause à notre imagination un ébranlement qui se communique à tout le corps, et y répand une impression de volupté. Que de piéges se trouvent pour un amant dans l'ombre et le silence d'un bois! Le sens du toucher est encore dans ce cas plus vivement et plus singulièrement affecté. Une main par hasard en rencontre une autre : quel est le magique effet de ce contact? L'individu passionné qui l'a ressenti ne respire plus; son cœur palpite; un torrent de feu circule rapidement dans ses veines; il ne se connaît plus. Enfin, tout prend la teinte de la passion dont on est agité, et paraît l'augmenter; on ne voit qu'elle, on n'écoute que sa voix. Faut-il être étonné si, dans cette crise, celle de la raison est souvent à peine entendue? Il n'est pas nécessaire, pour trouver la cause de ce phénomène, de supposer un vice organique dans les parties qui servent immédiatement à la génération.

La nature nous porte à cette fonction par l'attrait du plaisir. Comme on a disputé surtout, on a aussi voulu savoir si celui que les femmes ressentent, est aussi vif que celui qu'éprouvent les hommes. Question oiseuse, digne de l'école, et qui est aussi inutile qu'impossible à résoudre. Il est essentiel, sans doute, et même du devoir d'un être intelligent et sensible, de ne point consentir à être heureux tout seul, et sans être assuré que les autres le sont : mais c'est une vaine subtilité de vouloir déterminer au juste la dose de bonheur qui revient à chacun. Qu'importe le plus ou le moins ? Il doit nous suffire de savoir que la nature n'a été marâtre pour personne.

L'ardeur impétueuse avec laquelle l'homme cherche à s'unir à la femme, semblerait devoir exclure en lui un goût bizarre et contradictoire qui trouble quelquefois son repos. Lorsqu'il est parvenu à surmonter toutes les difficultés qui gênaient sa passion ; lorsqu'il a écarté toutes les barrières, et, qu'après avoir marché de victoire en victoire, il se trouve maître de tout, et qu'il ne lui reste plus qu'à jouir, il aime à rencontrer encore un obstacle qui l'arrête tout à coup ; il veut que le passage qu'il desire le plus de franchir, lui soit fermé. La réalité de cette clôture est un sujet de controverse parmi les anatomistes. Il y en a qui doutent que cette pellicule qu'on appelle *hymen*, et qu'on dit fermer l'entrée du vagin, ait lieu dans l'état naturel de la femme, et n'admettent qu'une duplicature de la membrane qui tapisse l'intérieur de ce conduit. Cette duplicature, selon eux, en retrécit seulement le calibre, jusqu'à ce qu'elle soit effacée ou oblitérée par l'exercice réitéré de cette partie. D'autres, plus favorables aux préjugés courans, peut-être trompés par de fausses apparences ou par des productions contre nature, assurent que l'*hymen* se trouve dans toutes les femmes en qui quelque accident ou quelque imprudence ne l'a pas détruit.

L'importance de cette partie, vraie ou supposée, n'est pas la même dans tous les pays. Chez quelques peuples du Nord, dont l'imagination glacée ne sait ajouter rien à ce que les sens aperçoivent, et à qui elle ne montre les objets qu'avec leurs qualités réelles, l'*hymen* a dû être pris pour ce qu'il est en effet, quand on le considère physiquement, c'est-à-dire pour un embarras. Aussi chez quelques-uns de ces peuples, dit-on, la paresse voluptueuse des riches paie quelquefois la robuste indigence pour lui épargner un soin pénible, et lui préparer une route à des plaisirs faciles. Au contraire, chez les peuples du midi, où le sentiment de l'amour a une énergie prodigieuse, où les hommes, non contens du présent, voudraient encore jouir du passé, on a dû, dans les femmes, attacher le plus grand prix au signe qui constate leur intégrité. Ils le regardent comme un bien précieux, il n'est rien qu'ils ne fassent pour s'en assurer; leur jalousie, toujours prête à s'alarmer, ne saurait trouver sa sécurité que dans des précautions brutales, ou dans des recherches odieuses qui font gémir la pudeur. Enfin, leur extravagance semble leur faire croire que la nature, se prêtant à leurs caprices tyranniques, leur a elle-même donné le modèle de leurs verroux (1).

Les idées orientales, parvenues de proche en proche jusqu'à nous, avaient aussi réduit en art, dans nos climats, la manière de découvrir la virginité. Il y a eu pendant longtems une jurisprudence fondée sur cet art, dont il nous reste encore des actes. On peut voir dans Joubert et dans Venette (2) des rapports juridiques conçus dans les termes techniques et selon le grimoire ridicule que les matrones employaient : elles comptaient quatorze signes auxquels on pouvait, disaient-elles, reconnaître si une fille avait été déflorée; mais nous renvoyons le lecteur et les matrones au proverbe de Salomon.

Il est tems de terminer un préambule peut-être déjà trop long. Comment la femme concourt-elle à la production d'un nouvel être? Quelle est son influence dans une fonction qu'elle ne peut exercer qu'avec le secours de l'homme? Ici s'ouvre un vaste champ aux opinions humaines qui, comme de vains songes qui se détruisent successivement l'un l'autre, n'offrent d'abord à l'esprit quelques faibles lueurs, que pour le laisser ensuite dans une obscurité profonde ou dans un vide humiliant. Il semble cependant que le premier regard que les hommes

(1) On appelle une bande membraneuse qui s'étend quelquefois du haut du vagin en bas, et qui en ferme en partie l'entrée, *columnam virginitatis*, la colonne de la virginité.

(2) *Tableau de l'Amour conjugal.*

ont porté sur eux-mêmes, a été en ceci, comme en bien d'autres choses, le plus assuré et le plus heureux. Le résultat de leurs premières observations est encore le monument le plus honorable pour la raison humaine. Le système d'Hippocrate sur la génération est encore aujourd'hui, malgré nos prétendus progrès, le plus clair et le plus vraisemblable. De sorte qu'on peut dire que, pendant plus de deux mille ans, on n'a pas cessé de se tromper à pure perte; on n'a épuisé toutes les erreurs, toutes les découvertes et toutes les rêveries, que pour répéter ce qu'Hippocrate avait dit; on ne s'est si longtems égaré que pour revenir sur la route que ce grand homme nous avait montrée.

Son sentiment sur la manière dont l'espèce humaine se conserve et se propage, a été reproduit par un naturaliste célèbre (1) de ce siècle, qui l'a embelli des charmes de son éloquence, mais qui ne l'a pas rendu plus solide en y ajoutant des accessoires peu compatibles avec les idées des anciens. On pourrait même dire que le système d'Hippocrate a plus perdu que gagné en recevant le vernis de la physique moderne. Ce médecin regardait la semence dans l'homme et dans la femme comme un extrait de toutes les parties du corps. Il croyait que la liqueur séminale de l'homme, mêlée avec celle de la femme dans la copulation, et arrangée par la nature ou par une *faculté génératrice* (2), formait un nouvel être.

---

(1) M. de Buffon.

(2) Aucun médecin ne doute que les ouvrages d'Hippocrate ne soient quelquefois obscurcis par le mélange

On dira peut-être que ce mot de *faculté génératrice* est un mot dépourvu de sens, qui ne nous donne aucune connaissance réelle; une de ces expressions vagues que les anciens substituaient aux explications plus précises que la saine philosophie demande. Nous avouons que l'idée de cette faculté génératrice ne nous apprend rien sur la manière dont elle agit; mais nous croyons que ce principe, dont l'existence, attestée par l'antiquité, est encore confirmée par beaucoup de modernes, une fois admise, nous épargne toutes les bévues que les raisonnemens physiques, appliqués aux corps organisés, doivent entraîner nécessairement; il fait disparaître toutes les lacunes, toutes les difficultés qui s'offrent à chaque pas dans les différens systêmes physiques sur la génération.

Si on n'admet point un principe actif qui s'ingère de nos fonctions corporelles, il faut supposer un enchaînement de causes dont les mouvemens liés entr'eux se terminent à deux résultats précis, exacts, toujours les mêmes, comme ceux que produisent les ressorts d'une montre. Or, non seulement l'expérience est contraire à cette supposition; mais le plus simple examen suffit pour

---

adultère des idées qui formaient la physique de son tems, et que les éditeurs mal avisés y ont glissées. On doit lire avec une certaine suspension d'esprit l'endroit où il dit que la chaleur de la femme épaissit les liqueurs séminales. Ce qu'il y a de plus constant et de plus sûr, c'est qu'Hippocrate admet pour l'ordinaire une nature qui dirige tout.

faire voir que cela est impossible dans les corps organisés, continuellement en butte à une infinité d'agens qui les environnent, et qui devraient changer à chaque instant leur détermination. Ils ont donc besoin d'être régis par un principe indépendant, jusqu'à un certain point, des causes physiques, et qui aille à sa fin sans que rien l'en détourne; et c'est ce que fait le principe qui anime les corps vivans. Les différentes périodes qui partagent la vie, gardent toujours à peu près le même ordre; l'époque de la dentition, celle de la puberté, celle où cesse la faculté d'engendrer, arrivent toujours à peu près vers le même tems, quel que soit l'état de l'individu, gras ou maigre, faible ou robuste.

Si la semence, comme on le prétend dans une hypothèse récente, n'était que l'excédant de la matière destinée à faire croître et à nourrir les différentes parties du corps, il arriverait souvent que des enfans seraient propres à la génération, parce qu'il n'est pas douteux que les sucs nourriciers ne soient quelquefois surabondans chez eux : d'autres sujets toujours maigres, dépourvus de matière organique superflue, n'atteindraient jamais la puberté : enfin, si le principe qui sert de fondement à cette hypothèse était vrai, il n'y aurait que confusion dans le monde organisé, et tout y serait subordonné au hasard.

Sans vouloir examiner jusqu'à quel point sont probables les rapports d'attraction d'après lesquels on suppose que les différentes parties qui doivent former le corps du fœtus s'arrangent entr'elles, nous nous contentons de remarquer que cette supposition rend la conception bien précaire; car, pour que l'œuvre de la génération réussisse, il faudra toujours une quantité de semence déterminée. Si, de la quantité de liqueur séminale qui doit entrer dans la matrice, la partie qui doit former la tête, le bras ou tout autre organe, s'écarte des autres ou s'arrête en chemin, la conception sera manquée; et, comme la quantité précise de semence nécessaire pour former un homme ou un animal et l'exacte réunion de toutes ses parties auront rarement lieu dans une matière liquide, et dont les parties doivent avoir peu d'adhérence entre elles, toute la vie se passera en essais imparfaits et inutiles.

On a pensé que la simple attraction des parties ne formerait point un tout varié dans sa forme, comme le corps humain, si ces parties étaient homogènes; il a fallu supposer que les molécules organiques qui doivent entrer dans la structure de chaque membre du fœtus ont été déjà moulées dans celui du père ou de la mère, et y ont reçu la configuration qui les distingue, ce qui revient un peu à l'idée d'Hippocrate, mais surtout à celle d'Anaxagore. M. Bonnet (1) remarque très-bien qu'il est impossible que ces molécules aient été moulées, puisqu'étant le superflu de la nourriture qui a été reçue dans les moules, elles n'ont pu y entrer, et par conséquent y prendre la forme qu'elles doivent avoir.

La manière dont les corps se nourrissent et croissent est assez difficile à concevoir. Dans le système dont il s'agit, on dit que c'est par *intus-susception*. Les moules

---

(1) *Corps organisés.*

qui admettent la matière organique, ont été supposés par conséquent être des moules *intérieurs*, c'est-à-dire, qu'on a essayé d'expliquer une chose obscure par une chose qui répugne.

Rien n'est plus arbitraire que la manière dont on veut, dans cette hypothèse, que se forment le placenta, et toutes les autres dépendances du fœtus. On a dû être, en effet, fort embarrassé pour dire quelque chose de satisfaisant sur la formation de parties qui n'ont aucun modèle ou aucun moule ni dans l'homme ni dans la femme.

La faculté génératrice des anciens, ou l'âme architecte, qui n'est que les *formes plastiques* de Cudworth, admise par beaucoup de modernes, et surtout par Stahl, lève aisément toutes ces difficultés. Ainsi, le système d'Hippocrate nous paraît à tous égards plus lumineux et plus vrai que le système moderne qu'on a voulu calquer sur lui.

Les anciens, pour rendre raison de la différence du sexe, disaient que le mâle et la femelle avaient chacun une semence forte et une semence faible; que, si la semence du mâle, soit par sa quantité, soit par son activité, était supérieure à celle de la femelle, il naissait un mâle; qu'au contraire, si la semence de la femelle l'emportait, il en résultait une femelle. Cette distinction de divers degrés d'activité dans les liqueurs séminales du mâle et de la femelle, n'est pas hors de vraisemblance.

Ils expliquaient la ressemblance des enfans avec leur père ou leur mère, comme on le fait aujourd'hui dans le système des molécules organiques. Ils la tiraient de la nature et de la constitution des humeurs, dont les parties sont supposées avoir la même forme et prendre le même arrangement qu'elles avaient dans le corps du père ou de la mère. C'était l'idée commune de tous les anciens médecins et physiciens (1).

Il n'est pas aisé de concevoir comment un homme du savoir de M. Astruc a pu dire (2) qu'en adoptant le système d'Hippocrate sur la génération, on tomberait dans *la même absurdité qu'on reprochait aux Epicuriens, d'avoir cru que l'univers s'était formé par le concours fortuit des atomes agités dans le vide.* Premièrement, Hippocrate n'a pas prétendu que les liqueurs séminales dussent leur union à une rencontre fortuite. Secondement, il n'y a pas plus de hasard dans l'arrangement qu'ont pris les atomes d'Epicure, qu'il n'y en a dans les compositions chimiques qui résultent du mélange de plusieurs mixtes. Epicure supposait des atomes ronds, pointus, crochus, comme quelques physiciens ont supposé que les alkalis avaient la forme d'une gaîne, et les acides celle d'aiguilles pointues, en vertu desquelles ils opèrent les effets qu'on leur voit produire. D'ailleurs, le hasard n'est qu'un enchaînement de causes que nous ignorons; et à ce titre, les causes même que M. Astruc admet pour expliquer la génération, comme toutes celles que peuvent adopter les autres médecins et les autres philosophes, ne méritent pas moins le nom de hasard.

Le système d'Hippocrate, ou plutôt des anciens mé-

---

(1) Valère Maxime, *Lib. IX*, *c.* 15.

(2) *Traité des Maladies des femmes*, tom. 5, pag. 51.

decins (car il est vraisemblable qu'il l'avait reçu de ses prédécesseurs), fut peu altéré par les philosophes et les médecins qui le suivirent. Aristote n'eut pas besoin de lui donner une forte entorse pour le faire cadrer avec son système général de physique. Il prétendit que la cause efficiente de la génération était dans la semence du mâle, qui vivifiait celle de la femelle; c'est-à-dire, selon sa manière de parler, que le mâle fournissait la *forme*, et la femelle la *matière*. Ce système, ainsi modifié, suivit le sort de toutes les autres opinions de ce philosophe, et fit la même fortune parmi les physiciens. Les médecins continuèrent de l'admettre tel qu'il était sorti des mains d'Hippocrate, jusqu'à ce que l'anatomie vint changer les idées.

Cette science qui, en recherchant la structure des organes et la nature des ressorts qui font mouvoir les animaux, se propose, comme si cela était possible, de nous faire connaître toutes leurs propriétés; cette science qui, en agrandissant le domaine de la physique, a si peu étendu celui de la médecine, dont presque chaque découverte a été marquée par un nombre plus ou moins considérable d'erreurs, lorsqu'elle découvrit les ovaires, donna lieu de croire que les vésicules rondes qu'on y voit étaient des œufs. L'esprit humain aime naturellement à trouver des ressemblances, parce que cela soulage sa faiblesse; plusieurs faits réduits à un seul le gênent moins que s'ils étaient séparés; d'ailleurs, la ressemblance qu'on crut trouver dans les diverses manières dont les hommes et les oiseaux se multiplient, dut frapper par sa singularité. Nous ignorons si les femmes s'accommodèrent d'un système qui les assimilait aux poules, mais dans ce système elles avaient la plus grande part à l'œuvre de la génération; elles se trouvaient par là les dépositaires de tout le genre humain : on prétendit que l'œuf contenait le fœtus tout formé, et que la semence de l'homme ne faisait que lui donner l'impulsion qui devait produire son développement.

Comme on avait de la peine à comprendre comment le fœtus s'était formé dans l'œuf, on prétendit résoudre la question en la reculant : on fit remonter la formation du fœtus au commencement du monde, où l'on supposa que Dieu avait emboîté les uns dans les autres tous les œufs et tous les fœtus desquels devait sortir toute l'espèce humaine. Les œufs femelles contenaient non seulement une femelle, mais encore avec elle des œufs qui contenaient ou des mâles sans œufs, ou d'autres femelles avec des œufs qui diminuaient toujours de grandeur dans le rapport de la première femelle à son œuf. Ainsi les femmes avaient alors la plus grande influence dans la génération.

Une nouvelle découverte anatomique, et par conséquent un nouveau système, vint les dépouiller de cet avantage. M. Hartsoecker, ayant examiné au microscope la semence de différens animaux, y découvrit une multitude innombrable d'animalcules qui s'agitaient en différens sens, et y nageaient comme des poissons. Cette découverte étonna le monde savant; on ne douta plus que ces animalcules ne fussent les germes des hommes à venir; on crut avoir trouvé le secret qu'on cherchait depuis si longtems.

Cependant, à mesure qu'on examinait la chose de plus près, et que la première agitation des esprits se calmait, les doutes naissaient en foule. Ces prétendus petits animaux n'avaient point la forme humaine; leur prodigieuse quantité effrayait l'imagination. On ne pouvait se résoudre à croire que la nature établît l'existence d'un animal sur la destruction de plusieurs milliers d'autres animaux, et qu'un de ces animalcules ne pût vivre qu'en sacrifiant, comme un sultan cruel, tous ceux qui avaient les mêmes droits que lui. Cette considération donnait de l'humeur; on était fâché d'avoir reçu la vie à ce prix; on accusait la nature d'être trop prodigue. On voyait, il est vrai, dans la production des plantes, un exemple de cette excessive fécondité; on savait qu'un million de germes périt pour un qui réussit. Mais cette analogie, tirée des végétaux regardés communément comme insensibles, ne rassurait pas tout à fait.

Les physiciens et les médecins sur lesquels la découverte des animalcules avait fait une forte impression, demeurèrent convaincus qu'ils étaient le fondement et la source de toutes les générations futures. Dans le système des œufs, on avait cru que tous les œufs et tous les hommes avaient été renfermés dans le premier œuf; on crut, dans le nouveau système, que tous les animalcules avaient été enchâssés les uns dans les autres, avec cette différence, qu'ici l'animalcule mâle contenait tous les mâles et toutes les femelles qui devaient naître de lui, tandis que l'animalcule femelle était borné à son propre individu; de sorte que, dans cette nouvelle hypothèse, les hommes avaient la supériorité que les œufs avaient donnée aux femmes.

Quelques auteurs prévenus en faveur des œufs, et qui n'osaient point rejeter les animaux spermatiques, tâchèrent de concilier les deux hypothèses. Ils supposèrent que les animalcules introduits dans la matrice s'insinuaient en rampant dans les trompes de Faloppe, qui les portaient jusqu'aux ovaires; que là, le plus heureux ou le plus adroit était reçu dans l'œuf le plus propre par sa maturité à lui servir d'asyle; que l'œuf détaché de l'ovaire tombait dans la trompe, d'où il descendait dans la matrice pour s'y attacher, y croître et s'y développer; enfin, que la pluralité des fœtus dépendait de la pluralité des œufs prêts à recevoir autant d'animalcules.

Si tous les physiciens ne crurent pas que les parties actives de la semence fussent de vrais animaux, il y en eut aussi d'autres qui se défièrent si peu de leur imagination, qu'ils crurent non seulement à l'existence de ces animalcules, mais bâtirent encore plusieurs fables ridicules sur leur prétendu sexe, sur leur accouplement et leurs autres fonctions. Ce que les uns assuraient de bonne foi, M. Plantade de Montpellier le certifiait, pour se jouer des savans, et publiait, sous le nom de Dalempatius, des observations supposées, dans lesquelles il enchérissait sur les contes qui couraient au sujet des animalcules spermatiques.

M. de Buffon pense que les parties qu'on a prises pour des animalcules ne sont point des animaux; mais les matériaux actifs qui doivent former un animal. Il suppose que la liqueur séminale contient en petit toutes les parties nécessaires au fœtus, c'est-à-dire des yeux, des bras, un estomac, un poumon, un cœur, etc., et que ces parties ont été fournies par les organes semblales du père et de la mère; que la femme n'a aucun avantage sur l'homme à cet égard, et que la semence de l'un et de l'autre contient également tout ce qu'il faut pour la formation du fœtus. On est d'abord tenté de demander pourquoi la réunion de la liqueur séminale du mâle et celle de la femelle est nécessaire si chacune a toutes les parties qui doivent constituer l'embryon. On voit bien que le mâle manquant de lieu propre à son développement, c'est-à-dire, de matrice, a besoin du secours de la femme; mais on ne voit pas pourquoi la femelle ne peut point engendrer sans le secours du mâle, ayant la matière et le lieu propre à la faire germer.

Dans ce système, on explique les ressemblances d'une manière assez spécieuse. On suppose, comme nous l'avons déjà dit en parlant des anciens qui avaient le même sentiment, que les parties analoges fournies par le père et la mère, gardent dans le fœtus la même forme, le même arrangement et la position respective qu'elles avaient dans les organes du père et de la mère. Pour rendre raison de la différence des sexes, on y dit que l'enfant prend celui de l'individu qui a fourni le plus de matière organique. Si cette idée flatte et satisfait l'imagination, il s'en faut de beaucoup que la raison y trouve également son compte, et qu'elle s'accorde avec tous les faits. Selon ce système, il faut non seulement que la semence entre dans la matrice, mais qu'elle y entre encore en suffisante quantité. Il serait inutile de se prévaloir des exemples qu'on rapporte de certaines femmes qui ont, dit-on, conçu sans avoir souffert aucune intromission de la part de l'homme, parce que ces faits sont assez rares ou assez apocryphes pour qu'on ait le droit de les nier. Mais personne n'ignore que toutes les expériences d'Harvey, que toutes les ouvertures multipliées qu'il a faites des femelles de différentes espèces d'animaux, immédiatement après l'acte vénérien, n'ont jamais pu lui faire apercevoir la moindre goutte de liqueur séminale dans leurs matrices.

S'il nous était permis de mêler nos conjectures à celles de tant de savans sur un point d'histoire naturelle si intéressant et si obscur, nous avouerions que les œufs nous paraissent avoir été le fruit d'une similitude imparfaite fournie par les vésicules des ovaires, comme les animalcules l'ont été d'une induction trop précipitée qu'on a tirée d'un fait mal approfondi. Nous pensons, ainsi que M. de Buffon, que les molécules vivantes de la semence ne sont point des animaux, mais une matière propre à devenir un animal. Cependant est-il nécessaire qu'elle contienne en petit tous les organes qui doivent entrer dans la structure du fœtus? Trop de difficultés s'opposent à une pareille supposition. Ne pourrait-on pas à celle-ci en substituer une autre qui, peut-être, n'aurait pas les mêmes inconvéniens, et qui certainement s'accorderait mieux avec les expériences d'Harvey, les seules qui eussent pu nous éclairer sur le mystère qui en était l'objet, si cette découverte eût été réservée à l'esprit humain?

Serait-ce contre les règles d'une exacte analogie, de prêter à chaque partie de la semence du mâle les propriétés qu'ont ces espèces de vers aquatiques, dont nous devons à M. Trembley la singulière histoire? Il suffit peut-être à la plus petite partie de la semence de pénétrer dans la matrice pour déployer les facultés qu'elle a, et acquérir celles qui lui manquent, pourvu néanmoins que la matrice, de son côté, soit disposée à favoriser son développement; car cette disposition respective est nécessaire dans toutes les espèces dans lesquelles la génération s'opère par le concours des deux sexes.

Les polypes séminaux, sans doute d'une nature plus composée que les polypes d'eau douce, ont besoin de se dépouiller dans la matrice de quelque entrave qui gênait leur activité, ou d'y recevoir dans leur structure quelque addition nécessaire au nouveau genre d'existence dont ils vont jouir. Si chaque particule sensible de la semence est un point vivant, comme il y a apparence, la plus légère émanation de la matière séminale du mâle, suffira pour rendre la femelle féconde. Cela rendrait plus vraisemblable ce que les auteurs ont dit de l'esprit séminal, *aura seminalis*, lequel, à ce qu'on prétend, introduit à travers les pores dans les organes de la femme propres à la génération, peut seul la mettre en état de concevoir sans que la copulation soit parfaite. On conçoit aisément que l'énergie de la liqueur séminale peut être si forte dans certains hommes (1), et l'ardeur d'engen-

(1) On peut concevoir aussi qu'il y a des circonstances qui rendent la semence plus ou moins propre à la génération. On dit que le venin de la vipère est plus actif lorsque cet animal a été irrité. Pourquoi n'en serait-il pas de

drer si vive dans certaines femmes, que le plus petit atome de cette liqueur qui trouvera une ouverture pour pénétrer dans la matrice ou dans tout autre lieu propre à remplir le même objet, s'y fixera pour y végéter, et parvenir enfin à l'état d'homme.

Il ne s'agira plus alors de la quantité de semence qui doit y entrer; il suffira qu'il y en entre. Les expériences d'Harvey, qui n'a jamais pu découvrir le moindre vestige de semence dans les matrices des biches et des lapines qu'il a ouvertes, n'auraient, dans ce cas, rien de surprenant, parce qu'un atome séminal logé dans les petites lacunes de la matrice peut s'y dérober à l'œil de l'observateur, jusqu'à ce qu'il ait attiré à lui et assimilé assez de substance de la mère pour devenir sensible. Harvey n'a en effet vu d'abord qu'un point animé, autour duquel se sont successivement arrangés les différens membres qui composent l'animal (1). C'est ainsi qu'un polype mutilé recouvre toutes les parties qu'il a perdues. Il est vrai qu'on dit que les parties de l'embryon sont formées avant qu'on puisse les apercevoir, et qu'Harvey a cru mal à propos qu'elles se formaient dans l'instant où elles commençaient à devenir sensibles. Mais comme cette objection n'est qu'une supposition, elle ne saurait avoir la moindre force contre une conséquence naturelle tirée d'un fait que les sens ont découvert à Harvey. Cet auteur,

---

même de la liqueur séminale? *Voyez* ce que nous avons dit des effets de la pudeur, et ce que nous disons de ceux de l'imagination.

(1) Harvey, *de cervorum et damarum coitu exercit.*

qui, avec un bon microscope, a vu un point vivant prendre par degrés une forme, et se revêtir d'organes qu'il n'avait point, a été en droit d'affirmer que la chose se passait comme il l'avait vue, et ses adversaires n'ont point celui de supposer ce que personne n'a encore pu voir. D'ailleurs cette formation du fœtus en détail n'a rien qui choque, et se trouve conforme à d'autres faits naturels. On sait que les jambes des écrevisses se régénèrent; le polype, à qui l'on a coupé la tête et la queue, et qui les recouvre, nous donne un exemple d'un animal qui peut acquérir de nouveaux organes.

D'un autre côté, on a de la peine à croire que toutes les parties d'un animal aussi composé que l'homme, puissent être toujours à portée de se joindre et de s'arranger dans un état de liquidité, comme cela doit être lorsqu'on suppose que toutes ses parties sont déjà formées dans la semence. La moindre secousse ne suffirait-elle pas pour en détruire l'assemblage? le moindre souffle ne les éloignerait-il pas de la sphère d'attraction qui les tient réunies, ce qui rendrait la conception trop incertaine et trop fortuite?

Dans notre supposition, la semence, au lieu d'être un amas d'organes ébauchés, ne sera qu'une matière animalisée, dont chaque partie sera capable de devenir un centre d'activité, comme chacun des morceaux d'un polype peut devenir un polype. Cette matière lancée dans la matrice s'y attachera en totalité ou en partie; cet organe, frappé par la sensation qu'il desirait, et que la présence de cette matière lui procure, s'en emparera aussitôt, y ajoutera ce qu'il lui manque pour former un fœtus, la couvrira des enveloppes qui doivent la mettre à l'abri des accidens, et concourir avec les autres moyens à lui donner le degré de perfection qu'elle y doit recevoir.

Personne ne doit douter que la matrice ne soit un organe actif, doué d'un instinct particulier, inexplicable, lequel non seulement ajoute à la matière fournie par le mâle, mais encore la modifie, l'arrange d'une manière relative et convenable à chaque espèce. On trouvera peut-être surprenant qu'un instinct aveugle puisse former des organes réguliers. Mais est-il moins merveilleux de voir des oiseaux bâtir des nids de la structure la plus délicate et la plus précise, sans avoir jamais appris à les faire ? Pourquoi les opérations intérieures de l'instinct seraient-elles moins sûres que celles qu'il produit au dehors ? Pourquoi la matrice ne peut-elle pas former les tissus qui enveloppent l'embryon, comme certains insectes filent eux-mêmes la toile dans laquelle ils doivent s'ensevelir, et dont ils fournissent aussi la matière ?

Le lieu où l'embryon se fixe n'est pas déterminé. Les diverses oscillations de la matrice font que la matière séminale va frapper tantôt un endroit, tantôt un autre; tous sont également avides de concevoir, mais tous ne sont pas également propres à conduire à un terme heureux le fruit de la conception : les fœtus, dont le siége est dans les trompes de Falloppe ou les ovaires, ne réussissent point. Outre que ces parties sont un champ trop resserré qui s'oppose à leur parfait développement, elles manquent d'issue favorable pour les produire au jour. On a vu aussi des embryons qui étaient tombés et qui avaient pris de l'accroissement dans la cavité du bas-ventre, et l'on sent qu'il y a encore moins de ressource pour ceux-là. Heureusement ces cas sont très-rares; ce sont des erreurs de la nature, dans lesquelles le trouble et l'agitation de l'âme peuvent quelquefois la jeter. On a observé que les filles et les veuves étaient plus sujètes que les femmes à ces conceptions irrégulières; et la raison n'en est pas difficile à deviner.

La matière séminale du mâle peut s'éparpiller dans la matrice, et chaque portion de cette matière devenir un noyau vivant, si la matrice a assez d'ardeur ou d'aptitude pour les adopter tous, et leur partager également son influence. Chaque point animé deviendra un fœtus. Dans l'espèce humaine la matrice ne s'attache ordinairement qu'à une portion de cette matière vivante.

Dans l'un et l'autre sexes, les parties qui forment la semence, lorsqu'elles sont encore répandues dans le corps et confondues avec les autres humeurs, n'ont que le caractère général et le degré de vitalité dont jouissent toutes les autres parties. L'activité particulière qu'elles acquièrent dans la suite, est alors enchaînée. Elles deviennent plus libres et se revêtent d'attributs spécifiques, en passant par l'organe où l'on dit que se prépare la liqueur séminale.

Les hommes et les animaux en qui cet organe manque, ne peuvent jamais déployer les qualités ni montrer l'empreinte qui doivent les distinguer et les caractériser; ce sont des êtres imparfaits, dévoués à une éternelle impuissance, inutiles à leur espèce, étrangers à tous les sexes, et en horreur à la nature.

Les parties séminales ont donc besoin, pour avoir l'énergie qui les rend capables de concourir à la formation d'un nouvel animal, de passer par l'organe destiné à leur élaboration. Cet organe n'est pas encore bien déterminé dans la femme, non plus que la liqueur qu'il fournit. On dit, et on ne sait pas trop sur quel fondement, qu'elle est plus fluide et plus limpide que la liqueur séminale de l'homme.

Quoiqu'on en ignore la nature, nous avons les plus fortes raisons pour croire qu'elle existe. On ne sait pas non plus pourquoi la liqueur séminale de la femme doit être unie à celle de l homme, ou la liqueur séminale de l'homme à celle de la femme, pour consommer l'œuvre de la génération. La solution de cette difficulté tient à des circonstances qui sont encore voilées pour nous.

On peut néanmoins conjecturer que la matière séminale a une manière d'être et des qualités relatives au sexe de chaque individu, comme elle en a qui se rapportent à son espèce. La liqueur séminale de la femme a donc un caractère, une manière d'agir, enfin un génie qui lui est propre. Si, dans le mélange qu'elle doit subir avec celle de l'homme, elle prend le principal ascendant, le nouvel être qui en résultera sera régi par son action; son organisation lui sera soumise; enfin il prendra la constitution, les mœurs, les traits et le sexe de la femme; il recevra le sexe de l'homme, si c'est la semence de celui-ci qui domine (1).

(1) Nous ne prétendrons pas que cet ascendant dérive

La ressemblance des enfans avec les parens est fondée sur le même principe. Elle n'est point l'effet d'un arrangement mécanique de parties semblables, comme le supposaient les anciens ; elle dépend bien plutôt du caractère de la force active qui préside aux fonctions vitales de l'enfant. Si cette force, comme il est vraisemblable, est disposée à produire dans celui-ci les mêmes mouvemens qui s'exercent dans le père ou dans la mère, elle assimilera la matière organique qui doit nourrir et faire croître les différens membres de l'enfant, de la même manière dont elle est assimilée dans les derniers ; ce qui doit produire une ressemblance de traits et de caractère plus ou moins parfaite entr'eux et leur enfant.

Les petits ressembleront en partie au père, et en partie à la mère, selon les différentes traînées de matière séminale que l'un ou l'autre aura fournies, et qui seront entrées dans la formation du fœtus. Si la liqueur séminale de la femme en devient le principe dominant, les fonctions générales du nouvel individu seront déterminées par son impulsion, en laissant subsister jusqu'à un certain point l'action particulière des parties séminales du mâle dans les organes où elles sont entrées pour

---

simplement de la quantité plus grande de semence fournie des deux, mais de certaines qualités qui font que la semence de l'un prend le caractère et la manière d'être de la semence de l'autre, comme les miasmes contagieux nous font prendre la manière d'être de ceux qui en étaient infectés avant nous, et qui nous les ont communiqués.

quelque chose. Au contraire, si la liqueur séminale du mâle a la principale influence, c'est elle qui donnera le caractère général aux organes du fœtus, sans effacer tout à fait les impressions particulières que quelques molécules séminales de la femme pourront leur avoir données.

Il y a des enfans qui ne ressemblent point à leur père, et qui ressemblent à leur grand-père : ce fait est embarrassant dans toutes les hypothèses, mais surtout dans celle des molécules organiques. Nous pourrions dire cependant que les parties séminales qui sont le fondement de cette ressemblance, et qui ont été transmises par l'aïeul, n'ayant pu exercer leur activité dans le père par lequel elles ont passé, parce que quelques circonstances difficiles à déterminer les y ont tenues captives, ont trouvé une occasion plus favorable de se développer dans le fils. Il en est de même de la ressemblance des neveux avec les oncles ou les tantes. Les frères et les sœurs reçoivent de leur père des parties séminales semblables, qui restent sans action dans l'un, et qui déploient leur énergie dans l'autre : le premier fera des enfans plus ressemblans au second qu'à lui-même, si les molécules qui étaient restées inactives en lui peuvent exercer dans ses enfans les propriétés dont elles sont douées, et qui s'étaient mieux manifestées dans l'oncle ou la tante.

Ces propriétés consistent principalement dans une certaine disposition à produire, dans le fils ou le neveu, la même série de mouvemens vitaux qui a lieu dans le père, dans l'oncle ou tout autre parent. Ce qui prouve que les ressemblances sont fondées sur l'ordre de ces mouvemens, c'est que les dispositions héréditaires suivent celui des maladies particulières à chaque âge. Un enfant qui naît phthisique ou goutteux, n'éprouvera les impressions de ces maladies que dans l'âge auquel elles semblent appropriées. Si la ressemblance du fils venait d'un arrangement de molécules semblables. pareil à celui qu'elles ont dans le père, un père phthisique ferait un enfant qui aurait les poumons ulcérés en naissant, et un goutteux mettrait au jour un enfant qui aurait déjà ressenti les douleurs de la goutte dans le ventre de sa mère. Cela est démenti par l'expérience. Il y a plus; aucun enfant ne ressemble à ses parens en naissant; la ressemblance des traits extérieurs et corporels que le fils doit avoir avec le père ou la mère, n'existe pas lorsqu'il vient au monde; il ne l'acquiert que successivement. Aucun animal ne naît avec les attributs qu'il doit avoir à un certain âge. Le plumage des petits oiseaux et le poil des petits quadrupèdes ne sont jamais semblables à ceux de leurs pères. Cette ressemblance est une acquisition qu'ils font en grandissant; elle est le fruit de la même série et du même enchaînement de fonctions, sur lesquels l'existence de leurs pères est fondée.

Telles sont les conjectures que nous avons cru pouvoir présenter touchant une matière sur laquelle on ne saurait encore rien dire de positif. Nos observations se sont presque bornées dans ce chapitre à ce qui regarde les qualités de la semence; nous allons examiner dans le suivant si l'imagination de la mère peut étendre son action sur le fœtus.

CHAPITRE IV.

Des effets de l'imagination de la mère sur l'enfant.

Tout le monde paraît convenir que la conception est plus assurée, lorsque les deux individus qui y coopèrent, s'égarent en même tems dans les transports dont elle est le fruit. Cette courte aliénation dans laquelle leur âme semble pour un moment passer toute entière dans le nouvel être qui doit en résulter, et les circonstances physiques qui la précèdent sont peut-être une condition nécessaire, un acte propre à imprimer le sceau de la vie à l'ouvrage de la génération : comme un corps qu'on électrise, les molécules de la semence reçoivent peut-être par là des propriétés qu'elles n'avaient pas encore.

On prétend que la disposition morale où peut se trouver alors la femme, a beaucoup de pouvoir dans la formation du fœtus, soit pour modifier de diverses manières sa constitution physique, soit pour déterminer le caractère et la trempe de son esprit. Nous avons dit ailleurs qu'il était vraisemblable que les divers états des humeurs, ou par l'impression locale qu'elles peuvent faire sur les parties sensibles, ou par la perception générale que l'âme en a, influent beaucoup sur la manière d'être actuelle de celle-ci. Comme il y a entr'elle et le corps une correspondance intime et constante, il se peut aussi que les mouvemens de l'âme, en refluant sur les humeurs, y causent des altérations momentanées, en augmentent ou en diminuent la vitalité. Si cela était, il aurait surtout lieu pour la semence dans un moment où toutes les facultés de l'âme semblent se réunir pour la vivifier, et toute la sensibilité se concentrer dans l'organe qui la fournit. Il est du moins vrai qu'il n'est point impossible que l'imagination de la mère, et peut être aussi celle du père, aient quelque influence sur la conception.

Une tradition populaire veut que les enfans illégitimes aient plus d'esprit et de sagacité que les autres. M. le Camus sans doute (1) ajoutait foi à cette tradition, puisqu'il tâche d'expliquer le fait qui en est le sujet. Il fait entendre que les enfans illégitimes sont ordinairement le fruit d'un amour industrieux ; que l'esprit de leurs parens, continuellement aiguisé par les ruses nécessaires à une tendresse traversée par des obstacles continuels, exercé par les artifices propres à tromper la jalousie d'un mari où la vigilance d'une mère, éclairé par le besoin de dérober à l'opinion publique des plaisirs qu'elle condamne, doit nécessairement transmettre aux enfans qui en proviennent, une grande partie des talens auxquels ils doivent le jour ; au lieu que les enfans nés dans l'indolente sécurité d'un amour permis, doivent se ressentir de cette espèce d'abandon, de cette inertie d'âme avec laquelle on leur a donné l'être. Enfin la plupart des gens (et les

---

(1) *Médec. de l'Eprit*, tom. I pag. 310.

idées du vulgaire ne sont pas toujours à dédaigner) pensent que la manière dont l'âme de la femme est affectée dans l'acte de la génération, n'est point une chose indifférente pour l'enfant.

Il ne doit pas moins participer aux affections de la mère après la conception ; il est devenu une partie de son individu ; elle l'a associé à son être ; elle lui fournit la matière propre à le nourrir et à le faire croître ; il est animé par sa chaleur ; il vit autant de la vie qu'elle lui communique que de la sienne propre. Il ne serait pas surprenant que les passions qui peuvent agiter la mère passassent jusqu'à lui. La communication qui rend cela possible existe : l'enfant tient intimement à la matrice par le placenta et par le cordon ombilical. On ne voit pas à la vérité des nerfs dans ces dernières parties; mais, pour que la vie circule et se porte d'un endroit à un autre, il n'est pas nécessaire que les parties soient unies par des trames nerveuses, il suffit qu'il y ait entr'elles une libre continuité. Les nerfs sont des cordages nécessaires dans les animaux destinés à produire de grands mouvemens et à remuer de grandes masses ; mais tous les corps organisés n'en ont pas besoin. Un des phénomènes qui peuvent servir à prouver ce commerce réciproque, et cette communauté de mouvemens vitaux qui sont entre la mère et le fœtus, ce sont les enfans acéphales, c'est-à-dire, qui naissent sans crâne et sans cerveau ; ils meurent dès leur naissance, parce que ces parties sont essentielles et nécessaires à l'homme qui vit de sa propre vie ; le fœtus vit sans elles, parce qu'il doit à la mère une partie de la force qui l'anime, et qui supplée aux organes qui lui manquent.

Un des auteurs (1) les moins disposés à croire aux effets de l'imagination de la mère sur l'enfant, après avoir épuisé tout le jargon de l'anatomie pour prouver l'impossibilité d'une transmission des affections de la mère à l'enfant, est forcé d'avouer que des enfans ont été sujets, pendant leur vie, à des convulsions, parce que leur mère avait été, pendant sa grossesse, frappée d'une forte terreur ou de quelqu'autre passion vive. Cet auteur avait dit que, faute de nerfs qui établissent une communication entre la mère et le fœtus, et qui sont les seuls moyens par lesquels les mouvemens de l'âme peuvent se transmettre au loin, la mère ne peut point faire éprouver à l'enfant les impressions qu'elle ressent. Mais si, de son propre aveu, une mère a communiqué à son enfant les convulsions dans lesquelles une forte terreur l'avait jetée, il est évident que la mère peut faire partager ses affections au fœtus sans le secours intermédiaire des nerfs.

Mallebranche a donné, comme chacun sait, la plus grande extension au pouvoir de l'imagination de la mère sur l'enfant. Plusieurs auteurs ont entrepris de le réfuter; mais les moyens dont ils se sont servis sont très-vicieux; ils sont tirés de l'anatomie des parties, et des rapports mécaniques qui sont entre les organes. Si on voulait expliquer les phénomènes de l'électricité par les lois générales du mouvement, on trouverait qu'ils ne cadrent point avec elles : ils y tiennent peut-être; mais comme ils n'en sont point des effets immédiats, et qu'ils sont

(1) Haller, *Elem. Physiol. Corp. hum.* Tom. VIII, lib. 26, pag. 430.

surbordonnés à des causes intermédiaires, il faudrait connaître celles-ci pour voir la liaison qu'ils ont avec les premières. Il en est de même des phénomènes de la vie, de la végétation. Chaque ordre d'être a sa mécanique particulière; et vouloir juger des effets relatifs à un ordre par les lois de la mécanique propre à l'autre, est une des plus grandes erreurs de logique qu'on puisse commettre. Ainsi, lorsqu'on dit que les impressions de la mère ne peuvent point se transmettre à l'enfant par le moyen des humeurs qu'elle lui envoie, et lesquelles, dit-on, ne sauraient communiquer rien de moral, il nous semble qu'on confond les objets, et qu'ayant alors en vue une simple machine hydraulique, tous les raisonnemens qu'on en tire portent sur un principe faux.

M. de Maupertuis (1) nous a paru être plus près du vrai: « Qu'une femme troublée, dit-il, par quelque passion violente, qui se trouve dans un grand péril, qui a été épouvantée par un animal affreux, accouche d'un enfant contrefait, il n'y a rien que de très-facile à comprendre. Il y a certainement entre le fœtus et la mère une communication assez intime pour qu'une agitation violente dans les esprits ou dans le sang de la mère se transmette dans le fœtus, et y cause des désordres auxquels les parties de la mère pourraient résister, mais auxquelles les parties trop délicates du fœtus succombent ». Ce n'est point parce que M. de Maupertuis explique le fait, que nous admettons sa possibilité; car il y aurait bien des choses à dire sur l'explication qu'on en

(1) *Vénus physique*, première partie, chap. 15.

donne, mais parce que c'est un accident trop commun pour qu'on en puisse douter. Le même auteur ajoute que, lorsque nous voyons souffrir quelqu'un, nous participons à ses douleurs, et que la nature n'a pas trouvé de moyen plus efficace de nous rendre compatissans pour les autres, que de nous faire éprouver à nous-mêmes une partie de leurs maux; que, lorsqu'un homme reçoit devant nous quelque coup violent dans un membre, nous nous sentons tout à coup frappés dans le même endroit, et que, par conséquent, l'histoire de la femme accouchée d'un enfant dont les membres étaient rompus de la même manière dont elle les avait vu rompre dans un criminel, n'a rien qui ne soit facile à concevoir.

Il y a une autre classe de phénomènes rapportés à l'imagination des mères; ce sont ceux qui consistent dans la figure de l'objet dont elles ont été épouvantées, ou du fruit, ou de tous autres mets qu'elles ont desiré pendant la grossesse, empreinte sur l'enfant. Cet ordre de faits est plus difficile à expliquer que le précédent, et cette raison a déterminé M. de Maupertuis (1) à ne point y ajouter foi. Nous pensons que, lorsqu'une chose n'est inexplicaple que parce qu'elle est obscure, et que parce que nous ignorons des circonstances qui nous en donneraient la clef si nous les connaissions, le doute devrait être la ressource la plus digne du sage.

Ce qu'on ne saurait nier, c'est que l'esprit des femmes enceintes est singulièrement modifié. Leurs envies, leurs caprices, leurs dégoûts, prouvent qu'elles sont do-

---

(1) *Vénus physique*, première partie, pag. 83.

minées par des sensations intérieures qui naissent du nouvel état où elles se trouvent ; les envies surtout, qui sont alors en elles une espèce de délire, pourraient bien venir du sentiment de quelque besoin qu'éprouve l'enfant. L'instinct alarmé s'attache à des objets bizarres qu'il croit propres à le rassurer ; mais ces erreurs même font voir avec quel intérêt il veille à la conservation du dépôt qui lui est confié.

Nous allons exposer, dans le chapitre suivant, dans quels rapports l'enfant se trouve avec la mère pendant l'espace de neuf mois, c'est-à-dire quels sont les phénomènes de la grossesse.

CHAPITRE V.

De la grossesse.

Comme l'instant où la femme conçoit, ne se manifeste en elle par aucune expression bien caractérisée, et que les suites de cet acte restent quelque tems couvertes d'un voile épais, cet esprit d'inquiétude qui fait que l'homme, peu satisfait du présent dont il pourrait jouir, s'élance toujours vers l'avenir qu'il ne verra peut-être pas, le porte à rechercher avec empressement les signes encore cachés de la grossesse, et à interroger la nature longtems avant qu'elle daigne parler. On pourrait à cet égard s'épargner les tourmens d'une impatience inutile, puisqu'elle ne saurait en accélérer ni en retarder l'objet. Il serait d'autant plus dans l'ordre d'attendre tranquillement que les signes naturels annonçassent eux-mêmes la grossesse, que les tentatives par lesquelles on se flatte de les prévenir, peuvent incommoder les femmes assez faciles pour s'y soumettre, sans les éclairer davantage sur le motif qui les y fait recourir.

Ces tentatives sont l'ouvrage d'un charlatanisme effronté qui les sollicite, et qui se joue de l'honnêteté et de la décence, pour établir son empire sur les débris d'une vertu à laquelle le sexe doit les plus solides fondemens du sien. Nous nous croyons obligés de dire ici aux femmes, que ceux qu'elles emploient à cette sorte d'essais les trompent, en affectant des connaissances qu'ils ne sauraient avoir. Tous les éclaircissemens tirés du *toucher* sont très-incertains. On ne peut compter que sur le concours des signes extérieurs et sensibles, tels que la grosseur du ventre, le gonflement du sein, précédés des envies de vomir, des dégoûts, et de la suppression des menstrues. Mais le plus décisif de tous, de l'aveu même de tous les accoucheurs, le seul démonstratif, consiste dans les mouvemens de l'enfant, qui se font sentir vers le quatrième mois de la grossesse. Ainsi les femmes peuvent elles-mêmes mieux que personne connaître si elles sont enceintes; et les accoucheurs, qui sont forcés d'en convenir eux-mêmes, devraient retrancher de leurs traités d'accouchemens les impertinentes règles qu'ils donnent sur le *toucher*. Pour donner une idée de la solidité et de la sagesse de ces règles, je n'en citerai qu'une, prise dans un ouvrage d'un des plus célèbres accoucheurs.

« Lorsqu'il s'agit, dit-il, de *toucher* une fille pour quel-
» que *soupçon* de grossesse, on doit d'abord porter le
» doigt avec circonspection, de crainte de la déflorer, si
» elle ne l'était pas ». N'est-ce point le comble de l'absurdité de vouloir, sur le simple *soupçon* d'un mal qui peut-être est imaginaire, produire un mal réel ; de s'exposer, pour savoir si une fille a commis une faute, à lui rendre plus faciles toutes celles qu'elle peut commettre à l'avenir, en renversant la première digue qui s'oppose en elle au vice ; enfin, de déflorer une fille pour connaître si elle a été déflorée ? Et, par malheur encore pour la règle, le moyen qu'elle indique est insuffisant pour parvenir à la connaissance qu'on desire.

C'est du tems seul qu'on doit attendre cette connaissance. Trois ou quatre mois de patience vous éclairciront mieux que ne fera une pratique dangereuse, dont les essais flétrissans sont pires que les soupçons qu'on veut dissiper. Quoique les inconvéniens de cette pratique ne soient pas aussi considérables pour les femmes que pour les filles, nous ne leur ferons point l'injure de penser qu'il ne soit pas pénible pour elles de consentir à un examen qui doit les humilier à leurs propres yeux, et qui quelquefois peut les avilir à ceux d'autrui : elles peuvent s'exempter de cette cérémonie gênante, quand il n'y aurait d'autre raison que son inutilité pour l'objet qui les porte à s'y assujétir.

En attendant que la femme grosse s'éclaire sur son état et en sorte, examinons comment l'individu surajouté au sien s'y nourrit et y grossit. Ce phénomène de la nutrition du fœtus, si agité par les physiologistes, se trouvera expliqué de lui-même, lorsque nous aurons exposé les relations et les liens physiques et moraux par lesquels il tient à la mère.

Le fœtus est, dans la matrice, contenu dans une double poche qui ressemble assez à un œuf sans coque. Harvey a vu la poche extérieure, qui s'appelle le *chorion*, se former comme une toile d'araignée. Il en a aperçu les premiers filets tendus d'un coin de la matrice à l'autre, s'entrelacer, former d'abord un réseau clair, et, la trame se serrant peu à peu, former ensuite un tissu ferme et uni; ce qui prouverait qu'elle est l'ouvrage d'un travail particulier de la matrice, comme nous l'avons fait entendre ailleurs. Cette poche est appliquée à une autre poche qui est intérieure et plus mince, qu'on appelle *amnios*, sans être unie avec elle.

Ces deux poches sont remplies d'une liqueur dans laquelle le fœtus nage. Cette liqueur est d'une nature lymphatique, douce dans le commencement de la grossesse, mais âcre et saline sur la fin. La quantité relative de cette liqueur est aussi plus grande dans les premiers tems de la grossesse que dans les derniers. L'origine de ces eaux est sans doute la même que celle des humeurs qui arrosent toutes les cavités du corps; elles sont vraisemblablement le produit d'une exsudation de toutes les parties qui forment l'arrière-faix. Peut-être que l'urine du fœtus y est pour quelque chose; car dans l'espèce humaine il n'a pas la même ressource que dans les autres animaux. Dans ceux-ci le fœtus envoie son urine, par un canal nommé *ouraque*, dans une espèce de vessie, qu'on appelle *allantoïde*, située entre le *chorion* et l'*amnios*.

L'utilité des eaux de l'arrière-faix est trop évidente, pour que nous perdions le tems à la démontrer. Le contact de tout autre corps qu'un fluide eût été sans doute dangereux pour un être aussi délicat que le fœtus, qui commence lui-même par être presque fluide. Il se balance librement dans cette liqueur, à l'abri des chocs et des accidens destructeurs.

Le chorion n'adhère pas immédiatement à la cavité de la matrice. Il y a entre lui et ce viscère un corps spongieux, vasculeux, épais dans son centre, et qui s'amincit vers sa circonférence. On l'appelle *placenta*, parce qu'il a la forme d'un gâteau. La matrice et le placenta sont unis par des cotylédons ou tubercules qu'ils s'envoient réciproquement l'un à l'autre. Ces liens, d'abord suffisans pour le fœtus encore petit, deviennent plus solides à mesure qu'il grossit : on prétend (1) que, se bornant d'abord à transmettre au placenta une humeur laiteuse, pour l'entretien du fœtus, ils dégénèrent ensuite en veines, pour lui fournir du sang pur. Cette dernière opinion n'est pas unanimement admise; plusieurs croient qu'il ne passe jamais qu'une liqueur laiteuse de la matrice au placenta.

Le placenta l'envoie au fœtus par le cordon ombilical. Ce cordon, dont la grosseur, la longueur et la forme varient souvent, est attaché d'un côté au nombril du

(1) *Hist. de l'Acad. des Siences*, année 1748, pag. 21.

fœtus, et de l'autre au placenta. Il est formé de trois vaisseaux sanguins, de deux artères et d'une veine souvent situées parallèlement, quelquefois entortillés ; ce qui, dans ce dernier cas, donne au cordon une forme noueuse. Ces vaisseaux sont renfermés dans une tunique commune qui semble être une continuation du chorion et de l'amnios. Dans les animaux, ce cordon contient aussi l'ouraque ; dans le fœtus humain, l'ouraque ne va pas plus loin que le nombril, et on n'en découvre aucun vestige au delà.

Les deux artères ombilicales portent le sang qu'elles puisent dans les deux artères iliaques internes du fœtus, dans le placenta, où elles forment plusieurs branches qui se subdivisent en une infinité de petites artères. Celles-ci, répandues sur toutes les parties de l'arrière-faix, s'abouchent avec une affinité de veines capillaires qui, se réunissant successivement, forment enfin la veine ombilicale, laquelle rapporte le sang au fœtus ; mais avec le sang elle y conduit les sucs laiteux fournis par la mère pour le soutien et l'accroissement du fœtus.

Le sang repris par la veine ombilicale, et l'humeur laiteuse qui s'y joint, parvenus au nombril de l'enfant, sont portés vers le foie, entrent dans le tronc de la veine porte, et par le canal veineux passent dans la veine cave ascendante. Celle-ci le transmet au ventricule droit du cœur, où, au lieu d'enfiler l'artère du poumon qui est sans action dans le fœtus, il coule par le trou ovale dans le ventricule gauche de ce viscère, et revient par l'aorte aux artères iliaques.

Cette espèce de circulation, hors des organes du fœtus,

est un phénomène dont les usages ne nous sont pas bien connus. Il est certainement bien nécessaire que l'enfant reçoive à chaque instant une nouvelle nourriture par le cordon ombilical; mais il ne semble pas essentiel que le sang du fœtus sorte de son corps pour se répandre dans le placenta. Il faut, ou que le sang artériel qui passe par le cordon ombilical soit destiné à nourrir et à faire croître l'arrière-faix, ce que la matrice pourrait exécuter, puisqu'elle en a fait les premiers frais; ou que le but de son passage soit de préparer dans le placenta les humeurs maternelles qui y abordent, et de les y rendre plus analogues à celles de l'enfant dans lequel elles vont entrer. Il y aurait peut-être un saut trop brusque qui choquerait ces nuances douces par lesquelles la nature marche ordinairement, si les humeurs animalisées dans le corps de la mère passaient subitement dans le fœtus. Il fallait peut-être qu'elles fussent modifiées dans le placenta par le mélange du sang de l'enfant, pour paraître moins étrangères lorsqu'elles seraient reçues dans les faibles organes du dernier. Dans ce cas, le placenta servirait d'estomac au fœtus, il digérerait les sucs laiteux que la mère lui envoie; et le produit de cette digestion singulière serait porté par la veine ombilicale dans le foie, comme dans les autres individus le chyle y est en partie porté par les veines mésaraïques.

Après l'exposé que nous venons de faire, on ne doit plus demander comment le fœtus est nourri dans le ventre de la mère; il est clair qu'il l'est par les humeurs que celle-ci lui fournit, digérées dans le placenta, et transmises à la veine porte par la veine ombilicale. Il est étonnant qu'on ait mis en question si le fœtus prenait sa nourriture par la bouche. Le fœtus a plusieurs organes dont il ne doit faire usage que lorsqu'il sera séparé de la mère, et qui sont inutiles à son existence actuelle. Sa bouche, son estomac, ses intestins, sont sans exercice comme ses poumons; toutes ces cavités sont seulement, en attendant, arrosées par une humeur qui en empêche la coalition, et qui s'y épaissit jusqu'à un certain degré. Dans les intestins, elle se mêle avec la bile, et forme avec elle ce qu'on appelle le *meconium*. Ainsi, demander comment se nourrit le fœtus, c'est demander comment se nourrit la matrice, le foie et la rate de la mère. Le fœtus est uni à ces parties par le placenta; il est comme un organe ajouté aux organes de la mère; il a le même aliment qu'eux, à la préparation près que cet aliment subit dans le placenta, avant de parvenir à l'enfant.

En effet, le placenta, la matrice, les enveloppes du fœtus, le cordon ombilical, le fœtus, tout cela se nourrit et croît en même tems. Les canaux qui portent la nourriture à ce dernier, augmentent de calibre à mesure que son volume et ses besoins s'étendent.

Cependant on peut conjecturer que le fœtus, en qualité d'être individuel et en vertu de son *moi*, assimile et dispose lui-même les sucs déjà vivans et animalisés que la mère lui envoie : mais il serait trop difficile de déterminer jusqu'à quel point l'enfant croît par sa propre impulsion, sans que celle de la mère y contribue : et si l'activité du fœtus peut s'étendre jusqu'aux enveloppes et au placenta, qui semblent plus appartenir à l'enfant qu'à la mère, ou si la végétation de ces parties est tout-àfait l'ouvrage de celle-ci. Si ce dernier point est problématique, il est du moins vraisemblable que l'enfant n'a aucune action sur la matrice, qui grandit et suit les progrès du fœtus. Quant à celui-ci, il y a apparence que son accroissement est l'effet combiné de l'action vitale de la mère, et de sa propre activité. On est fondé à croire que la mère n'est point à son égard dans un état aussi passif que bien des gens le pensent; et si elle le porte, si elle le nourrit, c'est en elle l'effet d'un instinct vigilant. Bien souvent cet instinct semble si occupé du bien-être du fœtus, qu'il oublie pour lui le soin des organes de la mère, et ne travaille à l'emponboint du premier qu'aux dépens de l'autre. Stahl croit avoir observé que les femmes qui maigrissent pendant la grossesse, font le plus souvent des enfans bien nourris; tandis qu'il est commun de voir des femmes qui gardent leur embonpoint, mettre au monde des enfans chétifs. Enfin il est vraisemblable que le fœtus et ses dépendances sont sous la tutelle et sous la sauvegarde du principe actif qui anime la mère, et que leur accroissement est le fruit d'un travail que ce principe dirige.

Cette direction, sans laquelle l'ouvrage de la génération s'écroulerait à chaque instant, peut être troublée par les fausses idées qu'on s'est faites de la grossesse. On croit communément que, parce que la femme nourrit un enfant dans son sein, elle a besoin de manger, comme on dit, pour deux; et que, pour ne point l'incommoder par ses mouvemens, elle doit se condamner à ne remuer ni pieds ni tête.

Pour ce qui regarde la quantité d'alimens nécessaire

à une femme grosse, on n'aurait peut-être jamais cru qu'il lui en fallût moins que quand elle est libre, si l'observation ne nous en avait point convaincus. Les envies de vomir, la gêne qu'une femme grosse éprouve pendant longtems, la nécessité qui la force de recourir à de fréquentes saignées, annoncent en elle une surabondance d'humeurs qui en dérange le cours. Aussi l'instinct lui inspire-t-il pour l'ordinaire du dégoût pour les alimens trop succulens, tels que la viande. Nous avons vu des femmes qui n'avaient cessé de vomir pendant toute leur grossesse, et qui pouvaient à peine parvenir à faire arrêter quelque mets léger dans leur estomac, mettre ensuite au jour des enfans bien constitués. Nous en avons vu d'autres ne prendre pendant tout le tems de leur grossesse que du café à l'eau, dans lequel elles trempaient quelquefois un morceau de pain, sans aucun inconvénient pour l'enfant dont elles ont accouché. Ces exemples ne sont point à suivre; mais ils prouvent qu'une femme enceinte et son enfant peuvent vivre avec une nourriture très-bornée, et que l'excès opposé est beaucoup plus à craindre. Celui-ci est une des principales causes des accidens trop fréquens, auxquels sont sujettes les femmes qui sont en état de se procurer une nourriture abondante et recherchée. Les femmes du peuple, qui vivent, quand elles sont grosses, comme elles avaient accoutumé de vivre avant de l'être, sont moins exposées aux catastrophes qui sont assez communes parmi les premières.

Les femmes du peuple tirent aussi un grand avantage du travail auquel leur condition les oblige; elles y trouvent un exercice nécessaire et indispensable, dont un faux raisonnement porte les femmes riches à se priver; car les égards qu'exigent la grossesse, ne leur interdisent que les efforts violens. Mais si un exercice modéré convient à la santé de la mère, pourquoi serait-il nuisible à celle de l'enfant ? Les humeurs qu'elle lui fournit n'en seront que plus saines, lorsqu'elles auront été épurées par une légère agitation du corps; au lieu qu'en les laissant croupir par l'inaction, on leur permet de contracter des qualités vicieuses qui se communiquent nécessairement à celles de l'enfant. La grossesse et l'allaitement, fonctions incompatibles avec les travaux forcés, devant remplir le plus grand intervalle de la vie de la femme, déterminent le genre d'occupations le plus propre à chaque sexe; et de cette diverse destination naissent vraisemblablement en partie les inclinations, les goûts, et la plupart des autres différences morales qui distinguent l'homme et la femme.

Un des plus grands biens que produise le travail, c'est de nous soustraire à l'empire des passions; c'est dans le calme et la tranquillité du corps qu'elles fermentent, et qu'elles exercent leur furie. Si elles troublent pour l'ordinaire les fonctions vitales, elles ne sont pas moins funestes à celle à qui la conservation de l'espèce est due. Elles sont la source de la plus grande partie des fausses couches qui arrivent : c'est pourquoi cet accident est plus commun parmi les femmes que les sociétés où elles vivent, ou que l'état où elles se trouvent placées, exposent aux secousses violentes des passions. Les fausses couches que font les femmes de la campagne, sont presque toutes causées par des efforts excessifs, ou par des chutes; elles sont rarement chez elles dues à des causes morales. Les animaux, qui sont encore plus à l'abri de ces dernières causes, ne sont sujets à l'avortement que lorsqu'il est sollicité par la violence des hommes.

Ce ne sont pas seulement ces accès des passions, qui sont d'autant plus terribles qu'ils sont plus courts, et qui bouleversent en un instant toute la machine, qu'on a à redouter; on doit aussi craindre les effets de cette morosité habituelle que certaines âmes nourrissent, qui fait qu'elles s'indignent de tout, et que le moindre objet les blesse. Ce caractère irritable, toujours prêt à repousser tout ce qui le touche, est très-capable de déranger les opérations de la nature, occupée du soin du fœtus : il peut très-bien se faire que, dans certains momens d'inquiétude, où tout semble l'importuner, elle perde de vue l'objet le plus cher, et le rejette au loin comme un fardeau qui la gêne. On a remarqué que les femmes les plus sujettes à faire de fausses couches sont délicates, sensibles, et faciles à irriter. Il y a cela de particulier, que l'empire de l'habitude, dont il a été question ailleurs, se manifeste encore ici; les femmes qui éprouvent plusieurs fois ce funeste accident, le subissent presque toujours à la même époque de leur grossesse.

Ainsi la modération, la sobriété et l'exercice doivent régler la conduite des femmes grosses. Elles y sont encore peut-être plus astreintes que quand elles ne sont point dans cet état. Cette conduite est d'autant plus essentielle pour elles, qu'elle peut les dispenser de recourir aux remèdes assez souvent employés dans les grossesses, en prévenant les causes qui les rendent nécessaires. Les saignées et les purgations sont plutôt des secours contre les suites d'un mauvais régime, que contre la grossesse qui n'est point une maladie : elle entre au contraire dans le systême des fonctions de l'homme sain. Les femelles des animaux, et les femmes dont la constitution n'a point été dépravée par la mollesse, ne sont point malades pendant la gestation. La grossesse n'est une maladie que pour les femmes en qui des organes énervés rendent toutes les fonctions pénibles ; que pour ces machines frêles et délicates, en qui chaque digestion est une courte maladie. Les autres parviennent pour l'ordinaire au terme de leur grossesse, sans autre infirmité que la gêne inséparable de cet état.

CHAPITRE VI.

Du terme naturel de l'accouchement.

La durée de la gestation varie dans les différentes espèces d'animaux. Dans l'une, elle est de onze mois ; dans l'autre, de cinq ; dans celle-ci, de six semaines ; dans celle-là, d'un mois ; dans l'espèce humaine, elle est communément de neuf mois. Ce serait outrager la raison que de recourir à l'autorité d'Hippocrate et d'Aristote pour établir un fait aussi généralement admis, et qui frappe aussi fréquemment les yeux de la multitude. Si le sentiment de ces auteurs est de quelque poids et mérite quelque considération, c'est lorsqu'il s'agit de constater la réalité de quelque exception survenue dans l'ordre que la nature semble s'être assujétie à suivre constamment. Ces hommes et leurs semblables, plus exercés à suivre les diverses inflexions de sa marche, sont plus à même d'y apercevoir les écarts qui échappent aux yeux distraits du vulgaire; l'on peut, dans ce cas, prêter à leurs décisions ce degré d'assentiment qu'on doit au rapport d'un homme clairvoyant et désintéressé, dans une matière qui n'admet que des probabilités, et pas une preuve physique. Lorsque Hippocrate, Aristote, M. Lieutaud, M. de Buffon, M. Petit, et tant d'autres écrivains capables d'en imposer par leur savoir et par la supériorité de leurs talens, nous disent que la durée de la grossesse quelquefois se prolonge jusqu'au dixième, au onzième, et au douzième mois, on peut les en croire, non point parce qu'ils l'ont dit, mais parce qu'un fait qui ne répugne point à l'esprit et qui ne choque point la justesse et l'ordre naturel des idées, avancé par des hommes instruits, doit être cru, si on n'a pas une preuve complète et démonstrative du contraire.

Ceux qui soutiennent l'impossibilité des naissances tardives, ont tout le désavantage qu'on a, lorsqu'on défend une proposition négative. Aussi leurs raisonnemens se ressentent-ils de la faiblesse et de l'incertitude des principes sur lesquels ils établissent leurs prétentions. Tantôt ils disent que les lois de la physique s'opposent aux accouchemens tardifs; que l'ordre de la nature, qui a fixé la durée de la grossesse à neuf mois dans l'espèce humaine, est invariable : tantôt, s'embarrassant peu si le fait existe ou non, et n'en envisageant que les conséquences, ils certifient que si le terme de l'accouchement pouvait varier, le trouble et la confusion s'empareraient de la société. En changeant ainsi de question, en invoquant d'abord des lois de physique qu'on ne connaît point, et un ordre dont les ressorts nous sont cachés, et en voulant ensuite décider de la réalité d'un fait naturel par les suites morales qu'il pourrait avoir, ils ressemblent à des hommes qui, marchant sur un terrain infidèle et peu sûr, portent en tremblant leurs pas çà et là sans les fixer nulle part, ou à des ouvriers maladroits qui, choisissant parmi de mauvais instrumens, rejètent successivement ceux qui se présentent, et finissent par prendre le pire de tous.

La plupart des médecins et des naturalistes anciens pensaient que le terme de l'accouchement n'est point aussi fixe dans l'espèce humaine que parmi les animaux; et en cela ils étaient vraisemblablement meilleurs observateurs et meilleurs philosophes que les modernes qui les contredisent, sous prétexte que les siècles où ils vivaient n'étaient point encore éclairés par le flambeau de la physique. La physique nous a sans contredit appris beaucoup de choses; mais il s'en faut beaucoup qu'elle nous ait dévoilé la raison de ces périodes que les corps vivans affectent dans leurs opérations. Elle nous laisse encore ignorer pourquoi les accès des fièvres reviennent tous les jours, ou de deux jours l'un, à la même heure; pourquoi les crises des maladies se préparent et se mûrissent dans un tems déterminé, pourquoi les dents viennent à un certain âge, pourquoi la faculté d'engendrer commence et cesse à des époques marquées; enfin, la physique ne nous a pas plus instruits sur la cause qui fixe la durée de la grossesse à neuf mois, que sur celle qui assigne vingt-un jours à l'incubation du poulet.

Les médecins qui combattent l'opinion favorable aux naissances tardives, ne sauraient indiquer une loi de physique, de laquelle il découle nécessairement que l'enfant doit venir au monde neuf mois après la conception. Si, de ce que cela arrive très-souvent, ils en concluent qu'il doit avoir toujours lieu, ils se trompent en tirant cette conséquence. La répétition fréquente d'un fait ne prouve point qu'il se répétera toujours; il n'en saurait résulter que des probabilités et des inductions morales toujours insuffisantes pour une démonstration.

Les autorités dont ils tâchent de renforcer leur opinion ne sont pas un secours moins impuissant, et la qualité des personnages qu'ils citent est tout à fait indifférente pour le fait qu'on veut prouver. M. Astruc, qui rejetait les grossesses prolongées, n'a pas manqué de faire usage de son érudition dans une matière qui ne demandait que de la logique. Selon la coutume des savans, qui sont plus empressés à citer que délicats sur le choix de leurs citations, il produit sur la scène Ménandre, Plaute, Térence, Virgile, pour contrebalancer le sentiment des philosophes et des médecins anciens et modernes, qui soutiennent que l'accouchement peut quelquefois être retardé au delà du dixième mois. Vraisemblablement Virgile ne prétendait pas résoudre un problême d'histoire naturelle, lorsqu'il disait en termes poétiques et harmonieux à un enfant, qu'il avait coûté dix mois de dégoûts et de peines à sa mère (1); mais eût-il eu cette intention, son témoignage n'en aurait pas plus de force, il n'en serait pas plus compétent pour établir l'impossibilité des accouchemens tardifs.

M. Astruc (2) regarde surtout comme un argument sans réplique, la disposition des lois romaines qui ferment la succession aux enfans nés plus de dix mois après la mort du mari de leur mère. Mais on ne voit pas pourquoi des lois seraient plus décisives que le rapport des auteurs les plus graves : les lois étant l'ouvrage et l'expression de la volonté des hommes, elles ne sauraient avoir plus de valeur pour éclairer une question de philosophie, que n'en ont tous les autres témoignages humains.

Ce n'est pas ici le cas de regarder une loi comme un oracle qu'on doive recevoir comme une soumission respectueuse. Si elle a un caractère sacré, ce n'est que pour les lieux et pour les tems pour lesquels elle a été faite, et que relativement à l'objet sur lequel elle statue. D'ailleurs, les motifs qui font établir une loi sont souvent moins fondées sur la vérité physique des choses que sur le rapport qu'elles peuvent avoir avec l'intérêt de la société. On a voulu que les enfans qui naîtraient

---

(1) *Matri longa decem tulerunt fastidia menses.*
Eclog. IV.

(2) *Maladies des Femmes*, tom. VIII, pag. 292.

plus de dix mois après la mort de leur père, n'eussent pas de droit à sa succession. Cette loi peut être très-sage, parce qu'il est assez rare qu'une femme accouche après le dixième mois de sa grossesse, pour qu'on n'ait point à craindre beaucoup les effets de cette disposition; au lieu que les inconvéniens qui résulteraient d'un terme indéfini pour l'accouchement, se répéteraient peut-être à chaque instant : l'incertitude sur l'origine des citoyens en jeterait beaucoup sur leurs droits, semerait la défiance dans le sein des familles, relâcherait les liens du sang, et par conséquent ceux qui nous attachent à la patrie. Les législateurs ont mieux aimé s'exposer à commettre quelques injustices particulières, que laisser une carrière ouverte à la corruption des mœurs, et sacrifier quelques membres, que courir le risque de voir périr tout le corps. Ainsi, en décidant que le terme de l'accouchement serait fixé à dix mois, ils n'ont pas prétendu que naturellement, il ne pût aller au-delà, mais que le bien de la société exige qu'il n'y ait d'accouchemens légitimes que ceux qui se font à ce terme.

Mais il s'est trouvé des gens, plus sévères que la loi, qui ont décidé, du haut de leur tribunal, que l'accouchement devait se faire au terme précis de neuf mois révolus; d'autres ont eu l'indulgence d'accorder dix jours au-delà. On sera toujours étonné que des hommes qui ignorent encore les causes physiques des fonctions les plus sensibles et les plus familières du corps humain, qui, peut-être, ne sauraient jamais la véritable raison qui fait mouvoir leur pied, aient osé prendre le ton le plus décisif et le plus tranchant sur une matière qui laisse à peine quelque place aux plus modestes conjectures, prononcer dogmatiquement sur ce qui est ou n'est pas possible, assigner des bornes à la nature, comme s'ils en connaissaient parfaitement les ressorts, et l'assujétir à une précision mathématique qu'elle ne connaît peut-être point.

Ils s'appuient sur l'ordre apparent que suivent les diverses productions végétales et animales, et sur l'égalité prétendue des intervalles qu'elles mettent entre les différens degrés ou les différentes époques de leur développement. Mais, outre qu'il leur est très-difficile de faire voir une exacte égalité dans le tems que les individus de chaque espèce mettent à se développer, ce n'est que par le plus vicieux raisonnement qu'ils se sont servis de l'exemple des végétaux et des animaux, pour décider une question relative à l'espèce humaine. Ils paraissent n'avoir pas mis assez de différence entre la vraisemblance qui résulte d'une simple analogie, et la force triomphante d'une preuve physique. Ils ont d'ailleurs manqué de faire une distinction essentielle qui a même échappé à leurs adversaires.

Tous les êtres qui composent l'univers sont liés entre eux par des rapports généraux et des propriétés communes en vertu desquelles ils suivent des lois qui sont les mêmes pour tous. Mais quelques-uns ont des propriétés particulières qui leur donnent une tendance spéciale et propre; de sorte que, quoique emportés par l'impulsion générale, ils sont soumis à une impulsion particulière, de laquelle il résulte en eux une marche, des mouvemens et des effets particuliers. Plus les corps ont de ces propriétés particulières qui les distinguent de la matière commune, plus ils paraissent indépendans des lois générales qui dirigent celles-ci. Les végétaux, par exemple, sont au dessus d'elle par leur organisation, à laquelle ils doivent des qualités qui paraissent tenir peu aux attributs généraux de la matière brute et inerte; cependant, comme ils ont plus de rapport avec elle que n'en ont les animaux, qui diffèrent des végétaux par le mouvement progressif et par les différens degrés de moralité qui les caractérisent, ils sont subordonnés plus sensiblement à sa marche uniforme et constante. Les plantes, pour germer, croître, se développer et se reproduire, ont besoin de l'impulsion périodique et régulière du soleil, qui, en passant sur notre hémisphère, vient les arracher au sommeil profond dans lequel elles resteraient peut-être ensevelies sans lui; quoiqu'on puisse néanmoins observer que toutes leurs opérations et tous leurs mouvemens ne sont pas tellement proportionnés et liés à l'action de ce mobile, qu'elles n'aient des mouvemens propres, qui dépendent du degré de sensibilité dont elles sont douées. D'ailleurs, les plantes étant destinées à végéter toujours sur le même sol et dans le même climat, il s'ensuit que l'ordre de leur développement doit être assez régulier.

Les animaux semblent tout à fait indépendans du principe qui règle la marche des plantes; ils vivent, croissent et se reproduisent dans tous les climats et dans toutes les saisons. Cependant, ils suivent des lois assez constantes; leurs fonctions s'exécutent avec assez de régularité, parce que le principe vital qui les dirige ne s'occupe que de cet objet, et que chacune de ces fonctions demandant un espace de tems déterminé, il mesure ses mouvemens en conséquence. Dans l'espèce humaine, le moral a quelquefois tant d'activité et tant d'empire sur les mouvemens physiques du corps, qu'il en arrête, accélère ou pervertit le cours; ce qui doit changer beaucoup l'ordre et la quantité de tems que les diverses fonctions vitales et animales exigent. La pensée et la volonté semblent détacher l'homme de la grande chaîne qui lie tous les autres êtres; et les fils imperceptibles par lesquels il y tient sont assez lâches pour lui permettre quelquefois de s'éloigner un peu de la marche exacte et droite qu'ils sont obligés de suivre. Aussi a-t-on observé (1) que dans les hommes simples et dont les passions sont calmes, tels que les habitans de la campagne, les crises qui sont une des grandes fonctions vitales de l'état de maladie, se font d'une manière exacte et conforme à ce que les anciens nous en ont dit. Dans les hommes occupés longtems de fortes passions, le trouble et le déréglement de l'âme se communiquent au corps, en altèrent les fonctions, et le disposent à cette foule de maladies qui distinguent si cruellement l'espèce humaine de toutes les autres espèces (2). Les mouvemens vitaux doivent y être tantôt précipités et tantôt ralentis, selon la différente assiette où se trouve l'âme, et le différent caractère de la passion qui la domine.

---

(1) *Baglivi Praxeos medicæ*, Lib. II, c. 12.

(2) Stahl, *de frequentiâ morborum in homine præ brutis.*

La gestation est une fonction animale sujète aux mêmes accidens que toutes les autres fonctions ; elle peut être avancée ou retardée. En effet, l'avortement est plus commun dans l'espèce humaine que parmi les animaux, et il doit fournir une induction raisonnable pour les naissances tardives. Lorsqu'elles ont lieu, on pourrait, avec bien plus de fondement, les attribuer à l'irrégularité des mouvemens de la nature, ou assoupie, ou troublée par quelque affection désordonnée, qu'à des raisons tirées du volume ou de l'imperfection de l'enfant ; car il semble que, dire que l'enfant naît à dix ou onze mois, parce qu'à neuf il n'avait pas encore acquis tout l'accroissement et le volume qui le mettent en état de solliciter la matrice à se débarrasser de lui, c'est se servir de la raison qu'allègue Rabelais pour la naissance de Gargantua qu'il fait naître à onze mois.

Cette raison ne saurait être proposée sérieusement, d'autant plus que l'état des enfans qui naissent dans les différens tems de la grossesse ne la justifie point. Les accouchemens prématurés qui se font avant le septième mois, ne présentent pour l'ordinaire que des résultats imparfaits, que des êtres dont les organes ne sont pas encore assez formés ou assez forts pour conserver la vie qu'ils ont reçue : on ne peut point par conséquent dire d'eux que le volume de leur corps a excité la matrice à se contracter et à précipiter l'accouchement. Les enfans qui naissent à neuf mois ne sont pas toujours bien conformés, bien sains et bien volumineux ; il y en a parmi eux de si chétifs, qu'ils n'auraient dû voir le jour qu'au onzième ou douzième mois, si la nature réglait sa marche sur la perfection que doivent recevoir ses ouvrages.

Le caractère de ses opérations est d'être exécutées à peu près dans les intervalles de tems déterminés, soit qu'elles réussissent, soit qu'elles se terminent mal; ce n'est pas leur succès qui décide de leur durée. Dans les crises des maladies, la nature combat les principes de mort qui menacent la machine, et ce combat finit toujours à des jours marqués, soit qu'il tourne à son avantage, soit qu'elle y succombe. Il en est de même de l'accouchement, qui est une espèce de crise. Dans le cours ordinaire des choses, il se fait à la fin du neuvième mois de la grossesse, indépendamment de l'état où peut se trouver l'enfant à cette époque; mais comme les crises peuvent être troublées par l'effet d'un mauvais traitement, par l'inconduite, et surtout par les mouvemens déréglés de l'esprit des malades, le terme de la grossesse peut aussi quelquefois être changé par des causes semblables. On conçoit qu'une sensibilité inquiète de la matrice et des mouvemens irréguliers de cet organe, excités par quelque passion vive, peuvent avancer l'accouchement, comme un défaut d'énergie de la part de ce même organe, produit par des causes morales ou autres, peut le retarder.

Nous sommes entrés dans une discussion qui n'intéresse la femme qui vit selon la nature, qu'autant qu'elle peut l'encourager à ne point s'en écarter; et comme la nature fait tout à tems et tout bien lorsqu'elle n'est point interrompue, on doit s'attendre que la femme qui suit exactement ses lois, accouchera au terme qu'elle a marqué pour cette opération, c'est-à-dire, à la fin du neuvième mois.

CHAPITRE VII.

De l'accouchement naturel.

Nous avons dit que si des causes accidentelles et rares font quelquefois varier le terme de l'accouchement, on devait plutôt les tirer, dans la femme, des déterminations propres du principe vital distrait ou troublé dans ses mouvemens ordinaires, que de la disposition actuelle de l'enfant, dont la vigueur ou la faiblesse, la grosseur ou la petitesse n'ont, ainsi que toutes les autres circonstances extérieures trop souvent et trop gratuitement alléguées, qu'une très-légère influence sur l'acte qui produit l'accouchement.

L'erreur, qui a fait chercher ailleurs les causes déterminantes de l'accouchement naturel, a donné naissance à une infinité d'hypothèses, la plupart ridicules, mais toutes fausses. Les uns ont cru que la faim excitait le fœtus à se débattre et à s'échapper de la matrice; les autres ont attribué sa sortie au besoin de respirer, quelques-uns au besoin d'uriner, quelques autres à la colique occasionnée par le *meconium*; enfin chacun s'est mis à la place de l'enfant, et lui a prêté les affections qu'il a le plus redoutées dans une prison pareille à celle où le fœtus est enfermé. On sent le vide de toutes ces explications, pour peu qu'on fasse attention que l'enfant est mort dans le sein de la mère sans que l'accouchement se fasse avec plus de difficulté, et ce fait seul démontre que le fœtus est ou peut être absolument passif dans cette opération naturelle.

Elle dépend donc directement de l'organe dans lequel le fœtus est contenu. En effet, cet organe, au terme marqué par la nature, combine ses mouvemens de manière que l'enfant qu'il tient en dépôt, pressé de tous côtés, est nécessairement forcé d'en sortir par l'issue qui lui est offerte, comme ferait le noyau d'un fruit dont l'écorce aurait la faculté de se contracter dans tous les points de son étendue. La matrice, comme une écorce active et sensible, en s'agitant et en se contractant, rompt les faibles adhérences par lesquelles les membranes qui enveloppent le fœtus tiennent à sa partie concave, et répète ses secousses non seulement jusqu'à ce que les membranes, l'enfant et les eaux dans lesquelles il nage soient sortis, mais encore jusqu'à ce qu'elle soit débarrassée des humeurs désormais superflues dont elle se trouve encore engorgée après l'accouchement.

On veut savoir tout, et on demande quel est le principe qui détermine la matrice à se contracter de cette manière. Un auteur célèbre (1) prétend que ce viscère successivement distendu pendant tout le tems de la grossesse, à mesure que le fœtus augmente de volume, et parvenu, vers la fin du neuvième mois, au dernier degré

(1) M. Petit, médecin de la Faculté de Paris.

d'extension dont il est susceptible, réagit contre l'objet qui le distend et l'irrite, et que l'accouchement est le fruit de cette réaction. Quoique les décisions de ce médecin méritent beaucoup d'égards, il nous semble que si jamais la matrice doit être irritée par la présence du fœtus, ce doit être dans le commencement de la grossesse, lorsqu'elle est forcée, pour la première fois, de s'étendre, et que le corps étranger qui la presse commence à altérer ses dimensions naturelles; elle doit être alors d'autant plus sensible à la violence qu'elle souffre, qu'elle n'y est point encore accoutumée; c'est alors qu'elle doit réagir avec force et avec tout l'avantage que lui assure l'ouvrage encore mal affermi de la génération. Mais, au lieu de réagir, elle se distend et s'épanouit. Les corps organisés ne se dilatent que pour le plaisir; ils vont au devant des causes qui le produisent; ils étendent leur surface pour multiplier la sensation qui les flatte : au contraire, ils se contractent et se resserrent pour se soustraire à la douleur; ils voudraient s'anéantir sous l'objet qui les blesse. La matrice se contracterait donc dans les premiers tems de la grossesse, et les fruits qu'elle doit porter ne parviendraient jamais à leur maturité.

Quelques-uns disent que l'enfant, après avoir fait la *culbute*, tombe sur le col de la matrice, et y produit par son poids une irritation qui excite cet organe à s'ouvrir, et à lui offrir un passage. Par la raison que nous venons d'exposer, l'impression que fait l'enfant s'opérant immédiatement sur l'orifice interne de la matrice, cet orifice devrait plutôt se fermer davantage que s'ouvrir; et rien ne formerait un plus grand obstacle à l'accouchement, que cette circonstance qu'on fait tant valoir pour expliquer le mécanisme de cette opération.

Nous nous bornons à ces réflexions que nous pourrions pousser plus loin, pour faire voir combien les explications mécaniques sont hasardées, lorsqu'il s'agit d'exposer l'enchaînement de fonctions qui constitue le système animal. Cet enchaînement offre sans contredit beaucoup d'effets secondaires et passifs qui sont une suite nécessaire de la disposition mécanique des organes. Dans la grossesse, par exemple, la compression qu'exerce l'enfant sur les différentes parties qui sont contenues dans le bassin, en gêne pendant quelque tems les fonctions; les secrétions et les excrétions y sont plus ou moins troublées, le cours des humeurs s'y trouve plus ou moins dérangé; mais, dans tout ce que les grandes opérations des corps vivans ont d'actif et de spontané, les idées de mécanisme sont plus propres à nous faire prendre le change, qu'à nous éclairer sur leur véritable nature; et on ne parviendra jamais à la connaître, sans recourir à un être indépendant des lois que suivent les corps animés, agissant avec choix et mesure, et de la manière la plus favorable à un but déterminé.

Les causes finales que quelques philosophes voudraient bannir comme un principe stérile (ce qui est peut-être vrai en physique), sont, en médecine, le fondement des plus solides vérités que les anciens, et surtout Hippocrate, nous aient transmises. On a peut-être cru qu'il était trop trivial et trop vulgaire de penser que l'agent qui préside à la formation de nos corps, nous ait fait la bouche pour manger, les yeux pour voir et les oreilles pour entendre. Nous ignorons s'il faut beaucoup d'efforts et de subtilité pour se dérober aux premières notions du sens commun ; mais il nous semble que ceux qui rejètent tout à fait les causes finales, s'écartent peut-être autant du vrai que ceux qui en ont le plus abusé ; car il faut avouer que certains écrivains en ont fait un étrange usage. Pour ne pas sortir du sujet qui nous occupe, nous pourrions citer M. Astruc, qui dit (1) que les enveloppes du fœtus, en s'engageant en même tems que lui dans l'orifice de la matrice, servent à tapisser ce passage, et à le défendre contre les froissemens du fœtus *et des doigts de la sage-femme.* Croire que la nature, en disposant les objets qui doivent seconder l'accouchement, ait pensé à la maladresse des accoucheurs et des sages-femmes, c'est lui supposer une prévoyance qui malheureusement ne serait que trop nécessaire, mais qu'elle n'a guère pour les fautes que nous pouvons commettre : elle a tout fait pour le mieux en notre faveur, tant pis pour nous si nous gâtons son ouvrage. *Il fallait,* dit le même auteur, *que son visage* (du fœtus) *fût tourné du côté de l'os sacrum, pour empêcher que son nez ne fût écrasé par les os du pubis, et qu'il ne fût étouffé par l'irruption des eaux de l'amnios* (2). Un enfant qui vient de vivre neuf mois dans l'eau ! être étouffé, lorsqu'il en sort, par quelques gouttes d'eau ! O Astruc ! y avez-vous bien pensé ?

Sans prêter donc à la nature des craintes frivoles, ou

(1) *Maladies des Femmes*, Tom. V, pag. 375.
(2) *Maladies des Femmes*, Tom. V, pag. 361.

l'astreindre à des détails qu'elle dédaigne, on peut raisonnablement croire qu'après avoir fait prendre aux différens organes destinés à concourir à la génération, les modifications les plus convenables à la conception de l'enfant, et à sa conservation pendant sa grossesse, elle leur donne aussi celles qui peuvent le faire sortir avec le moins d'inconvénient du sein de la mère. Aux approches du tems où doit se faire l'accouchement, il s'opère une révolution sensible dans l'état physique et moral de la femme; son ventre s'affaisse et présente moins de saillie. On prétend que ce changement est l'effet de la culbute de l'enfant, qui, après avoir été pendant tout le tems de la grossesse situé la tête en haut, le visage tourné vers le ventre de la mère, et les membres ramassés en forme de peloton, tombe à la fin du neuvième mois, la tête en bas, et la face dirigée vers le dos de la mère, sur la partie de la matrice qui doit s'ouvrir pour le laisser passer. Il y a apparence que cette espèce de chute de l'enfant est plutôt produit des premières oscillations de cet organe qui commence à s'ébranler, et qui, semblable à un vase agité, change nécessairement la situation des objets qu'il contient, qu'une suite des lois de l'hydrostatique dont il serait aussi difficile de trouver ici l'application, que de toutes les autres lois de mécanique qu'on invoque souvent si mal à propos. Soit que de cette chute il résulte une secousse qui, de la matrice, se communique à toute la machine, soit que les premiers mouvemens de cet organe aillent de proche en proche réveiller la sensibilité de tous les autres, la femme souffre alors moins de gêne et de mal-aise qu'auparavant; elle éprouve au contraire ce sentiment de légèreté, de courage et de force qu'on montre pour les commencemens d'une grande entreprise.

Mais cette heureuse disposition s'évanouit aux premières atteintes (1) de la douleur. Elles sont la suite des premiers efforts un peu considérables de la matrice et des autres parties auxiliaires qui influent sur l'accouchement. A mesure que ces efforts augmentent, les tiraillemens et les contorsions qu'ils nécessitent, faisant aux fibres une violence proportionnée à leur délicatesse, la douleur, qui n'est peut-être de la part de l'âme qu'une crainte extrême de les voir détruire, redouble, devient plus vive et plus continue : elle devient quelquefois si forte, que la femme succomberait à l'épuisement qui l'accompagne, si la nature ne prenait le parti de la faire cesser de tems en tems, en suspendant les efforts qui la produisent; elle leur fait même quelquefois succéder les douceurs du sommeil, pour réparer plus efficacement les forces perdues. Ce sommeil néanmoins est bientôt interrompu par de nouvelles douleurs, qui annoncent que la nature reprend son ouvrage.

Pendant ces alternatives de travail et de repos plus ou moins répétées, le sac membraneux où le fœtus est enfermé, et dont la nature sollicite l'expulsion, s'engage

---

(1) Les accoucheurs appellent *mouches* les premières douleurs, parce qu'elles sont assez passagères et peu vives. On donne le nom de *fausses* a celles qui, bornées dans la région des reins, ne s'etendent point encore jusqu'à la partie inférieure de l'hypogastre.

dans l'orifice de la matrice : se trouvant de plus en plus comprimé par les secousses combinées du fond et des parois de cet organe, il se rompt; les eaux qu'il contient s'échappent, du moins en partie, et sont bientôt suivies de l'enfant. O Rubens! je laisse à ton pinceau le soin de rendre cet état touchant, où les dernières impressions d'une douleur qui s'éteint, se mêlent encore dans la femme à la sérénité de la joie la plus pure; où l'abattement, produit par des souffrances qui viennent de cesser, n'est point encore effacé par les plus doux sentimens qui puissent remplir l'âme; où la crainte, assez naturelle quand on souffre, de perdre le jour, vient faire place au plaisir délicieux de l'avoir donné à un nouvel être!

Mais pourquoi faut-il que cet état soit le prix d'une suite d'incommodités, et d'une gradation de douleurs souvent insupportables? et pourquoi sommes-nous encore ici réduits à envier le sort des animaux, chez lesquels la grossesse est sans embarras, et l'accouchement presque sans souffrance, ou du moins exempt des suites fâcheuses ou funestes qu'il a si souvent dans l'espèce humaine? On aurait tort cependant de taxer la nature d'injustice. On trouve encore des peuples en qui son empreinte primitive n'a point été détruite par les abus d'une société raffinée, et chez lesquels les femmes jouissent presque des mêmes priviléges que les femelles des animaux. « Les femmes des Otiaks, est- » il dit dans l'*Histoire générale des Voyages* (1), » n'ont aucune inquiétude sur le tems de leur accou-

(1) Tom. XVIII, pag. 527.

» chement, et ne prennent aucune de ces précautions » que la délicatesse des Européennes leur rend presque » indispensables. Elles accouchent partout où elles se » trouvent, sans être embarrassées; elles, ou les per- » sonnes qui les aident, plongent le nouveau-né dans » l'eau ou dans la neige; et les mères reprennent aussi- » tôt leurs occupations ordinaires, ou continuent leur » marche, si elles sont en voyage. » Comme ce peuple est voisin des Samoïedes, et se trouve situé entre le cinquante-neuvième et le soixantième degrés de latitude septentrionale, on ne manque pas d'attribuer cette constitution vigoureuse à la rudesse du climat.

Cependant, dans la même Histoire (1), on lit que les femmes des habitans de l'île d'Amboine, vers le troisième degré de latitude méridionale, sont dans le même cas; et l'auteur ou le compilateur de cette histoire, en rapportant ce fait, en trouve la cause dans la chaleur du climat, qui rend, dit-il, les membres des femmes souples et capables de se prêter sans peine aux efforts de l'accouchement. On peut voir par là combien sont versatiles les explications qu'on tire du *froid* et du *chaud*; et comment, dans le jargon des mécaniciens, des causes tout à fait opposées peuvent servir avec plus de vraisemblance que de vérité à rendre raison du même effet. Nous le répétons encore; on ne considère pas assez souvent ce que peuvent les mœurs et l'habitude. Dans tous les climats, la nature a donné aux hommes et aux animaux les facultés nécessaires pour remplir les fonctions

---

(2) Tom. XVII, pag. 90.

de la vie avec aisance. Les premiers, bien souvent en pervertissent l'usage, et en croyant que la mollesse, les soins et l'abondance de toutes choses, puissent les suppléer.

Sans aller chercher des exemples aussi éloignés que ceux que nous venons de rapporter, on se désabuserait peut-être d'une erreur si dangereuse, si on comparait sans prévention, même dans nos climats, les femmes de la campagne avec celles des villes. Les premières, continuellement distraites par des occupations nécessaires, se trouvent souvent au milieu de leur grossesse sans presque s'en être aperçues; et c'est déjà beaucoup de gagné. Ce nouvel état, sans rien changer dans le cours de leur santé ni dans leur manière de vivre, ne les oblige qu'à quelques ménagemens plus nécessaires pour l'enfant que pour elles. Parvenues à la fin du neuvième mois, comme elles ne sont point pressées d'accoucher, elles n'aggravent point les peines qui accompagnent cette fonction, par les inquiétudes d'une attente chagrinante. La nature les surprend quelquefois au milieu des travaux rustiques qui les ont occupées pendant leur grossesse, et qui n'ont fait que les disposer à mieux supporter celui de l'accouchement. Trouvant en elles des organes robustes et une âme calme, elle opère sans contradiction, et les délivre par conséquent avec moins de souffrance, et plus de célérité. Les suites de l'accouchement, qui sont en partie une maladie réelle pour le plus grand nombre des femmes de la ville, et en partie une espèce d'étiquette et de convention, qui les assujétit, pendant un tems déterminé, au régime des malades, lorsqu'elles ne le sont plus, ne sont presque rien pour les femmes de la campagne. La nature n'ayant ni caprice ni excès à combattre en elles, ne s'occupe que de leur rétablissement; et, comme elles ne donnent rien à l'opinion ni à l'usage, elles jouissent, aussitôt qu'il leur est possible, des bienfaits de la nature. Elles n'ont pas le tems de se traîner méthodiquement, pendant plusieurs semaines, du lit sur une chaise longue; elles ont presque toujours ce courage qui multiplie les forces et que la nécessité donne quelquefois même aux femmes de la ville. Parmi celles-ci, il n'est pas rare de voir des femmes d'ouvriers peu aisés, qui s'en vont à pied chez une sage femme au moment de leurs couches, et qui s'en retournent de même le lendemain, libres et exemptes des accidens que la femme riche n'évite pas toujours au milieu des précautions étudiées qu'on prend pour elle : leur fortune ne leur permet pas d'être incommodées plus de trois ou quatre jours. Il semble que la nature nous donne des forces en proportion du besoin que nous avons d'en faire usage. Nous avons connu une jeune fille qui trouva le moyen de dérober à la connaissance de tous ses parens les marques humiliantes d'une faiblesse, et l'opération qui l'en délivra. Comme sa grossesse n'avait point été légitime, elle n'eut pas le droit d'être malade.

Quant à la plupart des femmes de la ville, et surtout des femmes riches, au lieu du courage capable d'anéantir le sentiment du mal, tout concourt à nourrir en elles la pusillanimité qui le rend plus vif. L'avide curiosité avec laquelle on tâche de découvrir si elles sont enceintes, le nouveau régime auquel on les soumet lorsqu'elles sont déclarées telles, les égards, les soins empressés les alarmes feintes ou vraies qui règnent autour d'elles, le nombre de gens qui les assiége, l'inaction à laquelle on les condamne, doivent leur donner une idée effrayante de leur état, et semblent les dispenser de se servir de leurs propres forces, et par là les rendre nulles. La faiblesse et l'inertie de leur âme passant jusqu'à leurs organes, ne peuvent que les disposer à une grossesse orageuse, et leur préparer un accouchement douloureux, et quelquefois fatal. L'instinct qui veille à la conservation de nos jours, qui sait si bien se ménager des ressources dans les maux les plus graves, doit s'affaiblir et se perdre dans la foule des secours dont on accable quelquefois les malades. Qu'aurait-il à faire, lorsque tant de gens agissent pour lui?

L'accouchement est une fonction animale, dont vraisemblablement la nature n'a pas voulu faire une maladie. Cette fonction s'exerce presque sans douleur et sans danger dans les animaux. Dans tous les lieux où les moyens de la seconder n'ont point été réduits en art, les femmes ont pour l'ordinaire des couches moins pénibles et plus heureuses que dans les endroits qui fourmillent d'accoucheurs et de sages-femmes. D'où viendrait cette différence, si ce n'est de celle des mœurs et de la différente manière dont les unes et les autres sont traitées, ou de l'abus qu'on fait, dans ces derniers lieux, d'un prétendu savoir?

Si la délicatesse qui résulte d'une vie molle et inactive rend les mouvemens de la matrice plus douloureux, on doit imputer l'irrégularité qui les rend quelquefois funestes pour la mère et pour l'enfant, à une sensibilité égarée qui l'excite à des efforts presque toujours mal dirigés, et presque toujours exécutés à contre-tems. C'est dans ce désordre que l'enfant prend ces situations désavantageuses dont les accoucheurs et les sage-femmes exagèrent sans contredit le péril, pour mettre plus de prix à leur manœuvre, mais qui rendent en effet l'accouchement plus long et plus laborieux; désordre entretenu et augmenté par l'embarras que doit naturellement faire naître la présence d'une multitude de personnes, les unes chères, les autres odieuses, quelques-unes inconnues, qui remplissent pour l'ordinaire la chambre d'une femme qui accouche; par les tourmens d'une pudeur trop peu ménagée; par un air d'importance trop affecté que les assistans, et ceux qui doivent opérer, mettent à la chose dont ils sont occupés. Tous ces objets doivent exciter dans la femme différens sentimens qui, en partageant son âme, croisent nécessairement l'action organique des parties qui doivent exécuter l'accouchement. Heureuse ! si des sage-femmes ou des accoucheurs trop entreprenans vont ne point, par des tentatives précoces, solliciter en elle une nature qui n'est pas encore prête à se donner, précipiter ses mouvemens, et par conséquent faire avorter le fruit qu'on en doit attendre; fatiguer des parties déjà trop irritées, et rendues trop sensibles par l'orgasme et la tension qu'elles souffrent, et entraîner la mère et l'enfant dans une ruine inévitable !

Les femmes qui ont le bonheur de n'être point excédées par une cour nombreuse, et en qui rien ne déconcerte la nature, sont peu sujètes à ces catastrophes qui, bien loin de décréditer l'opérateur qui en est souvent la cause, ne font que le faire paraître plus nécessaire. La nature, lorsqu'elle agit seule, sait tellement combiner et graduer son action, qu'elle ne fait que ce qu'elle doit faire. Eh ! comment ne viendrait-elle pas aisément à bout d'une opération pour laquelle elle a tout prévu et tout bien disposé ? Comment ne parviendrait-elle pas avec facilité à tirer du sein de la matrice, d'un organe actif, flexible, et même vigoureux, un corps qui lui est familier, et qui, par sa forme et par sa consistance, ne peut guère blesser les parties qu'il touche ? Comment serait-elle embarrassée pour mettre au jour un enfant dont le siége est si voisin de l'issue par laquelle il doit sortir, elle qu'on a vue quelquefois conduire sans accident des corps pointus ou tranchans à travers les détours des voies urinaires et les replis tortueux du long trajet des intestins ?

Il est d'ailleurs des opérations qu'elle aime à exécuter dans le silence et dans le secret. Cet instinct délicat se manifeste même dans quelques espèces d'animaux qui ne rempliraient jamais certaines fonctions en présence de témoins, et qui fuient les regards de l'homme pour s'y livrer. L'accouchement, par sa nature, et par toutes les circonstances qui caractérisent cette fonction, est une de celles qui, dans l'espèce humaine, demandent le plus spécialement d'être couvertes d'un voile. Il n'est pas douteux qu'on ne la secondât d'une manière plus efficace, si le nombre de personnes qui doivent aider une femme en couches se bornait à deux ou trois de ses plus intimes amies, qui, par un air ouvert et gai, fissent diversion à ses souffrances, ou calmassent ses frayeurs par une contenance assurée; et à une sage-femme dont le sang-froid, la patience, la réserve et la sécurité lui servissent de garant pour se tranquilliser : il n'est pas douteux, dis-je, qu'on ne secourût plus utilement une femme par ce moyen que par l'assistance tumultueuse d'un grand nombre de gens effarés, tristes, impatiens, dont les soins multipliés et souvent déplacés grossissent à son imagination le mal qu'elle peut souffrir et le danger qu'elle craint, et surtout par l'aspect imposant d'un homme toujours prêt à opérer, toujours armé d'instrumens suspects, et redoutable par son sexe.

Il faut l'avouer, quoique la fonction d'accoucheur tienne à l'art de guérir, elle n'était pas faite pour être exercée par des hommes. Le caractère de cette fonction, les connaissances peu étendues qu'elle demande, la confiance plus entière et plus absolue que doivent naturellement avoir les unes pour les autres, des personnes du même sexe; enfin tout y appelle les femmes : cet emploi semble leur être propre; elles ont tous les avantages nécessaires pour le remplir avec succès. On sait avec quelle adresse et quelle dextérité leurs mains, petites et souples, se glissent, s'insinuent partout sans inconvénient, savent pénétrer jusqu'à la source du mal sans l'augmenter, et porter le remède sur une partie malade sans y réveiller des douleurs assoupies. Ce sont ces talens précieux, ainsi que cette attention délicate qui sait deviner les besoins qu'on n'a pas la force d'exprimer, et cette sensibilité éclairée qui sait respecter jusqu'aux caprices de la maladie, qui ont donné lieu à ce proverbe (1) honorable pour le sexe, que partout où il y a un être qui souffre, ses soupirs appellent une femme pour le soulager.

On nous dira qu'il faut des études sérieuses et longues, savoir la physique, la mécanique, et même les mathématiques, pour se rendre habile dans l'art d'accoucher. Eh! où est-ce qu'on n'a pas mis, surtout depuis quelque tems, la physique et les mathématiques? Tout ce qui est matériel, tout ce qui est du ressort des sens, tient sans doute à la physique et à la mécanique; on ne peut point faire un pas, on ne peut point remuer un fétu, sans que cela s'opère par les lois de la physique : mais chacun fait des opérations mécaniques, comme le Bourgeois-Gentilhomme fait de la prose, c'est-à-dire, sans s'en douter. Il est une mécanique naturelle que non seulement tous les hommes, mais encore tous les animaux, savent sans l'avoir apprise. Tous font, sans y avoir été dressés, des actions où brille la plus fine mécanique; tous savent d'eux-mêmes, et sans y avoir été exercés, prendre les situations les plus commodes que leurs différens besoins demandent. Ceux qui font des traités d'accouchemens détaillent fort au long la position que doit avoir la femme en couche, et celle qui convient à l'accoucheur. Les jambes de celui-ci, dit-on, doivent faire un angle de *quarante-cinq degrés*. Un opérateur, pour donner du lustre à son art, peut bien appeler cela de la mécanique et de la géométrie, mais il ne doit pas dire que c'est au-dessus de la capacité des femmes. La seule différence qu'il

(1) *Ubi non est mulier, ibi ingemiscit æger.*

y a peut-être entr'eux, c'est que la femme, en s'abandonnant à sa dextérité naturelle, en s'affranchissant de la contrainte d'une position déterminée, et en faisant plutôt les mouvemens que les circonstances exigent, que ceux que demande la règle, manœuvrera mieux que l'accoucheur gravement affourché sur son *angle de quarante cinq degrés*.

L'art des accouchemens, dépouillé des préceptes indifférens ou inutiles, et du vain étalage dont on l'a affublé, se réduit à un très-petit nombre de principes simples (1),

(1) Dans le tems que cet ouvrage s'imprimait, il a paru un *Catéchisme* dans lequel M. Dufot, médecin, qui en est l'auteur, se propose d'instruire les sage-femmes de la campagne, et leur expose d'une manière nette, claire et précise, les principes de l'art des accouchemens. Il serait à desirer que ces notions, qui sont suffisantes, se répandissent. Elles mettraient le public en état de se passer du secours des hommes dans une fonction où leur ministère semble devoir compromettre les mœurs. Cet objet, auquel il n'appartient qu'à quelques hommes de faire toute l'attention qu'il mérite, est ce qui a excité, sans doute, quelques intendans à s'occuper de l'instruction des sage-femmes. On vient d'apprendre par la Gazette de France, du 25 septembre 1776, que la dame Ducoudrai, brévetée et pensionnée de Sa Majesté, avait, par les soins de M. Fontette, intendant de Caën, formé plus de cent cinquante sage-femmes dans deux cours publics qu'elle a faits. Cet exemple, sans doute, ne sera pas perdu pour les provinces. Quel que soit le prix du savoir, il tient de si près à la tentation d'en abuser, que j'ose à peine former quelques

faciles à saisir, et très à la portée des femmes. On a bientôt appris quelles sont les positions vicieuses que l'enfant peut prendre dans la matrice; quelles sont celles qu'on peut rectifier, et celles qui, ne pouvant point être corrigées, ne laissent à l'adresse de l'artiste que le sage parti d'en diminuer, autant qu'il est possible, les inconvéniens. Encore faut-il considérer que ces principes n'ont leur application que dans les cas où la nature ne pouvant point se suffire à elle-même, demande l'appui d'une main étrangère; car, de l'aveu des accoucheurs même, l'accouchement naturel, qui est et doit être le plus commun, peut se faire sans l'intervention de l'art. On peut donc conclure avec certitude que les accoucheurs qui manœuvrent, qui instrumentent tant qu'ils peuvent, le font le plus souvent sans nécessité, et par cette raison même nuisent aux succès de l'opération. On peut aussi

---

vœux pour ma patrie. Dans tout le comté de Foix, où je suis né, les accouchemens sont confiés à des femmes du bas peuple, qui n'ont jamais eu la moindre idée d'anatomie, et dont tout l'art se réduit à quelques pratiques routinières et traditionnelles. Mais elles mettent du zèle, de la patience et de la droiture, où les autres ne s'attachent qu'à faire briller le fantôme de la science; et elles n'en réussissent que mieux. Je ne me souviens d'avoir vu périr, dans ma petite ville, qu'une seule femme des suites de couches : il est vrai que, contre l'usage, elle avait été accouchée par un homme. L'événement fut si malheureux, qu'on eut tout lieu de croire que la nature réprouvait une innovation si funeste.

par là réduire à leur juste valeur les détails exagérés qu'ils font des prétendus obstacles qu'ils ont eu à vaincre, de l'adresse et de l'habileté qu'il leur a fallu pour les surmonter; détails qui semblent tendre à faire voir que l'accouchement a été leur ouvrage, ou que du moins ils y ont mis beaucoup du leur, et la nature très-peu du sien.

Ou, du tems des Grecs, les femmes accouchaient avec plus de facilité qu'aujourd'hui, ou ils ont mieux jugé que nous du véritable degré d'influence que la sage-femme ou l'accoucheur a dans cette fonction. Par le nom qu'ils donnaient à leurs sage-femmes, il parait qu'ils la bornaient au soin de couper le cordon ombilical; ils les appelaient ομφλοτομοι, coupeuses de cordon ombilical. Les femelles des animaux font cette opération avec leurs dents; et, comme le cordon ombilical peut chez eux se passer de ligature, il y a des auteurs qui doutent que, dans l'homme, elle soit aussi essentielle que bien des gens le prétendent. Il y a des observations pour et contre. Ce n'est pas ici le lieu de discuter cette question; mais nous croyons qu'on pourrait bien se tromper, si on envisageait le cordon ombilical comme une simple continuation des vaisseaux de l'enfant ou de la mère, et qu'on ne le considérât pas comme une pièce de rapport qui ne doit servir qu'un certain tems, comme un point de communication établi entre la mère et l'enfant, que la nature maintient tant qu'elle en a besoin, mais qu'elle laisse dépérir et tomber lorsqu'il ne lui est plus utile. Après l'accouchement elle contracte, resserre et ferme la partie de l'enfant à laquelle il s'abouche; et, en y interceptant le sang et la vie qui le faisaient végéter, elle le met dans le cas de s'oblitérer et de se dessécher bientôt sans aucun préjudice pour l'enfant.

Quoique la facilité de l'art d'accoucher pût être chez les anciens un motif pour le confier à des femmes, ils avaient sans doute aussi égard à la convenance naturelle qu'il y a que l'enfant, en venant au monde, soit reçu dans les mains d'une sage-femme pour passer dans celles d'une nourrice, et des mains d'une nourrice dans celles d'une gouvernante qui le dispose à recevoir l'éducation mâle des hommes. Un dépôt si faible et si délicat eût peut-être trouvé, dans la tendresse austère et roide de ceux-ci, des secours moins convenables à son état; il lui fallait un appui doux, flexible, et qui sût se plier comme lui, pour le mieux défendre. Enfin le soin de l'enfance est la destination des femmes; c'est une tâche que la nature leur a assignée. C'est une femme qui doit porter l'enfant pendant neuf mois dans son sein; c'est une femme qui doit lui faciliter les moyens d'en sortir; c'est une femme qui doit lui fournir la première nourriture dont il a besoin; enfin, c'est une femme qui doit veiller sur les premiers développemens de ses organes et de son âme, et les préparer aux leçons qui doivent l'élever à l'état d'homme.

Mais la principale raison qui ne permettait pas aux anciens de penser que la fonction d'aider l'accouchement pût convenir à d'autres personnes qu'à des femmes, excepté dans les cas très-rares où tout cède à un pressant danger, c'est le grand intérêt des mœurs. C'est un objet que les anciens gouvernemens ne perdaient jamais de vue; ils savaient qu'elles sont la base de toute législation;

et qu'en vain ferait-on de bonnes lois, si de bonnes mœurs n'en assuraient l'exécution. La cruauté des opérations chirurgicales d'Archagathus fit chasser les médecins de Rome (1); elle bannit aussi de son sein les sophistes et les orateurs Grecs qu'on accusait d'y avoir introduit et d'y nourrir le goût des arts et des vices de la Grèce : vraisemblablement elle n'y eût pas laissé subsister longtems un art qui, exercé par des hommes, aurait été, sous une vaine apparence d'utilité, menacer le sanctuaire du mariage, et qui, en portant atteinte à la principale sauvegarde des familles, eût bientôt attaqué les ressorts de l'Etat; un art qui, à force d'alarmer la pudeur des femmes, les eût bientôt accoutumées à ne plus rougir de rien, et leur eût peut-être fait perdre jusqu'au souvenir de cette vertu sévère qui leur avait mérité l'estime et la vénération des Romains, et qui avait été jadis le principe des plus grandes révolutions. Caton, qui dégrada un sénateur pour avoir embrassé sa femme en présence de sa fille, Caton, toujours attentif à repousser la corruption du cœur des citoyens, n'eût jamais permis que leurs femmes, en donnant des enfans à la république, ternissent ce bienfait par l'oubli de la première de toutes les bienséances.

Toutes les nations (2) se sont assez accordées, jusques

---

(1) Aulu-Gel. *Lib.* 13.

(2) Il faut en excepter les Athéniens, à cette époque où ils avaient interdit tout exercice de la médecine et de la chirurgie aux femmes. Comme les Athéniens avaient beaucoup de répugnance pour se soumettre à une loi qui

vers le milieu du dernier siècle, à ne point admettre le ministère des hommes dans les accouchemens. M. Astruc (1) prétend que ce n'est qu'en 1663 qu'on a commencé à la cour à se servir d'accoucheur; et ce fut, dit-on, dans une de ces occasions (2) où l'honneur en danger

---

violait leur pudeur, en les forçant de se faire accoucher par des hommes, une d'entre elles, plus courageuse, et comme un autre Curtius, se dévouant pour son sexe, se travestit en homme pour avoir le droit, à la faveur de ce déguisement, d'exercer la profession d'accoucheur. Toutes les femmes qui étaient du secret eurent recours à elle, et les autres accoucheurs perdirent leurs pratiques. Une grande réputation est un crime aux yeux de l'envie. Elle arma donc bientôt contre Agnodice (c'était le nom de l'accoucheur femelle) tous les jaloux que la fortune lui faisait; elle eut recours à ses armes favorites, à la calomnie. Heureusement ses imputations sont pour l'ordinaire concertées avec plus de méchanceté que d'adresse; et celles qu'elle employa contre Agnodice étaient de nature à pouvoir être aisément démenties. On l'accusa de séduire les femmes des citoyens. Par le seul aveu de son sexe, elle confondit l'imposture. Les Athéniens virent les inconvéniens de leur loi, et prirent le sage parti d'en modifier les dispositions.

(1) *Maladies des Femmes*, tome VII, *Histoire sommaire de l'art d'accoucher.*

(2) Ce fut, dit M. Astruc, aux premières couches de mademoiselle de la Vallière, et pour mieux s'assurer du secret. On craignit que la présence d'une sage-femme dans le palais, où les soupçons régnaient déjà, ne fournît un

ne prend conseil que du trouble qui l'égare, et viole une partie des règles pour sauver l'autre. Qui le croirait! ce fut la honte qui fit pour la première fois recourir à des hommes. Un roi qui connaissait le pouvoir de l'exemple sur le trône, et qui voulait cacher ses faiblesses, et ménager la délicatesse de celle qui les partageait, crut ne point pouvoir remettre en de meilleures mains un intérêt si cher. C'est ainsi que Jupiter confiait quelquefois à des dieux subalternes, plutôt qu'à des déesses, son embarras et le soin de dérober aux yeux de Junon les fruits de ses infidélités. Quoi qu'il en soit, ce ne fut pas sans doute dans un moment tranquille qu'une femme dût, pour la première fois, se résoudre à s'abandonner à la merci d'un homme pour accoucher. Les premiers exemples ayant été donnés par ces personnes, dont le rang et l'état forcent l'opinion, l'usage des accoucheurs s'est étendu et

---

nouvel aliment à la maligne curiosité des courtisans : on se servit, pour leur donner le change, d'un chirurgien que son ministère attachait à la cour. Au surplus, on ne peut pas disconvenir qu'il n'y ait eu dans tous lès tems des hommes qui ont étudié ou enseigné l'art des accouchemens. Nous avons des traités d'accouchemens très-anciens, faits par des médecins.

Les chirurgiens, en s'exercant aux autres opérations chirurgicales, ne négligeaient pas celle de l'accouchement. Mais l'usage habituel et journalier des accouchemens n'était point établi comme il l'est à présent ; ils n'intervenaient que dans les cas difficiles, où l'on croyait avoir besoin d'un opérateur exercé.

répandu depuis avec cette rapidité qu'ont toutes les inventions du luxe, quoique des médecins même (1) se soient efforcés d'en faire voir les inconvéniens (2).

Revenons à la femme qui a accouché. Lorsque l'enfant est dehors, le travail est bien quelques momens suspendu, mais n'est pas encore fini. Le placenta et les membranes qui enveloppaient l'enfant, restent pour l'ordinaire encore attachés à la matrice après l'accouchement. Cet organe s'agite donc encore pour en procurer l'expulsion, mais moins fortement que pour opérer la sortie de l'enfant. Après s'être débarrassé de l'arrière-faix, il travaille à évacuer toutes les humeurs qui lui deviennent inutiles ; ce qui produit, pendant quelques jours, des écoulemens qui changent successivement de nature à mesure que les vaisseaux de la matrice se retrécissent, et dont la cessation annonce que cet organe a repris entièrement son premier état.

---

(1) Il y a un ouvrage de M. Hecquet, intitulé : *de l'indécence qu'il y a aux hommes d'accoucher les femmes.*

(2) Il y a cependant encore des femmes qu'il serait impossible de résoudre à se faire accoucher par des hommes, on ne dit pas dans les lieux où cet emploi est confié aux femmes, mais dans les villes où les accoucheurs sont le plus en vogue. Il y a dit-on une grande reine en Europe, qui a un accoucheur dont elle ne se sert jamais. Des femmes l'accouchent, et l'accoucheur est dans l'antichambre, comme un témoin du tribut qu'on rend encore à un usage auquel on a renoncé.

CHAPITRE VIII.

De l'allaitement.

Comme l'enfant, ainsi que les petits dans beaucoup d'espèces d'animaux, est incapable, immédiatement après sa naissance, de faire usage des alimens solides dont la mère se nourrit, il fallait qu'il trouvât encore en elle des organes propres à lui fournir une nourriture analogue à celle qui l'avait substanté pendant qu'il était dans son sein. Ces derniers organes, avec un appareil tout différent, n'exercent à cet égard que la même fonction dont la matrice s'acquittait pendant la grossesse. Après l'accouchement, celle-ci n'a plus rien à faire qu'à écarter les débris de l'échafaudage qui y soutenait l'enfant, et à reprendre sa première assiette. Cela fait, la nature semble transporter toute son activité, et diriger la somme des forces qu'elle y employait, vers les organes qui doivent lui succéder dans sa principale tâche. Enfin les mamelles deviennent alors le seul objet de son attention, parce que c'est d'elles qu'elle a essentiellement besoin pour le soutien du nouveau-né.

La position extérieure et élevée de cet organe dans la femme, était la plus convenable à un nourrisson qui, ne pouvant plus puiser sa subsistance au dedans de la mère, ni la prendre de lui-même au dehors, était destiné à être porté vers elle : position admirable, qui, en tenant l'enfant sous les yeux et dans les bras de la mère, établit entre eux un échange intéressant de tendresse, de soins et de caresses innocentes, qui met l'un à portée de mieux exprimer ses besoins, et l'autre de jouir de ses propres sacrifices, en en contemplant continuellement l'objet.

Cet organe est double et symétriquement disposé sur la partie antérieure de la poitrine. Il entre essentiellement dans l'idée de la beauté; de sorte qu'en consommant et en perfectionnant l'ouvrage de la génération, il sert en même tems à parer la femme et à augmenter ses attraits naturels. Cela vient à l'appui du principe que nous avons établi ailleurs, que la beauté n'est que l'aptitude à bien remplir un objet utile et grand, fondée sur des rapports exacts et sensibles. Cela est d'autant plus incontestable par rapport à l'organe dont il s'agit ici, que la forme que le seul agrément ferait rechercher en lui, est aussi celle qui est la plus propre à effectuer les intentions de la nature. Un trop grand volume, une forme applatie ou trop petite (1), s'éloigneraient également des justes rapports que sa destination exige.

La nature n'attend pas le terme de l'accouchement pour disposer les mamelles à la fonction qui leur est propre; elle y forme ou transporte du lait quelque tems avant que cette époque arrive, par une espèce de pré-

(1) Roderic, à Castro. *Univers. mulieb. morb. Medicina*, pars I, lib. IV, cap. 13.

voyance; mais, lorsque l'accouchement est tout à fait terminé, elle y conduit par torrens, quelquefois (1) assez impétueux pour y causer du gonflement et de la douleur, cette liqueur précieuse, aussi agréable à la vue que flatteuse au goût. Sa blancheur, qui la rapproche du chyle, l'a quelquefois fait regarder comme une émanation immédiate de ce fluide, ou du moins comme un résultat très-voisin de la première digestion. Il est certain que le lait est, après le chyle, celle de toutes les liqueurs du corps humain que l'action vitale a le moins dénaturée, et qui conserve le plus des qualités sensibles des alimens qui en ont fourni la matière. Mais il présente, soit dans sa formation, soit dans ses effets, des phénomènes qui doivent le faire considérer comme un fluide particulier. Une raison qui prouve invinciblement que du lait n'est pas du chyle, c'est que le lait qu'on détourne de sa destination naturelle, et qu'on repousse dans les routes communes des autres humeurs, ne s'amalgame point avec elles, et prend le caractère d'une humeur étrangère qui devient nuisible, si la nature ne parvient point à la chasser par les différens couloirs; au lieu qu'on ne s'est jamais avisé de dire que le chyle fût un fluide dangereux qui ne sympathise point avec les humeurs, puisqu'il sert au contraire à les renouveler toutes.

Le lait est un production animale, due à un travail de la nature, qui n'a et ne peut avoir lieu qu'un certain

---

(1) Ce mouvement fébrile qui accompagne l'abord du lait dans les mamelles, et qu'on appelle la fièvre de lait, n'a pas lieu dans toutes les femmes.

tems. Si le lait était un effet passif de l'organisation et du cours ordinaire du sang, les femmes et les femelles des animaux en auraient toujours, parce qu'elles ont toujours la matière et les instrumens avec lesquels la nature le produit. Il faut donc que la nature, excitée par un but important, les mette en œuvre, et en tire ce qu'ils ne sauraient jamais produire d'eux-mêmes.

L'abord plus ou moins tumultueux du lait dans les mamelles, après l'accouchement, ne dépend point non plus du simple refoulement des humeurs que la matrice renvoie. La communication prétendue des vaisseaux et des nerfs de ces deux parties n'est pas assez marquée pour justifier l'opinion de ceux qui lui attribuent le reflux des humeurs et du lait vers le sein : il y a beaucoup de parties voisines de la matrice, auxquelles il serait peut-être plus aisé de s'en emparer. S'ils se rendent de préférence aux mamelles, c'est l'effet d'une direction particulière de la part de la nature; c'est plutôt l'effet d'une convenance morale, que celui d'une nécessité physique. Enfin la nature le conduit vers le sein, parce qu'il n'y a que lui qui puisse le transmettre à l'enfant commodément.

Il y a sans contredit entre cet organe et la matrice un commerce manifeste de sensibilité, qui fait qu'ils se partagent ou se communiquent réciproquement leurs affections; mais ce commerce est moins fondé sur les liens physiques qui les unissent, que sur l'objet de destination commune qui les assujétit tous deux à des fonctions presque semblables, et en vertu duquel l'un ne saurait éprouver une sensation, sans exciter une sensation analogue dans l'autre. Ils paraissent tous les deux propres à former du lait, et, lorsque l'un est surchargé on n'en a plus que faire; ce qui peut arriver de plus avantageux c'est que l'autre s'en saisisse. Aussi la nature bien ordonnée, et qu'on ne contrarie point, lui permet-elle rarement de s'égarer dans les autres organes, où il serait plus étranger et plus nuisible que dans ceux qui sont destinés à le produire.

Il ne faut pas seulement une action immédiate du principe vital pour conduire ou former le lait dans les mamelles, il faut encore qu'une secousse de sa part en opère l'excrétion ou la sortie. Le lait ne coulerait jamais dans la bouche du nourrisson, ni ne céderait jamais aux autres moyens par lesquels on sollicite son écoulement, sans une disposition active de la part de l'organe, qui se dresse et se roidit pour exprimer la liqueur qu'il contient (1). On peut déterminer cette disposition par des frottemens proportionnés à la sensibilité de la partie. L'instinct, l'expérience ou le hasard apprennent à l'enfant à chatouiller avec sa tête ou avec ses mains la mamelle qu'il suce, pour en tirer une plus grande abondance de lait. Les irritations légères, et même agréables, produites par là sur cet organe, se trouvant répétées plusieurs fois le jour, y entretiennent et fixent, pendant tout le tems de l'allaitement, un courant d'humeurs qui fait diversion pour l'ordinaire aux autres évacuations particulières à la femme. Cette diversion est nécessaire, et montre combien il serait préjudiciable au nourrisson, que la mère écoutât des desirs capables de rappeler ailleurs une in-

(1) M. de Bordeu, *Recherches sur les glandes.*

fluence dont il ne peut point se passer. Il est d'ailleurs contre la nature, qu'elle puisse s'occuper avantageusement de plusieurs objets à la fois, et qu'elle entreprenne un nouvel ouvrage avant d'avoir mis la dernière main à celui qui captive actuellement son attention.

La continence n'est pas la seule vertu convenable à une nourrice; toutes les passions vives ou tristes ont plus ou moins de pouvoir sur l'élaboration du lait. Pour en éprouver moins l'activité, il faudrait, autant qu'il serait possible, que les femmes qui nourrissent se retirassent à la campagne : la tranquillité et le sommeil qui leur sont spécialement nécessaires, fuient le tumulte et le bruit des villes. Les avantages d'un air pur, celui d'une nourriture plus fraîche, qu'offrent à la campagne les végétaux de toute espèce, devraient aussi faire préférer ce dernier séjour. Il suffit que la nourriture d'une nourrice soit abondante; il serait inutile, et peut-être même nuisible, qu'elle fût recherchée. Ce qu'il y a de plus essentiel pour le nourrisson, c'est qu'elle ait un tempérament sain et une âme paisible.

Quant à la patience, qui doit lui faire supporter sans murmure les fréquentes importunités de l'enfant, la nature y a pourvu en lui donnant un fond de tendresse qui ne se rebute jamais. Ici se manifestent d'une manière bien sensible le but et les effets de ce caractère mobile qu'on a dit être particulier à la femme, et qui semble si peu fait pour admettre des sentimens exclusifs. Elle est destinée à produire plusieurs enfans, à les nourrir, et à les défendre contre toute atteinte. Chacun exige les mêmes soins, la même vigilance, la même sollicitude, parce qu'ils sont tous également faibles. Si la femme eût été trop susceptible de ces attachemens durables qui ne permettent point à l'âme de perdre un instant leur objet de vue, qui se roidissent contre les obstacles, et que le tems même fortifie, cette disposition eût peut-être contrarié cet instinct qui veut qu'après avoir prodigué la tendresse dont elle est capable à l'un de ses enfans, elle la transporte successivement sans partage à tous les autres, et qu'elle montre pour chacun cette sublime chaleur de sentiment, qu'il semble qu'on ne puisse avoir qu'une fois (1).

Le moyen que la nourrice emploie le plus souvent pour appaiser les cris de l'enfant qui pleure, c'est de lui présenter sa mamelle, parce qu'elle craint toujours que ce ne soit la faim qui le fait pleurer. A la vérité, il a souvent besoin de téter. Un corps qui se développe et qui tend à

---

(1) Il ne faut pas croire que l'affection qu'on a pour ses enfans, lorsqu'ils sont grands, soit de la même nature que celle qu'une mère a pour l'enfant qu'elle nourrit.

La première est un sentiment factice, fondé sur l'habitude, et surtout l'amour propre qui nous fait envisager ceux qui doivent hériter de nos biens et de notre nom, comme une extension de notre être, pour nous soustraire au trépas. La tendresse d'une mère pour son nourrisson, ne doit rien à la réflexion et porte dans sa sainte énergie les traits de ce délire qui caractérise toute les implusions naturelles. Cette tendresse, comme celle que les poules et d'autres animaux ont pour leurs petits, doit finir avec les besoins de l'enfant.

son accroissement, dont tous les émonctoires sont ouverts, et dont les excrétions sont peut-être relativement plus abondantes que celles des personnes adultes, demande une nourriture considérable. Mais ce n'est pas toujours la faim qui est le principe de ses pleurs; quelquefois il se tait lorsqu'il tient le mamelon, et ne le suce point. Comme l'existence d'un enfant nouvellement né est toute sensitive, s'il ne dort point, il veut sentir et être affecté; c'est le besoin de sensations qui lui fait souvent chercher la mamelle : le silence et l'obscurité semblent l'effrayer; il est dans le mal-aise, il semble craindre le néant, lorsque rien n'amuse ses yeux ou frappe ses oreilles. Le mamelon est alors dans sa bouche un simple objet de distraction. On pourrait souvent soulager la nourrice, en substituant au mamelon des objets colorés ou sonores, capables de fixer quelque tems l'enfant. Les couleurs vives attachent singulièrement sa vue; il écoute avec plaisir les chansons et le babil de sa nourrice et de toute autre personne. Il y a cet avantage, en l'amusant ainsi, que ses sens, qui sont les instrumens de toutes les connaissances qu'il doit acquérir, sont plutôt développés. Ses cris cèdent aussi à un balancement doux qui remue son corps. C'est un des moyens de lui faire sentir son existence, dont on abuse quelquefois, mais qui n'est point nuisible quand on en fait un usage modéré. En berçant avec précaution l'enfant, on lui procure un exercice salutaire, dont il n'était pas même tout à fait privé dans le sein de sa mère. En distinguant donc bien en lui la faim d'avec le besoin d'être distrait, on parviendrait peut-être à régler le tems qu'il doit téter chaque jour.

Quoique le terme de l'allaitement soit marqué par la nature même, dans l'entière et parfaite éruption des dents, on peut l'avancer sans inconvénient, en faisant succéder peu à peu le lait des animaux à celui de la nourrice, et en accoutumant l'enfant, par gradation, à des alimens plus solides. Nous disons ceci pour les mères qui n'ont pas beaucoup de lait, ou pour qui une santé délicate rend le joug de l'allaitement trop onéreux.

Pour ce qui regarde celles qui s'en sont tout à fait affranchies, nous pourrions, comme on l'a déjà souvent fait, montrer qu'on ne viole pas impunément les lois de la nature, et présenter la liste des maux qui suivent cette infraction. Nous les ferons assez pressentir, en rappelant que nous avons considéré le lait retenu dans le corps comme un principe de corruption pour toutes les autres humeurs. Sans compter ces maladies trop graves et trop sensibles pour n'en pas apercevoir la cause, auxquelles les femmes qui ne nourissent point sont les plus sujètes, elles tombent quelquefois, même longtems après leurs couches, dans un état de langueur ou de dérangement qui annonce que quelque humeur hétérogène trouble en elles l'exercice ordinaire de la sensibilité, et qui, leur enlevant leur fraîcheur, leur éclat, et les autres agrémens qu'elles voulaient conserver, les prive du fruit même de leur faute.

On sent bien cependant que l'obligation de nourrir ne s'étend point à celles qui ne peuvent donner à leur enfant qu'une nourriture insuffisante ou mal saine. Celles qui manquent de lait, ou, ce qui est encore plus commun dans les grandes villes, qui l'ont mauvais, ne sauraient mieux faire que d'envoyer leurs enfans à la campagne ; ils y trouveront peut-être, dans un lait assaisonné par la tempérance et la frugalité, qu'une paysanne robuste leur fournira, un remède à des maux produits par les vices opposés à ces vertus ; ils se dépouilleront, dans cette source pure, des levains infects qu'on leur a transmis avec la vie. Ils y recevront une existence plus solide que celle qu'ils doivent à des parens énervés, et à peine en état de soutenir la leur ; il peut même résulter de là des effets moraux, capables de tempérer un peu celui de l'inégalité des conditions. Le riche, nourri chez des paysans, sera moins disposé à en mépriser l'honorable pauvreté, lorsqu'il sera livré aux prestiges et aux plaisirs de l'opulence, et que tout conspirera à lui faire oublier qu'il est homme. Dans un de ces momens où l'âme est plus facile à émouvoir, et où la nature rappelle même l'homme vicieux à ses semblables, en voyant l'humble chaumière du villageois, il se dira avec attendrissement : Voilà mon premier séjour, voilà mon berceau ; la frivole dissipation et le tracas brillant qui remplissent ma vie ne valent pas les jeux innocens que j'y goutais dans mon enfance : ceux qui l'habitent ne me devaient que des soins, et ils me prodiguaient cette tendresse que la nature ou l'innocence des mœurs peut seule inspirer : c'est là que se forment ces hommes vigoureux dont la sueur fait germer les substances qui me nourrissent, et dont les bras défendent les foyers où je m'endors dans la mollesse : que dis-je? s'il coule dans mes veines une goutte de sang qui soit exempte de corruption, s'il reste encore dans mon âme un sentiment honnête, je l'ai peut-être sucé avec le lait qu'ils m'ont donné.

Si des raisons tirées de notre organisation et de l'enchaînement naturel de nos fonctions, obligent toute femme qui n'est point malade à nourrir, les raisons morales qui semblent l'y astreindre ne sont pas d'un moindre poids pour celle dont l'âme est sensible et droite. Un nourrisson abandonné aux soins mercenaires d'une nourrice, les dangers d'un lait qui ne doit pas toujours être analogue à sa constitution, qui peut même, selon quelques médecins (et ce n'est pas tout à fait sans fondement), influer sur ses mœurs et sur son caractère; les maux physiques dont il peut l'infecter; enfin, la tendresse de l'enfant, dévolue à une autre qu'à sa mère qui, n'en remplissant pas les fonctions, ne doit pas s'attendre à en recevoir le prix, sont des motifs bien puissans pour faire proscrire un abus si contraire à l'ordre naturel. Tous les animaux faits pour nourrir leurs petits ne se reposent point d'un soin si cher sur d'autres; une espèce dans laquelle le père et la mère ne montreraient de l'ardeur que pour engendrer, et se déroberaient à l'obligation d'en nourrir les fruits, seraient une dissonance dans la nature.

Cela ne choque pas moins l'ordre de la société, où chacun a ses fonctions à exercer, et où chaque sexe est lié par des obligations particulières. Il semble donc qu'une femme n'a droit à tous les avantages qu'elle procure à ses membres, que quand elle en a rempli tous les devoirs, et elle n'a fait que la moitié de sa tâche lorsqu'elle ne nourrit point l'enfant qu'elle a mis au jour. Elle n'est bien digne du rang qu'elle y occupe que, lorsqu'après en avoir fait l'ornement par ses charmes, elle a contribué à en augmenter la force, en lui donnant des citoyens vigoureux et sains, qui aient reçu d'elle, avec le lait, l'exemple d'un inviolable attachement aux devoirs sacrés qu'elle impose.

Fin du Systéme physique et moral de la Femme.

SYSTÊME
PHYSIQUE ET MORAL
DE L'HOMME.

PREMIÈRE PARTIE.

Des rapports généraux et des attributs essentiels qui constituent la vie.

LIVRE PREMIER.

De l'organisation humaine.

CHAPITRE PREMIER.

Idée générale de l'Homme.

La vie suppose, dans les êtres qui en sont doués, une organisation, c'est-à-dire, un assemblage d'instrumens liés entre eux par des relations plus ou moins intimes, plus ou moins nécessaires, et destinées à concourir, par leur action combinée, au soutien, au développement et à la reproduction de chaque individu. Dans l'ordre d'existence des choses actuelles et sensibles, tout ce qui vit a des organes; les plantes même, qui jouissent d'une espèce de vie, puisqu'elles peuvent se nourrir, se développer et se reproduire, ont une forme organique; on voit en elles différens genres de vaisseaux, des glandes pour en séparer les diverses liqueurs, des trachées pour respirer, etc. Au contraire, les corps du règne minéral, absolument dépourvus de facultés actives, n'offrent aucun vestige d'une véritable organisation. Les principes qui les constituent peuvent bien, dans certaines circonstances, prendre un arrangement et affecter des formes qui en imposent par une sorte de régularité. Tels sont dans les mines, les filons des métaux, qu'on pourrait comparer aux branches d'un arbre; telles sont ces végétations artificielles qui, dans des tems grossiers, ont pu donner un air de prestige à la chimie. C'est ainsi que la cristallisation, qui peut-être est un degré par lequel la nature passe pour s'élever à l'organisation, mais qui n'est point encore l'organisation, donne aux différens sels neutres, et même aux minéraux, des figures constantes et déterminées (1). Mais toutes ces productions ne

---

(1) D'après les observations microscopiques de M. M...., professeur d'anatomie à Edimbourg, et de M. l'abbé Fontana, il semble que les élémens constitutifs de presque tous les corps, ont des caractères communs. Le premier a vu des fibres spirales, et l'autre des fils tortueux, non seulement dans les nerfs, mais encore dans toutes les autres

sont que de simples résultats de ces lois physiques, qui assemblent et unissent les élémens de la matière; ne renfermant point en elles un principe d'activité qui veille à leur conservation, ne pouvant point recevoir d'autre accroissement que celui qui est opéré par une superposition de nouvelles parties, n'ayant point surtout, comme les animaux et les végétaux, les moyens de se reproduire et de se multiplier, elles doivent être rejetées dans la classe des corps bruts, dénués de toute puissance et de toute énergie qui leur soient propres.

La nature a extrêmement varié l'appareil d'organes sur lequel l'exercice de la vie est fondé. Selon notre manière de concevoir, il est plus compliqué dans certaines espèces d'êtres que dans d'autres; il est si simple dans quelques-unes, que toutes les parties qui les composent sont exactement similaires, comme celles des végétaux; de manière que, pouvant, comme eux, se reproduire de bouture, ou par leur division, elles rendent incertaines les limites qui séparent le règne animal du règne végétal (1).

---

parties des animaux, sans en excepter les ongles, les cheveux et l'épiderme. Ils ont cru voir un pareil système de fibres dans les corps du règne végétal et du règne minéral. Mais l'organisation ne consiste point dans la forme des parties élémentaires des corps.

(1) Les anciens avaient aperçu cette gradation et cette chaîne qui lie tous les êtres; ils connaissaient ces espèces équivoques qui font la nuance entre le règne végétal et le règne animal, et le nom de *zoophytes* ou *animaux plantes*,

Tels sont les polypes, dont chaque partie peut devenir un polype, comme chaque partie d'un arbre peut devenir un arbre. Il y a des espèces qui, avec une organisation plus composée, se rapprochent cependant beaucoup des végétaux, mais par d'autres côtés. Les organes de la respiration, ou les stigmates des insectes ont d'autant plus de rapport avec les trachées des plantes, qu'ils peuvent, ainsi qu'elles, vivre dans un air méphitique. On trouverait encore d'autres points de rapprochement, en considérant les uns et les autres sous d'autres faces : les fourmis, par exemple, donnant un acide dans l'analyse chimique, ont cela de commun avec les végétaux qui fournissent un pareil résultat. Ainsi, la nature, en répandant la vie sur les différens êtres, n'a point été bornée par les formes, puisque toutes paraissent capables de la recevoir.

Mais elle n'a point attaché le même degré de puissance à tous ces différens degrés d'organisation. Les effets ont dû varier comme les moyens. C'est un spectacle bien imposant que cette prodigieuse diversité de mouvemens, d'actions, de desseins, de motifs et de ressources qui forment le système animal ! Le sage contemple avec un profond intérêt cette force toujours active, inépuisable, qui donne à toutes les parties de ce système l'impulsion et le mouvement, ces apparences fugitives d'un instinct qui semble être toujours le même, parce qu'il tend sans

---

par lequel ils les désignaient, fait assez voir l'embarras où ils étaient pour les classer. *Voyez* le livre *De naturâ hominis* de Nemesius, évêque et philosophe du quatrième siècle.

cesse au même but, et qui se montre toujours si différent par la variété des formes dont il cherche à se revêtir; cette fluctuation continuelle des espèces qui se pressent, se repoussent et se balancent, pour se maintenir chacune dans la sphère qui lui a été assignée. Dans ce vaste tableau de la nature, l'œil distingue de loin une figure sublime, qui semble moins se confondre avec les autres, que les dominer, qui ne les efface point, qui leur laisse tous leurs avantages, pour mieux faire ressortir les siens; cet objet important, qui captive et fixe les regards, c'est l'homme.

A ne considérer dans l'homme que sa partie matérielle, sa structure sensible, la vigueur et les proportions exactes de ses organes, le nombre et l'activité de ses sens, on reconnaît déjà en lui un être bien constitué. Ses facultés n'ont point été limitées par les lieux; elles bravent l'influence des climats, puisqu'il peut vivre et se multiplier dans toutes les régions de la terre. Son tempérament à la fois robuste et flexible, qui s'accommode de toute espèce d'alimens, le met dans le cas de trouver partout sa subsistance. Par sa force naturelle, dont une conformation avantageuse multiplie les effets, il est en état de se mesurer avec les animaux les plus redoutables. Quand il ne ferait de ses membres que cet usage borné que l'instinct suggère à tous les êtres vivans, soit pour l'attaque, soit pour la défense, celui que le singe et l'éléphant font avec moins d'avantage, l'un de ses mains et l'autre de sa trompe, il lui serait aisé de repousser leurs insultes; les pierres et les branches des arbres pourraient devenir dans sa main des armes aussi terribles que les griffes du lion. Ajoutez à cela, que la nature ayant constitué l'homme pour vivre en société, tandis qu'elle n'a départi ce caractère social qu'à quelques espèces d'animaux faibles, il peut marcher en troupe et opposer les forces réunies de plusieurs individus à celle de quelque animal que ce soit; de sorte que l'espèce humaine, bien loin d'être destinée à devenir la proie des autres espèces, semble faite, au contraire, pour les subjuguer toutes; et l'animal le plus redoutable pour l'homme, c'est lui-même.

Cependant cette organisation supérieure de l'homme, laisserait peu d'intervalle entre lui et les autres espèces vivantes, sans le principe actif qui dirige et fait valoir ses facultés physiques. C'est dans la nature de ce principe que résident sa principale puissance, et les véritables titres de sa grandeur; et il est vraisemblable qu'en le mettant dans la classe des animaux, on a moins prétendu l'avilir que désigner en lui un être animé (1). Envisagé sous ce point de vue, il est sans contredit l'animal par excellence; son âme se manifeste de toute part; elle s'échappe, comme une flamme subtile, à travers les organes qu'elle vivifie, et, se répandant au dehors, elle semble même éclairer par sa lumière, et animer par sa force expansive, tous les objets qui environnent l'homme. La matière brute se dépouille en quelque sorte de son inertie, pour obéir aux puissances de son entendement.

---

(1) Les anciens considéraient l'âme comme le principe du mouvement, et c'est en ce sens qu'ils donnaient le nom *d'animal* même aux dieux, les distinguant de tous les autres animaux par leur immortalité. *Voyez* le chapitre 3 des *Institutions de Porphyre*.

Il donne de nouvelles directions à la matière organisée, il façonne les végétaux, et sait les plier à ses goûts ou à ses fantaisies. Tous les animaux, jouets ou victimes de ses volontés, fléchissent, s'améliorent ou se dégradent sous son empire. Egal aux uns par la vigueur de son corps, aux autres par la finesse de ses sens, il commande à tous par son intelligence. Ce caractère de supériorité qui est empreint sur son front, frappe même les plus forts d'entre eux d'une impression de terreur qui les contraint de fuir ses regards, et de lui abandonner la terre, comme un domaine qui lui appartient légitimement.

L'homme en effet dispose du globe qu'il habite, comme d'une conquête; il le mesure, il en parcourt les différentes régions avec la rapidité des oiseaux; il en embellit la surface, en y semant les arts : espèce de création, qui; en attestant la dignité de son âme, ajoute un nouvel attrait à ses jouissances, et un nouveau degré de perfection aux ouvrages de la nature. Cependant, comme si cette vaste domination ne pouvait point contenir son activité, il s'élance encore dans l'immensité de l'espace, pour y contempler ses rapports féconds, d'où naissent l'ordre et la beauté de l'univers, et ces liens puissans qui en maintiennent toutes les parties dans une dépendance réciproque. Mais ce qui achève d'ennoblir et d'élever son être, c'est de descendre dans son cœur pour se connaître lui-même, pour y recueillir ses traits gravés par une main éternelle, et destinés à servir de base à l'ordre moral : traits qu'il reproduit et qu'il réalise, pour ainsi dire, dans des lois faites pour ôter à sa liberté naturelle tous ses abus, sans lui rien faire perdre de son éclat.

Une vérité bien triste se présente ici, c'est qu'avec tant d'énergie et de facultés brillantes accumulées sur l'homme, il ait tant de peines à parvenir au bonheur, que tous les autres êtres vivans trouvent si aisément sur les traces d'un instinct limité. Car, par une fatalité singulière, les dons les plus précieux s'altèrent dans ses mains. Cette vigueur destinée à lui faire sentir toute la plénitude de son existence, il la perd dans la mollesse, ou la consume dans une vaine agitation et dans des mouvemens stériles pour lui-même et pour les autres. Ses sens, dénaturés par l'abus des plaisirs, privés de tout autre exercice capable d'en entretenir ou d'en augmenter l'excellence, laissent, à cet égard, aux autres animaux, une supériorité qu'il aurait pu leur disputer, et finissent par ne porter à son âme que des sensations importunes ou pénibles. Tous les élémens les blessent, pour s'être trop armé contr'eux, et pour n'avoir pas su se familiariser avec leurs atteintes; ils reproduisent sans cesse en lui les maladies les plus funestes, au lieu d'affaiblir ou de dissiper celles qui sont la suite trop ordinaire de ses appétits désordonnés. Quant aux lumières de son esprit, je laisse à décider si les avantages qu'elles lui procurent peuvent compenser les erreurs qui les accompagnent, et la vanité qu'elles lui donnent; mais rien n'égale les maux qui lui viennent de ses passions : tourmenté par elles, il tourmente tous les êtres qui l'entourent; dans le délire convulsif où elles le jettent, il tourne contre eux et contre lui-même les forces dont il a été doué; il renverse, il détruit tout ce qui est bien, et perdant jusqu'aux idées de l'ordre, il viole ses propres lois et celles de la nature.

L'homme se présente donc sous deux aspects bien opposés, semblable à ces monstres bizarres créés par son imagination, qui, avec une tête dont les traits ravissans charment la vue, se terminent par une queue hideuse de serpent qui se roule dans la fange.

Les contradictions qui se manifestent dans la constitution humaine, ne dépendent point, comme quelques philosophes l'ont cru, de plusieurs principes d'action opposés entr'eux par leurs déterminations. Je me propose de faire voir que l'homme est un; que le principe de ses affections corporelles ne diffèrent point de celui qui détermine ses affections morales; que les passions de l'âme et les maladies du corps ne sont qu'une réaction de ce même principe contre les causes extérieures qui s'opposent au bien-être de notre individu, ou contre celles qui attaquent directement notre organisation. La simplicité que la nature montre dans toutes ses opérations ne se dément point ici. Comme dans le monde physique, tous les mouvemens, toutes les formes, tous les effets qui frappent nos sens, sont le résultat d'un très-petit nombre de propriétés des corps, nombre qui serait sans doute encore plus petit si nos connaissances étaient plus étendues : de même dans le monde organisé, nos sensations, nos goûts, nos caprices et toutes ces scènes variées que produit le développement des passions, peuvent se réduire à un petit nombre d'affections primitives de ce principe qui nous anime, diversement modifiées par les tems et par les circonstances.

Parmi ces affections de l'homme, qui toutes ont leur

source dans les lois essentielles de la sensibilité, si la plupart tendent à le concentrer dans lui-même, il y en a qui, par une impulsion contraire, le portent à se répandre hors de lui, et semblent destinées à tempérer l'activité des premières. Tel est ce mouvement expansif qui le rapproche de ses semblables, qui l'intéresse à leur faiblesse ou à leurs souffrances : il résulte de ce sentiment précieux que si l'homme peut jamais cesser de s'aimer lui-même, il s'aime du moins quelquefois dans les autres. La pitié est en lui le contre-poids de cet *amour de soi*, qui est le premier mobile de tous les êtres sensibles. Les philosophes, qui rapportent uniquement à ce dernier principe toutes les actions humaines, n'ont peut-être examiné l'homme que dans les grandes sociétés, où son instinct primitif se trouve toujours plus ou moins altéré, où un égoïsme sec et froid, mal déguisé par le voile de l'éducation et par les vaines formules de la politesse, le montre moins tel que la nature l'a fait, que tel qu'il s'est fait lui-même. Son premier mouvement, sa disposition la plus constante sont, sans contredit, de se donner la préférence sur ses semblables. Mais la nature qui voulait faire de lui un être sociable, peut-être pour mieux assurer son existence et la durée de son espèce, lorsqu'elle lui donna le desir de sa conservation, prit soin d'adoucir ce ressort trop exclusif, en l'associant à des penchans affectueux qui tendent au même but, sans avoir l'âpreté dangereuse de ce premier sentiment.

A la sociabilité tient de bien près une autre faculté plus remarquable et plus caractéristique, c'est celle de se perfectionner. Quoique la perfectibilité de l'homme ne soit pas une suite nécessaire de son caractère social (1), c'est par lui néanmoins qu'elle se développe et qu'elle devient affective. Les individus ne feraient que de vains efforts pour rompre les entraves de leur stupidité naturelle, et pour s'élever jusqu'à la pensée; outre que leurs acquisitions périssant avec eux, l'espèce resterait toujours dans l'enfance, il est des connaissances qui ne peuvent être que le fruit du concours de plusieurs hommes, et les progrès que chacun pourrait faire en particulier, seraient toujours bornés; c'est la société qui les étend et les multiplie. Cette disposition singulière qu'ont les facultés de l'homme, une fois mises en mouvement, de s'aiguiser et de s'étendre sans cesse, est ce qui a véritablement aggrandi son être. Par là il s'est, pour ainsi dire, séparé de toutes les autres espèces, qui, toujours placées à la même distance que la nature mit entr'elles, restent irrévocablement renfermées dans le cercle étroit de leur instinct respectif.

A quelque degré d'élevation que l'homme soit parvenu, par l'impulsion de ses facultés morales, il tient cependant encore, par un grand nombre de rapports, aux autres êtres, même à ceux dont l'organisation est la plus imparfaite; toutes les parties de son corps ne sont point animées par le même degré d'énergie; il semble même que la na-

---

(1) Si la réunion des individus était le principe de la perfectibilité, les castors, les abeilles et les fourmis, qui sont des espèces sociables, se seraient perfectionnés comme l'homme.

ture ait mis entre elles la même gradation et les mêmes nuances qu'elle a établies entre les diverses espèces. Les différens genres d'activité qu'elle a répartis dans ces trois règnes, se trouvent réunis dans la constitution individuelle de l'homme. Parmi les parties qui entrent dans la composition du corps humain, les unes sont douées de la plus éminente sensibilité, les autres sont bornées à un degré de vie plus faible, qui le devient encore davantage dans certains organes, pour se perdre et s'éteindre tout à fait dans d'autres. Les ongles et les cheveux par exemple, ne sont qu'une espèce de végétation; ils se nourrissent et croissent sans que la sensibilité parvienne jusqu'à eux; les derniers même, examinés au microscope, présentent une organisation assez semblable à celle des végétaux (1): l'épiderme est encore plus dépourvu de facultés vitales; à peine paraît-il organisé. On le prendrait aisément pour une simple cristallisation d'une humeur qui transsude de la surface du corps, semblable à celle qui forme l'enveloppe des limaçons. Si l'on examine la manière dont il se reproduit, lorsqu'il a été enlevé de quelque partie, on verra que les premiers traits que forme cette humeur, en prenant de la consistance, ressemblent aux premiers linéamens qu'offre une liqueur qui commence à cristalliser.

(1) Cette apparence ne doit pas faire prendre le change sur leur véritable nature, qui est la même que celle des autres substances animales, comme on peut s'en convaincre par l'odeur d'alkali volatil qu'elles exhalent lorsqu'on les brûle.

L'organisation, dans les os, a un caractère plus apparent et plus décidé; ils reçoivent des vaisseaux et des nerfs; cependant ils ne semblent être qu'une production mixte, un résultat composé de plusieurs genres de forces combinées dans le même sujet. La nutrition et l'accroissement s'y font, jusqu'à un certain point, de la même manière dont ils s'opèrent dans les végétaux, sans le concours, du moins manifeste, de la sensibilité. Il est vrai qu'on a vu ces parties devenir quelquefois sensibles en se ramollissant : cette nouvelle modification des os permet sans doute alors au principe de la vie d'y exercer librement une action auparavant étouffée et perdue, leur consistance étant trop dure (1). Mais si, dans leur examen, on n'a égard qu'à l'apparence extérieure et à la matière dont ils sont formés, on ne verra qu'un corps qui appartient plutôt au règne minéral qu'au règne animal (2), qu'une terre cal-

(1) Les mouvemens ordinaires de la vie ne sont point peut-être aussi gênés dans les os que la dureté de leur matière pourrait le faire croire. Baglivi a vu une femme à qui il survenait, pendant ses règles, un gonflement de clavicules, qui disparaissait lorsque cette évacuation cessait. *Specimen de fibrâ, motrice*, cap. 1.

(2) Cette terre tient cependant à la nature animale par l'acide phosphorique qui s'y trouve contenu et qu'on ne rencontre que dans les substances animales, ou tout au plus dans les matières organisées; mais lorsque cette terre a été dépouillée de cet acide, elle est susceptible, comme toutes les autres terres calcaires, d'être convertie en chaux par la calcination.

caire liée par une substance gélatineuse, semblable à celle que fournit la dépouille des testacées, et même susceptible de poli comme les marbres. Ainsi, l'homme ressemble à la Renommée, dont la tête, selon les poètes, se cache dans le ciel, et dont les pieds touchent à la terre.

C'est de ce fond matériel, où l'âme exerce inégalement son activité, selon l'usage et la destination des diverses parties, qu'elle s'élève aux fonctions les plus importantes de la vie, et jusqu'aux opérations les plus sublimes de l'intelligence.

Il ne sera question, dans les autres chapitres de ce livre, que de cette partie matérielle de l'homme, de son organisation sensible, et des rapports qui constituent sa forme extérieure; pour traiter ensuite de ses facultés actives, de ses fonctions vitales et de son être moral, qui, dans l'ordre de son existence actuelle, est nécessairement lié à ces facultés et à ces fonctions.

CHAPITRE II.

Des rapports généraux des parties osseuses, et de celles qui ont quelque analogie avec elles.

Il fallait à des animaux destinés aux grands mouvemens, non seulement des parties molles et flexibles, mais encore des parties solides, propres à servir de leviers et de points d'appui aux puissances motrices qui exécutent les opérations animales, ou de rempart aux organes délicats et faciles à blesser; les os remplissent ce double objet. Les animaux les plus remarquables par leur force, tels que le lion (1), sont aussi ceux qui, selon les naturalistes, ont les os les plus durs. Les insectes qui se traînent avec lenteur sur la surface de la terre ou qui rampent dans son intérieur, et sont par conséquent à l'abri des chocs violens, n'ont point d'os, si l'on excepte ces corps durs, tels que les pioches, les scies, les pinces, dont leur bouche est armée pour prendre et pour broyer les alimens. Les insectes plus agiles, qui volent ou qui sautent, sont cuirassés d'une manière écailleuse. D'autres, comme les coquillages, ne pourraient guère subsister sans le toit solide qui les défend contre l'atteinte des corps extérieurs.

Quoique l'ossification soit assujétie aux lois générales du développement des corps organisés, elle semble cependant suivre le progrès des forces de l'animal; ainsi les dents ne lui viennent que lorsqu'il est en état d'en faire usage. Les os ne sont d'abord dans l'embryon qu'une substance gélatineuse et cellulaire (2) qui admet succes-

---

(1) Aristote, histoire des animaux, liv. 3, chap. 7.

(2) Quoiqu'on suppose ordinairement quatre substances distinctes dans les os, ils n'en contiennent, à proprement parler, que deux, qui sont la substance gélatineuse et la matière crétacée. Le tissu cartilagineux n'est qu'un tissu cellulaire qui a subi un commencement d'ossification et le tissu cellulaire n'est qu'une substance gélatineuse qui a reçu un commencement d'organisation. C'est par le même abus qu'on appelle *substance cellulaire* ces feuillets minces

sivement les parties terreuses dont ils tirent leur consistance solide; de manière qu'ils n'ont acquis toute leur fermeté que lorsque toutes les forces de l'animal, mises en action, lui rendent cette qualité des os plus nécessaire. Il n'est pas douteux que l'action répétée de ces forces ne contribue beaucoup elle-même à augmenter leur solidité. Il y a lieu de croire que les os des hommes qui vivent dans le repos et la mollesse, sont moins durs que ceux des hommes adonnés à un travail pénible et continuel, et dont le corps surtout est exposé aux impressions libres de l'air. On sait la distinction que fit Hérodote entre les crânes des Egyptiens et ceux des Perses, tués près de Peluse, dans l'expédition de Cambyse. On doit faire observer ici que la dureté des os n'est point, comme quelques uns le prétendent, la cause qui accélère la vieillesse, puisque la différence qu'on remarque à cet égard dans la constitution des différens peuples, n'en produit point une dans la durée respective de leur vie.

Des causes accidentelles peuvent arrêter les progrès de

---

qui, en se croisant diversement, forment les cellules qu'on trouve à l'extrémité des os longs; et *substance réticulaire*, ces filets disposés en réseau, qui servent de soutien à la moëlle : l'un et l'autre ne sont que des modifications différentes de la même substance. Mais c'est sans doute par une illusion fondée sur de fausses apparences, qu'on a cru que les parties intégrantes des os étaient disposées par écailles et par fibres longitudinales; on a été même jusqu'à dire que les lames osseuses étaient assujéties par des petits clous, comme si la nature avait besoin de clous pour unir les élémens des corps.

l'ossification. Une des principales est le rachitis, maladie particulière aux enfans. On a observé que, pour l'ordinaire, ceux qui en sont atteints, sont doués d'un esprit vif et prématuré. Il est vraisemblable que, dans ce cas (1),

(1) L'état précoce de certains organes et le défaut d'équilibre qui en résulte dans leur action respective, ne sont pas la seule cause du rachitis. Les différentes altérations des humeurs, et tout ce qui peut troubler la direction des mouvemens vitaux dans l'ouvrage de la nutrition ou du développement des os, peuvent également arrêter ou dépraver l'ossification. Dans ces cas on a vu souvent les urines déposer une grande quantité de cette matière terreuse destinée à donner de la fermeté aux os. Ceux-ci cependant ne sont pas attaqués toutes les fois que l'urine présente cette matière; elle n'est souvent que le résidu de la nutrition des os, qui ne peuvent l'admettre toute, surtout lorsqu'ils ont achevé de prendre leur accroissement, et qu'ils ont déjà acquis une certaine dureté. Les dépôts considérables qu'elle forme dans les articulations des personnes goutteuses, ne supposent pas non plus une décomposition de la substance osseuse, comme quelques auteurs le pensent. Si cette décomposition avait lieu; la goutte serait, sans contredit, de toutes les maladies celle où les os seraient le plus détériorés, ce qui est contraire à l'observation. Il est bien plus vraisemblable que la matière crétacée des goutteux est le résultat d'une élaboration vicieuse des humeurs, analogues à celles qui produisent tantôt une surabondance de graisse, tantôt une quantité excessive de bile, dans celui-ci beaucoup de pituite, dans celui-là beaucoup de sang. En un mot, la goutte est une cachexie

l'énergie prédominante du cerveau, en concentrant la plus grande partie des forces vitales dans cet organe, abandonne les autres à l'action physique des sucs acides qui surabondent presque toujours dans les enfans. Ces sucs, en s'emparant de la substance terreuse de laquelle résulte leur solidité, les entretiennent dans un état de mollesse, qui permet aux muscles destinés à les mouvoir, de les courber et de les déformer. Cet effet peut se rendre sensible par une expérience très-simple, qui fait voir en même tems les principes constituans dont les os sont composés. Si l'on plonge un os dans une liqueur acide, il y perd sa terre absorbante, il se ramollit et il ne présente plus que sa partie gélatineuse, avec le tissu cellulaire qui servait de base à l'un et à l'autre (1).

Le tissu cellulaire forme le périoste, c'est-à-dire, la membrane qui recouvre les os. Diverses productions de ce tissu s'insinuent dans leur substance, et sont, avec le concours des nerfs, le principal instrument ainsi que la matière primitive qui sert à leur nutrition et à leur accroissement. C'est à cette substance cellulaire qu'ils doivent la faculté de s'étendre; la matière terreuse qui vient ensuite incruster en quelque sorte ses cellules, ne sert qu'à leur donner la solidité, et cette espèce d'incrustation

---

terreuse, et l'effet d'une détermination erronée du principe vital, semblable à celle qui, dans quelques femmes, opère sans cesse et sans besoin la production d'une grande quantité de lait.

(1) M. Hérissant, Mémoires sur différens points d'Ostéologie.

commence par le centre des os. Sans admettre la similitude exacte que M. Duhamel tâche d'établir (1) entre le périoste des animaux et l'aubier des arbres, on ne peut nier qu'il n'y ait entr'eux quelque analogie, puisqu'il y en a une très-grande entre le développement des végétaux et celui des animaux.

Le tissu cellulaire, destiné à recevoir dans ses interstices les parties qui doivent constituer les os, est déjà sans doute modifié dans l'embryon d'une manière relative à la forme qu'ils doivent avoir. Cette forme est déterminée comme celle de tous les autres organes; elle est constante, immuable, et les os ne changent que de volume et de densité; en prenant de l'accroissement, ils conservent tous les autres rapports, si quelque maladie ne les altère point. Si quelque accident les détruit, ils ne se régénèrent plus; mais la nature y supplée en versant à leur place la matière gélatineuse et la substance crétacée qui servaient à leur nutrition, l'une et l'autre fournies ou préparées peut-être par le périoste, c'est-à-dire, par le tissu cellulaire qui enveloppe et pénètre les os. Ces matières y acquièrent la consistance de l'os qui a été détruit, sans jamais reprendre sa forme régulière et originelle. Lorsqu'il n'a été que cassé, ces mêmes matières servent à le souder. C'est d'une manière assez analogue que se réparent les autres organes, lorsque leur forme primitive a été altérée par une déperdition réelle de substance; car ils ne peuvent pas plus se régénérer que les os.

C'est de la forme et de la disposition primitive des os

(1) Mémoires de l'Académie des Sciences, année 1741.

que dépendent les principales différences qui distinguent les divers animaux ; c'est sur la charpente osseuse que la nature a mis l'empreinte caractéristique qui détermine les traits généraux, la conformation extérieure, ainsi que l'allure de l'homme et des autres espèces vivantes. L'arrangement et la disposition des autres parties ne sont vraisemblablement qu'une suite naturelle et nécessaire de la structure et de la position des os. Ils rendent sensibles les différens modèles sur lesquels les diverses espèces ont été dessinées. Les différens os qui forment la charpente de chaque animal, sont tellement faits l'un pour l'autre, ils sont si manifestement destinés à concourir au même but, que si la forme d'un d'entr'eux était changée, les rapports de tous les autres organes se trouveraient plus ou moins altérés. On voit un exemple de cette vérité dans les bossus, en qui la seule distorsion de l'épine du dos entraîne un déplacement presque général de toutes les autres parties. Cette cause a un effet si constant et si marqué, qu'il en résulte un air de ressemblance entre tous les individus qui ont ce défaut de conformation.

L'harmonie que doivent avoir les parties d'un animal bien conformé, serait bien plus sensiblement violée, si ce rapport d'organes qui constitue la forme propre à chaque espèce, était tel que la tête d'un être fait pour se tenir dans une situation verticale comme l'homme, fût jointe au corps d'un animal destiné à marcher à quatre pieds, à la manière des quadrupèdes. Dans l'être qui résulterait de cet assemblage bizarre, les vues de la nature se trouvant confondues, et les mouvemens en contradiction avec les moyens, il périrait avant d'avoir rempli sa destination, tel que ces productions imparfaites qu'on appelle *monstres*, qui, par leur conformation irrégulière, s'écartant trop du modèle commun à leur espèce, conservent rarement longtems l'impulsion vitale qu'elles ont reçue. Une des parties par lesquelles l'orang-outang se rapproche le plus de l'homme, c'est la tête; la conformité est frappante; cependant, comme cet animal, qui a la faculté de se tenir debout, est nécessité encore plus souvent à marcher sur ses quatre pieds ou mains, il s'en faut bien que l'articulation de sa tête avec son cou soit exactement semblable à celle de l'homme, qui, étant horizontale, serait très-peu favorable à l'allure d'un quadrupède (1); tant la nature a mis d'accord et d'ensemble dans la conformation de chaque être vivant !

Aucune partie n'est plus propre à manifester ce parfait accord, et cette exacte convenance de moyens, que la tête de l'homme, par la multiplicité des rapports qu'elle présente. C'est la partie la plus apparente du corps; elle en occupe la place la plus élevée, situation très-conforme au rôle brillant qu'elle y joue; car elle commande à toutes les autres parties qui semblent n'exister que pour elle, et

---

(1) M. Daubenton, *Histoire naturelle, description du Jocko.* Cette différence a été omise dans la description que les naturalistes ont donnée de l'ourang-outang, et dans laquelle il n'est pas difficile d'entrevoir de la partialité. Peut-être ont ils cédé au secret plaisir d'humilier l'homme en faisant voir qu'il a plus de conformité avec cet animal, que celui-ci n'en a avec le singe, et il est malaisé d'être exact, lorsqu'on a un parti pris.

n'avoir de mouvement que celui qu'elle leur dispense(1). Elle influe sur tout ce qui s'opère d'important dans la machine : outre la respiration et la digestion auxquelles elle a beaucoup de part, ne fût-ce qu'en donnant entrée aux matières respectives sur lesquelles ces fonctions s'exercent, elle renferme le grand, l'inconcevable instrument de la pensée (2), ainsi que celui qui lui donne de la réalité et la rend sensible par la parole. Tous les organes des sens s'y trouvent réunis, et c'est par elle que passent toutes les impressions qui vont à l'âme. C'est ce qui rend sans doute cette partie plus propre que toute autre à retracer au dehors, par des signes énergiques, tous les mouvemens que ces impressions y excitent. Ce

---

(1) C'est sans doute l'importance même de cette partie qui a donné l'idée des hommes *Acéphales*, ou sans tête, à des géographes anciens, qui peut-être n'en avaient pas beaucoup. Des hommes avec un doigt ou un pied de moins, n'auraient pas paru assez extraordinaires ; des hommes sans tête sont bien plus merveilleux. C'est d'après ces géographes que Pline en parle dans le cinquième livre de son *Histoire Naturelle*, et St. Augustin dans le seizième de sa *Cité de Dieu* ; ils les placent en Afrique ; car c'est ordinairement en Afrique, dont on ne connaissait guère que les côtes septentrionales, que la géographie ancienne plaçait ses chimères, comme la philosophie a toujours placé les siennes dans la métaphysique.

(2) On se doute bien que le cervau n'est ici considéré comme l'instrument de la pensée, que relativement aux lois de l'union actuelle de l'âme avec le corps, établie par la volonté du Créateur.

commerce immédiat et continuel qu'elle entretient avec le principe qui nous anime, lui donne nécessairement un caractère de vie qui manque à toutes les autres parties. Nous sommes même tellement accoutumés à la regarder comme l'interprête le plus fidèle de l'âme, qu'elle constitue à nos yeux toute la personne; c'est elle qui est le seul objet de notre attention, à qui nous nous adressons, sur qui nous fixons nos regards. En effet, non seulement les pathétiques expressions de la douleur, et les transports du plaisir s'y peignent fortement, mais encore les inquiétudes sourdes du mal-être, ou les douces émotions et le calme même de l'âme, s'y reproduisent avec tant de vérité dans les traits de la physionomie, que la voix ne suppléerait que faiblement à leur muette éloquence.

Ce qui frappe le plus l'anatomiste, dans l'examen de cette boîte osseuse et à peu près doublement ovale (1),

(1) Rien n'est plus singulier que la manie qu'ont presque tous les peuples sauvages, de changer la forme de leur tête. Les uns la veulent plate, les autres pointue, quelques-uns desirent de l'avoir ronde; aucun ne la veut telle que la nature l'a faite. Les Omagas, selon M. de la Condamine (*Voyage dans l'Amérique méridionale*), applatissent le visage de leurs enfans entre deux planches. C'est là sans doute l'effet du premier mouvement de la vanité, qui se développe aussitôt que plusieurs hommes se trouvent réunis. Mais dans ce foible commencement de société, ils ne sauraient placer les distinctions dans des choses étrangères à la personne, comme dans les sociétés policées. Dans celles-ci, dont tout l'édifice est conventionnel, où l'apparence

qui renferme le dépôt précieux du cerveau, c'est la multiplicité des pièces qui la composent. Elles sont au nombre de huit, qui pourraient très-bien n'en former qu'une seule, sans que l'économie animale parût en souffrir. Il en est de même de la face : treize pièces forment la mâchoire supérieure, sans compter les treize dents dont elle est garnie, ainsi que la mâchoire inférieure. Ces différentes pièces, par la manière dont elles sont jointes, ainsi que par leur destination, étant et devant être immobiles, il semble, au premier aspect, qu'il n'y aurait point d'inconvénient qu'elles fussent réunies de manière à ne former qu'un seul et même os. Quant à la mâchoire inférieure, il est évident qu'elle doit être détachée des autres pièces osseuses, puisqu'elle est la seule qui soit mobile, même dans le crocodile; car Aristote avait dit sans fondement que cet amphibie ne remuait que la mâchoire supérieure, qui, cependant, n'est pas moins immobile en lui que dans tous les autres animaux (1). Au surplus, il ne faut pas prendre à la rigueur la division établie par les anatomistes, qui ne comprennent point parmi les os de la face, celui du front, le rapportant à ceux du crâne, quoique cet os soit une partie essentielle de la face, et contribue plus qu'aucun autre à lui donner un air auguste et noble.

On peut bien supposer, pour rendre raison de cette

---

a plus de valeur que la réalité, on ne s'occupe que de l'accessoire; on se soucie fort peu que la tête soit bien faite, et on donne bien plus d'importance à ce qui la couvre.

(1) Histoire Naturelle, tome IV, page 294, édition in-12.

multiplicité des pièces qui composent la tête, qu'il s'est formé plusieurs centres d'ossification à la fois, et que les forces qui en partaient, venant à se rencontrer, en sens contraire, se sont réciproquement enchaînées, en se mettant en équilibre, et que, pour peu qu'il y ait eu d'inégalité dans les irradiations de ces forces, elles ont formé ces dentelures par lesquelles les os de la tête s'engrènent et s'unissent l'un à l'autre. On pourrait même faire entrevoir pourquoi l'os sphénoïde (1), qui occupe le milieu de la base du crâne, pressé inégalement par des forces supérieures entre l'os du front, et celui qui forme la partie postérieure de la tête, a été enchassé d'une manière irrégulière par ses deux ailes de *chauve-souris* dans les parties latérales du crâne; tandis que les pariétaux, plus libres dans leur forme carrée, se sont arrondis en voûte uniforme, pour en former la partie supérieure.

Il ne serait peut-être pas aussi aisé d'expliquer pourquoi la matière des os des tempes, dans leur partie supérieure, n'a formé qu'une écaille mince et unie qui glisse sur le bord inférieur des pariétaux; tandis que, du côté opposé, elle s'est accumulée pour former un rocher inégal, dans l'épaisseur duquel se trouvent creusés le conduit auditif, ainsi que ces canaux tortueux et ces voûtes élastiques qui, renforçant les sons, les transmet-

---

(1) On doit le regarder comme la pièce fondamentale et la clef qui soutient l'assemblage des os du crâne, ainsi que celui des os de la face, selon M. Bertin, *Traité d'ostéologie*.

tent à l'âme dans toute leur pureté; elle a produit et arrangé dans la cavité de l'oreille interne, qu'on appelle la *caisse du tambour*, les quatre osselets nommés le *marteau*, l'*enclume*, l'*orbiculaire* et l'*étrier*, pièces qui, sans être d'une nécessité absolue pour l'ouïe, contribuent néanmoins à la perfection de ce sens, en variant, par le moyen des muscles qui le font mouvoir, le degré de tension de la membrane du tympan. Enfin, il ne serait pas moins difficile de déterminer pourquoi l'os *ethmoïde* ou cribleux, qui est le siége principal de l'organe de l'odorat, n'est qu'un assemblage de feuillets minces et légers, dans lequel la nature semble plutôt avoir cherché à multiplier l'espace que la matière, disposition qui doit le rendre très-fragile, et qui l'exposerait à beaucoup d'accidens, s'il n'en était garanti par les os qui l'avoisinent, et surtout par ceux qui forment la base du nez, ce trait saillant qui est particulier à l'homme.

Quelques pièces osseuses sont percées pour donner passage à des vaisseaux. Les physiologistes, pour expliquer la cause de ces ouvertures, prétendent que les vaisseaux destinés à porter le sang au cerveau, se sont fait jour à travers la substance des os, lorsqu'elle était encore dans l'état de gelée liquide, et s'y sont maintenus par leur force oscillatoire, malgré les progrès de l'ossification. Mais cette explication ne saurait s'appliquer aux ouvertures qui donnent passage aux nerfs et à la moëlle alongée qui, étant sans action et sans mouvement sensible, n'ont pu contraindre les lames osseuses à s'écarter. Si, dans le premier cas, les vaisseaux ont forcé la substance des os, il faut que, dans le second, les os, bien loin d'être dans un état passif, se soient au contraire eux-mêmes arrangés de la manière la plus avantageuse aux organes qu'ils doivent protéger.

Ce phénomène ramène nécessairement à l'existence d'un principe actif qui dirige sans doute l'ossification, ou qui du moins modifie beaucoup les causes physiques qui peuvent y influer. Ce principe, à la vérité, n'a pas choisi, dans les diverses espèces d'animaux, le genre d'organisation qui les distingue; mais c'est une observavation constante que, dans toutes, il sait tirer le meilleur parti possible de la position où il se trouve. C'est ainsi que les abeilles ont choisi pour leurs alvéoles la figure hexagone, qui est une des plus propres à remplir exactement un espace donné. Dans toutes les espèces vivantes, le principe vital a établi tous les moyens de conservation et s'est ménagé toutes les ressources que leur organisation respective comportait. Il n'a peut-être multiplié les os de la tête, que pour qu'il échappât plus aisément aux coups qui la menacent, en leur cédant un peu. Si les dents de chaque mâchoire n'eussent formé qu'une seule pièce, aurait-on pu résister aux tourmens de la dentition, qui, en se faisant successivement, ne laisse pas d'en causer encore beaucoup? Quels progrès n'aurait pas fait la carie, lorsqu'elle aurait une fois attaqué leur substance?

Il n'est pas inutile de faire observer que la position et la forme des dents, et surtout cet émail aussi brillant que solide dont elles sont armées, ou plutôt ornées, sont exactement les plus convenables aux usages que l'animal doit en tirer, qu'elles naissent et se multiplient avec ses besoins. Elles ont la même origine que les autres os, et une organisation à peu près semblable. Des auteurs ont cru que les dents étaient autant d'extrémités de nerfs, durcies par l'air. Ils auraient dû remarquer qu'avant leur naissance, elles sont cachées par les gencives, et qu'elles ont acquis leur dureté avant d'avoir éprouvé le contact de l'air. Pourquoi la langue, qui est très-fournie de nerfs, n'est-elle pas osseuse, et pourquoi a-t-elle à sa base, pour lui servir de soutien, un os (1) qui est moins exposé qu'elle aux impressions de l'air ? Ainsi, il est plus aisé de voir les avantages qui résultent de la conformation des parties (2), que d'assigner les véritables causes qui les déterminent.

L'édifice des os de la face commence déjà à faire entrevoir ce plan général, d'après lequel toutes les parties doubles du corps sont disposées d'une manière symétrique le long de son axe.

La mâchoire supérieure, au lieu de ne former qu'une seule pièce, est divisée en deux, qui laissent entr'elles l'ouverture du nez. L'os appelé *vomer*, qui partage cette ouverture en deux, forme la cloison des narines, et devient l'axe de la face. De chaque côté de cet axe viennent se joindre, dans un ordre correspondant aux os maxillaires, les autres parties accessoires qui tiennent à la mâ-

---

(1) L'os hyoïde.

(2) M. de Bordeu a fait voir parfaitement dans un mémoire, la manière avantageuse dont les os de la face sont articulés, et l'utilité de leurs coups et de leurs engrenures.

choire supérieure. Tels sont les deux os du palais, les cornets inférieurs du nez, les deux qui en forment la voûte extérieure, les deux petits os nommés *unguis*, qui concourent, avec plusieurs os de la face et du crâne, à la formation de l'orbite de l'œil; enfin les os de la pommette, qui constituent l'éminence externe et supérieure des joues.

Une des principales différences qui distinguent l'homme matériel des autres animaux, réside dans la conformation des mâchoires qui, dans les uns, s'alongent en museau, dans les autres en bec, etc. La forme de ces parties n'est pas aussi indifférente pour la physionomie qu'on pourrait le croire. M. Daubenton (1) remarque avec raison, que le museau alongé du chien danois lui donne un air de douceur, et que le museau large et applati des dogues retrace un caractère de férocité. Toutes les races Tartares sont remarquables par la conformation de la mâchoire supérieure, qui est en elles plus forte et plus élevée, et les Calmouks, en qui ce trait est plus marqué, sont aussi, de tous les peuples, celui dont l'aspect est le plus difforme et le plus farouche. On parait fondé à croire que cette disposition et cette structure des parties de la tête, dépendent du climat. M. Chrigtedt (2) dit que les Lapons et les Samoïédes ont le col court, la tête grosse, le nez écrasé, le pied petit. Selon M. Gmelin (3), les

(1) Histoire naturelle, tom. X, pag. 99.

(2) Mémoire sur les Samoïedes et les Lapons, Histoire générale des Voyages, tome XVIII, page 502.

(3) *Ibidem, page* 98.

Jakutes, qui sont à peu près sous la même latitude, ressemblent aux Calmouks. Le froid qui, dans ces peuples, raccourcit les extrémités inférieures, pourrait bien, en faisant refluer habituellement les humeurs vers la tête, opérer dans cette partie un excès de développement qui en renforce l'ossification.

Quelque avantageuses que soient les proportions des pièces qui composent la tête, il résulte de la nature de leurs articulations et de la multiplicité de leurs usages, un très-grand nombre d'inégalités, d'enfoncemens, de trous, de saillies et de pointes, qui donnent un air hideux à la charpente de cette partie de l'homme. Mais la nature a su jeter sur cet échafaudage raboteux, un rideau sous lequel tout s'embellit, qui se modifiant de la manière la plus délicate et la plus variée, pour former les différens organes de la tête, fait oublier combien leurs fonctions sont nécessaires, à force d'en rendre les formes agréables; car telle est la magie accoutumée de la nature, de faire servir à la beauté de ses productions, même les instrumens utiles qu'elle y emploie, et chez elle le beau est inséparable du bon. Les organes les plus essentiels de la face sont aussi ceux qui contribuent le plus à la physionomie, et qui concourent le plus efficacement à faire de cette partie le tableau le plus intéressant et le plus animé. Ce double caractère d'utilité et d'agrément se montre d'une manière bien sensible dans la fraîcheur de la bouche, et dans le contraste délicieux de l'émail des dents, avec l'incarnat des lèvres. Si le nez, qui nous fait sentir les odeurs, met de la symétrie entre les parties du visage, et fait apercevoir la beauté de leurs formes et la justesse de leurs proportions, ce sont les yeux qui les vivifient toutes, en leur communiquant le feu dont ils brillent. Cet organe n'est pas fait seulement pour étendre l'existence physique de l'homme et pour établir des rapports entre lui et les corps éloignés, il semble encore destiné à être le lien des âmes; c'est par lui qu'elles se touchent, pour ainsi dire; il les met à portée de voir si elles se conviennent, en les éclairant par la flamme du sentiment qui s'y peint d'une manière si vive et si énergique; enfin, c'est de cet organe qu'émanent cet attrait inexprimable et cette douce puissance qui les subjuguent et les livrent l'une à l'autre.

La tête porte sur une colonne osseuse, composée de plusieurs pièces qui la rendent mobile et propre à obéir aux différentes inflexions du corps. C'est à cette colonne que se rapportent toutes les parties doubles du tronc; elle est l'axe de la machine animale. Les pièces qui la composent, et qu'on appelle *vertèbres*, sont percées de manière que de leur réunion il résulte un tuyau destiné à recevoir la moëlle épinière, qui est une continuation de la moëlle alongée et du cerveau. Les vertèbres sont dans l'homme au nombre de vingt-quatre : les sept premières forment le cou; les douze suivantes, le dos, et les cinq dernières, les lombes. Leur volume va en décroissant, depuis la partie inférieure du tronc jusqu'à la tête, de sorte que leur ensemble produit une colonne pyramidale, dont la base devient plus grande à mesure que le poids qu'elle doit soutenir augmente. Elles ne sont pas disposées sur une ligne droite; elles forment diverses courbures qui, en augmentant l'étendue du plan par lequel passe la ligne du centre de gravité du corps, mettent celui-ci en état de mieux conserver son équilibre, soit dans la station, soit dans le mouvement progressif. Leur forme varie aussi : on aperçoit dans quelques-unes, telles que la première et la seconde vertèbres du cou, des différences qui sont relatives à leurs usages particuliers. En général, elles présentent plusieurs éminences, qu'on appelle *apophyses*, dont les unes servent à l'articulation d'une vertèbre avec ses voisines, et les autres à l'insertion des ligamens et des muscles. Enfin, un cartilage souple, interposé entre les corps des vertèbres, les unit fortement, sans ôter à leur assemblage la flexibilité nécessaire à ses mouvemens, tandis que d'autres liens, soit communs, soit particuliers, affermissent leur union, et concourent à rendre leur déplacement très-difficile.

Les cartilages sont une matière d'une consistance moyenne entre la dureté des os et la mollesse des chairs. La nature en a formé les organes auxquels il fallait de la fermeté sans roideur, telle que la trachée-artère, l'oreille externe, la partie inférieure du nez. Elle en a revêtu les extrémités des os mobiles, pour adoucir la rudesse de leurs frottemens; enfin, elle en a fait un moyen d'union pour les os qui ne devaient avoir que peu ou point de mouvement. Mais alors elle n'a pas compté sur les seuls cartilages, pour les maintenir dans leur place; elle y a ajouté des ligamens. Ce sont des faisceaux de fibres élastiques, fermes, d'une couleur blanche, tantôt applatis comme des bandes, tantôt arrondis comme des cordes. La nature s'en sert toujours pour affermir les articulations des parties solides, et quelquefois pour contenir les parties molles, et elle a employé les plus forts (1) pour assujétir les différentes parties de la colonne vertébrale.

La souplesse et la fermeté devaient être les attributs d'une partie faite pour soutenir les efforts de la plupart des autres, et destinée elle-même aux mouvemens les plus forts et les plus variés. L'exemple des sauteurs peut seul faire concevoir jusqu'où peuvent aller la force et la flexibilité de la colonne vertébrale. C'est en effet par l'exercice du corps que les cartilages, les ligamens et les muscles, peuvent acquérir toute la vigueur et le ressort dont ils sont susceptibles. Les anciens devaient sans doute à la gymnastique, non seulement ces qualités précieuses, mais encore ces belles proportions qu'on n'admire guère plus que dans leurs statues; car nos organes se développent par les mêmes moyens qui servent à les fortifier. Les mouvemens doux et lians de l'épine du dos donnent à la démarche, et à toutes les attitudes de l'homme, l'aisance et la grâce, sans lesquelles son tronc immobile et roide ressemblerait à un mannequin porté sur des échasses.

Le canal de la moëlle épinière est une des parties par lesquelles l'homme s'écarte le moins de la conformation des autres animaux. Si l'on met à part le nombre et la consistance des vertèbres, cette partie lui est commune avec le plus grand nombre des espèces : on la retrouve

(1) M. Bertin, Traité d'ostéologie, tome I, pag. 103.

non seulement dans les quadrupèdes, mais encore dans les reptiles, dans les poissons et dans les oiseaux.

Aux douze vertèbres du dos s'attachent, de chaque côté, autant de côtes. Ce sont des arcs solides et mobiles, situés obliquement, et faisant par en bas un angle aigu avec la colonne vertébrale. Les sept premières viennent par devant se joindre chacune à un cartilage qui tient au *sternum;* c'est cet os long et plat situé au milieu de la partie antérieure de la poitrine, toujours composé de trois pièces, dans l'enfance et quelquefois même dans l'âge adulte : la dernière de ces pièces, qui forme l'extrémité inférieure du sternum, est ce qu'on appelle l'*appendice xiphoïde.* La longueur des sept premières côtes, qu'on nomme *vraies*, pour les distinguer des cinq dernières, qui présentent des rapports différens, va toujours en augmentant depuis la première; ce qui donne à la poitrine la figure d'un cône tronqué. La destination de l'enceinte formée par le concours des côtes, du sternum et des vertèbres du dos, est de mettre à couvert les viscères contenus dans la poitrine, comme les os de la tête garantissent les organes qu'elle contient. Mais le cerveau n'ayant point de mouvement d'expansion, il n'était pas nécessaire que les os qui le défendent fussent mobiles : les côtes devaient l'être pour se prêter aux mouvemens alternatifs de la respiration.

Dans le tems de l'inspiration, pour que l'air entre dans les poumons et les dilate, il faut que les côtes, relevées par l'action des muscles intercostaux, présentent un plus grand espace à ce viscère, et que, pour cet effet, l'angle aigu qu'elles faisaient avec les vertèbres, devienne plus ouvert, et leur situation plus horizontale. Le mouvement des côtes près du sternum, qui est alors lui-même poussé en avant, est beaucoup plus sensible que dans leur partie postérieure, par laquelle elles sont fixées aux vertèbres ; parce que le mouvement d'un levier, qui se fait à peine apercevoir près de son point d'appui, est très-apparent à son extrémité opposée, où l'espace qu'il parcourt dans le même tems est plus considérable. On présume bien que les côtes supérieures étant plus courtes et moins obliques que les autres, leur mouvement, par cette double raison, ne doit presque pas se faire sentir. L'action des muscles qui relevaient les côtes et le sternum, venant à cesser, ceux-ci retombent par leur propre poids et par l'effet de l'élasticité de leurs cartilages, qui seuls peuvent suffire pour chasser l'air de la poitrine et produire l'expiration paisible de l'état naturel ; car il n'est pas douteux que, dans les travaux du corps et dans les vives agitations de l'âme, d'autres puissances motrices ne concourent à la rendre plus précipitée.

La respiration étant une de ces fonctions essentielles qui ne peuvent être interrompues, parce que la durée de notre existence y est attachée, la nature semble avoir tout fait pour en rendre l'exercice facile et doux. Les cartilages des côtes en général en adoucissent les mouvemens ; mais ceux des cinq fausses côtes ayant plus de souplesse et moins de dureté que les cartilages des vraies, ils produisent encore bien mieux cet effet. Ceux des trois premières de ces fausses côtes ne parviennent pas même jusqu'au sternum ; ils sont seulement attachés l'un à l'autre, et les cartilages des deux dernières, entièrement libres et flottans, peuvent céder à la moindre impulsion : ils suivent surtout celle du diaphragme, dont une expansion membraneuse enveloppe leurs extrémités. Par ce moyen, la nature est venue à bout de ménager les forces nécessaires à une fonction qui devait s'exercer continuellement, et de nous faire exister sans effort. Les oscillations légères de la poitrine appellent, pour ainsi dire à notre insu, le souffle qui vient à chaque moment ranimer la flamme de la vie, prête à s'éteindre sans cet aliment salutaire. Si cet état ne comporte pas ces plaisirs pénétrans et momentanés, qui accompagnent quelques-unes de nos fonctions, une respiration libre et un air pur sont la source d'un bien-être permanent que l'âme goûte sans trouble et sans fatigue, et qui a plus d'influence qu'on ne pense sur le bonheur.

Les cinq dernières vertèbres de l'épine du dos répondent à la partie postérieure du bas-ventre ; sur elles sont adossés quelques-uns des viscères contenus dans cette cavité, qui n'est point entourée de parties dures comme la tête et la poitrine. Aristote (1) dit qu'aucun animal n'a le ventre ceint d'une substance osseuse. Cette organisation est en effet celle de tous les animaux avec lesquels l'homme a le plus de rapports. Il aurait été dangereux qu'une partie si sujette à changer de volume et de dimensions, à éprouver des gonflemens considérables, soit par la graisse qui s'y accu-

(1) *Histoire des Animaux*, livre III, chap. 7.

mule, soit par la raréfaction des alimens, eût été bornée par un matière incapable, telle que les os, de se prêter à ces vicissitudes.

Le canal des vertèbres se termine par un os d'une forme pyramidale, qui paraît en être une continuation. C'est l'os *sacré* (1) qui concourt, avec les os des hanches, à former le bassin. Il est creux comme le canal des vertèbres; mais la moëlle que celui-ci renferme ne s'y prolonge point : il contient seulement un faisceau de nerfs qui émanent de cette moëlle. Cet os est composé, dans les enfans, de cinq pièces distinctes, qui présentent tous les caractères des vertèbres mal exprimés. Ce sont à peu près les mêmes éminences articulaires, les mêmes trous par lesquels sortent les nerfs vertébraux. La dernière de ces pièces est la plus petite; elle se joint à trois autres petits os placés l'un au bout de l'autre, qui forment ce qu'on appelle le *coccix*. Des pièces analogues, mais plus ou moins nombreuses, constituent la queue des animaux. Cette partie, qui serait pour le moins inutile à l'homme, est pour eux une espèce de balancier, qui assure leur démarche et leurs diverses attitudes. Selon quelques auteurs, cette partie n'est pas tout à fait étrangère à l'espèce humaine : les géographes anciens ont cru qu'il existait des hommes sans tête; ce n'est pas trop pour les modernes de supposer des hommes avec une queue. Marc Paul, Jean Shuis et autres en ont vu; Gemelli Carreri en a vu

(1) Il est ainsi nommé, dit-on, parce que la partie de l'animal qui répond à cet os, était celle que dans les sacrifices on offrait particulièrement aux dieux.

un, dans l'île de Mindoro, dont la queue avait quatre à cinq pouces de long, et assurément on ne peut pas se réduire à moins. Quoi qu'il en soit, le fait est trop particulier pour qu'on ne soit pas en droit d'en douter, même quoiqu'il soit attesté par des Jésuites.

L'os sacré et les deux os *innominés* constituent le *bassin*, c'est-à-dire, cette partie inférieure du tronc qui porte et soutient la masse des viscères du bas-ventre, et où commencent les extrémités inférieures. Les os innominés sont, dans l'enfance, composés de trois pièces, qui, par la suite de l'âge, n'en font qu'une; des os des iles ou des hanches, situés aux parties latérales du bassin; des *ischium*, qui en forment la partie inférieure, et des os pubis, unis antérieurement par un cartilage. La forme et la disposition des os du bassin sont un des principaux caractères qui distinguent la conformation de l'homme. Il diffère essentiellement, pour cette partie, des quadrupèdes, du singe, et même de l'ourang-outang (1), en qui les os des iles sont étroits, longs et plats, au lieu d'être larges et concaves, comme dans l'homme. Cette dernière disposition des os du bassin est très-avantageuse pour un bipède, dont la situation verticale eût fait sans cesse retomber, sans cela, tout le poids des viscères sur la partie inférieure de l'enceinte que forment les muscles et les tégumens du bas-ventre, ce qui nécessairement eût détruit le ressort de ces organes, accident que la largeur du bassin ne prévient pas même

(1) M. de Buffon, *Histoire naturelle*, tome XXVIII, page 98, édition in-12.

toujours dans les personnes dont l'embonpoint est extrême.

La longueur de l'os de la cuisse, qui s'articule avec le bassin, se rapporte évidemment aussi à la nature d'un être fait pour se tenir debout; car cet os est beaucoup plus court dans les quadrupèdes que dans l'homme. C'est dans cet os surtout qu'il est aisé d'observer la forme cylindrique que prend la moëlle dans la cavité des os longs; au lieu que cette substance onctueuse, qui sert à donner de la souplesse aux os et à les rendre moins cassans, est répandue indistinctement dans les cellules des os plats. La nature sépare aussi, dans la cavité des articulations, une humeur analogue qui en facilite le jeu, en diminuant les résistances, et prévient les mauvais effets du frottement réciproque des pièces osseuses. Elle empêche l'épanchement de cette liqueur nécessaire, en l'enfermant dans la même capsule qu'elle emploie pour contenir la tête des os dans leurs cavités articulaires. C'est ainsi qu'elle retient, avec la synovie, la tête arrondie du *fémur* ou de l'os de la cuisse, dans la cavité formée par le concours des trois pièces qui composent les os innominés; et cet artifice de faire servir à plusieurs usages les mêmes moyens, lui est très-familier.

Le fémur, par sa partie inférieure, s'unit au *tibia*, qui est la pièce principale de la jambe. La tête évasée de ce dernier présente aux deux éminences qui terminent le fémur, deux cavités superficielles, où les mouvemens se bornent presque à ceux de flexion et d'extension, au lieu que son extrémité supérieure se meut en tous sens dans son articulation avec le bassin. Son articulation avec le tibia serait trop raboteuse, et par le fréquent mouvement qui s'y exerce, elle ne pourrait manquer de blesser les tendons des muscles qui étendent la jambe, sans la rotule placée sur l'intervalle vide que les éminences du fémur laissent entr'elles. Cet os, en arrondissant le genou, garantit tout ce qui passe dans son voisinage, et contribue en même tems à rendre la forme de cette partie plus agréable et plus régulière.

Quoique la jambe soit composée de deux os, c'est sur le tibia que porte tout le poids du corps. Le *péroné*, qui l'accompagne dans toute sa longueur, est nul à cet égard; mais il assure l'articulation de la jambe avec le pied, qui serait incomplète sans lui; car l'*astragale*, ou le premier os du *tarse*, n'étant retenu que par l'éminence du tibia, qui constitue la *malléole interne*, il s'échapperait par le côté opposé, si le péroné, dont l'extrémité forme la *malléole externe*, ne lui opposait une forte barrière.

Le pied est remarquable par le grand nombre des pièces qui entrent dans sa composition; le tarse, qui tient immédiatement à la jambe, en présente sept; le *métatarse*, dont les os s'articulent antérieurement avec les orteils, en a cinq, et chacun des cinq orteils est composé de trois os, excepté le pouce qui n'en a que deux. La nature, en les multipliant ainsi, semble avoir voulu les mettre à l'abri des puissances qui tendraient à les rompre; ces puissances ne pouvant avoir de prise et agir sur eux que par un levier très-court. Tout le poids du corps serait tombé sur l'astragale et sur le *calcaneum*, ou l'os du talon, sur lequel le premier est placé, si le pied eût entièrement porté à plat sur la terre. Les autres os du tarse, ceux du métatarse et les orteils se trouvant dans ce cas hors de la ligne du centre de gravité du corps, ils n'en auraient point du tout partagé le poids, et le plan par lequel cette ligne passe, devenant par là très-limité, l'homme n'eût conservé qu'avec beaucoup de difficulté sa situation verticale. Mais toutes ces pièces étant conformées et unies de manière que de leur assemblage il résulte une espèce de voûte, dont la convexité forme la partie supérieure du pied, toutes concourent plus ou moins à soutenir la masse du corps.

Dans la structure du pied réside une des principales différences que la nature a mises entre l'homme et les quadrupèdes. Mais ce qui distingue le premier des autres, c'est moins le raccourcissement des os du tarse et du métatarse, comme le prétend l'auteur des *Recherches sur les Américains*, que leur position, qui est horizontale dans l'homme, et verticale dans les quadrupèdes (1). D'ailleurs, comme je l'ai dit plus haut, c'est moins l'organisation du pied, ou de toute autre partie, qui constitue seule la nature d'un animal, que la disposition générale des autres parties qui doivent toutes concourir à sa destination. Le singe et l'ourang-outang se rapprocheraient beaucoup de l'homme, par la conformation du pied, si la forme et l'arrangement des autres parties ne les replaçaient dans la classe des quadrupèdes. Ils diffèrent cependant de l'homme même par le pied, qui, dans ces animaux, ressemble à une main grossièrement organisée,

(1) M. Daubenton, *Hist. naturelle*, tom. VII, pag. 504.

plus faite pour s'accrocher que propre aux usages que l'homme sait tirer de la sienne. Le singe et l'ourang-outang sont des animaux frugivores, qui grimpent sur les arbres; ils se tiennent souvent debout sur les pieds de derrière, pour saisir les fruits avec ceux de devant; ils vont d'ailleurs le plus souvent à quatre pattes. Schoulten, dans son *Voyage aux Indes orientales*, dit, en parlant de l'ourang-outang, « qu'on en prend beaucoup avec » des lacs, qu'on les apprivoise, qu'on leur apprend à » marcher sur les pieds de derrière, et à se servir des » pieds de devant; » ce qui prouve que cette manière d'être n'est ni la plus commode, ni la plus naturelle pour l'ourang-outang. En effet, selon plusieurs voyageurs, si un danger pressant l'oblige à fuir ou à sauter, en retombant sur ses quatre pieds, il décèle bientôt son véritable état, il est réduit à sa juste mesure, en quittant cette contenance étrangère qui en imposait, et l'on ne voit plus en lui qu'un animal à qui son masque spécieux, ainsi qu'à bien des hommes, n'ajoute aucune vertu de plus.

Ainsi l'homme a la prérogative d'être le seul bipède droit qui soit dans la nature. C'est déjà beaucoup pour lui de n'avoir point à employer ses quatre membres pour porter la masse de son corps; deux piliers d'appui lui suffisent, et, ce qu'il y a de remarquable, c'est que les usages qu'il en tire sont plus variés, plus étendus et plus sûrs que ceux que les quadrupèdes tirent de leurs quatre pieds. L'homme n'a point les siens recouverts d'une corne; ils jouissent d'une grande flexibilité, et leurs doigts, sans être aussi mobiles que ceux de la main, servent à l'affermir dans ses différentes positions. Il ne le cède à presque aucun quadrupède pour la vîtesse ; on sait que les sauvages poursuivent les animaux les plus légers à la course, et les atteignent ; aucun d'eux surtout ne soutient aussi longtems que l'homme, la fatigue de la marche, avantage qu'il doit peut-être autant à la force intrinsèque de ses muscles qu'à la disposition mécanique de ses organes. Sa situation droite ne donne pas seulement à sa personne un air de liberté et d'assurance convenables à sa supériorité ; mais, en le faisant tourner sur un plan très-circonscrit, elle lui procure encore la facilité de porter rapidement ses regards autour de lui, et d'y déployer toute la puissance de ses bras.

Les bras ne sont point, dans l'homme, des membres destinés à soutenir ou à traîner le poids d'un animal courbé vers la terre, mais des instrumens d'un être actif et intelligent. La mécanique profonde qui se manifeste dans leur structure et dans leur disposition, leur assigne des mouvemens plus variés et d'un ordre bien plus relevé que ceux que les pieds exécutent. Cependant les extrémités supérieures ont beaucoup de rapports avec les inférieures, et jamais deux objets ne furent si différens avec tant de conformité ; elles sont, les unes et les autres, une suite de leviers placés l'un au bout de l'autre, et se servant alternativement de point d'appui ; toutes les deux sont divisées en trois parties. Les anatomistes comprennent dans le nombre des pièces qui composent l'extrémité supérieure, l'*épaule*, qui est, à l'égard de l'*humérus*, ou de l'os du bras, ce que le bassin est pour celui de la cuisse, c'est-à-dire, le point fixe sur lequel il se meut, avec cette différence, que l'épaule elle-même est un peu mobile, n'étant attachée sur la partie postérieure de la poitrine que par des muscles qui sont des organes de mouvement; elle le serait trop sans la *clavicule* qui la fixe sur le dos, et l'empêche de retomber sur le devant de la poitrine; la clavicule est cet os situé au haut de la poitrine, attaché d'un côté au *sternum* et de l'autre à l'*omoplate*, ou épaule; il manque à la plupart des animaux, et se trouve dans le singe, la souris, l'écureuil, et autres espèces, qui se servent de leurs pieds de devant comme d'une main. Au surplus, le bras n'est, ainsi que la cuisse, composé que d'une seule pièce, moins longue, mais capable de se mouvoir en tout sens, comme le fémur.

L'avant-bras, qui répond à la jambe, est formé, comme elle, de deux os longs. L'éminence par laquelle l'os du coude s'articule avec celui du bras, a quelque conformité avec la rotule; elle remplit, pendant l'extension de l'avant-bras, la cavité placée entre les deux éminences de l'extrémité inférieure de l'humérus; mais le rayon qui représente le péroné, a bien d'autres usages que celui-ci. Les mouvemens par lesquels nous présentons tantôt le dos et tantôt le creux de la main, dépendent uniquement du rayon auquel elle est attachée, et qui, dans ces cas, tourne sur le cubitus ou l'os du coude, comme sur un axe; et c'est sur ces mouvemens combinés, variés et gradués d'une manière merveilleuse, qu'est fondée principalement la dextérité qui caractérise la main de l'homme.

La main est encore plus différente du pied que l'avant-bras ne l'est de la jambe, tout, dans la main, annonce la mobilité de cette partie. Les huit os qui composent le *carpe* ou le poignet, sont plus petits et moins étroitement liés que ceux du tarse. Les quatre os du *métacarpe* sont aussi plus mobiles que les cinq du métatarse. Quant aux phalanges des doigts de la main, elles sont plus longues et plus déliées que celles des doigts du pied. L'articulation de la première des phalanges de chaque doigt de la main avec l'os correspondant du métacarpe, lui permet de se mouvoir en tout sens; et si les mouvemens des autres phalanges sont bornés à ceux de flexion et d'extension, ils sont plus précis et plus décidés que ceux que les doigts du pied peuvent exécuter. Le pouce de ce dernier surtout diffère essentiellement de celui de la main, qui, outre qu'il a une phalange de plus, est placé hors du rang des autres doigts ; de manière que, lorsque ceux-ci s'efforcent de retenir un objet, le pouce, en se fléchissant dans un sens contraire, lui oppose une résistance active qui l'empêche de s'échapper.

Les divisions multipliées de la main, la manière dont elle est articulée avec l'avant-bras, la position respective des pièces qui la composent, donnent à cette partie la faculté de varier ses mouvemens d'une manière étonnante. Avec un instrument si admirable, l'homme cependant ne serait que le plus adroit des animaux, si sa main n'était guidée par un principe supérieur à leur instinct (1), et qui la rend même capable de reproduire

(1) Le trait le plus caractéristique de l'homme est cette souplesse d'organisation qui lui permet toutes les manières

toutes les merveilles de ce même instinct dans les arts par lesquels l'industrie humaine les imite.

La conformation de cette partie la rend très-propre à être le siége principal de ce sens droit, exact, destiné à rectifier les illusions de tous les autres, et qui porte à l'esprit les premières sensations sur lesquelles il puisse compter. C'est la main qui lui donne seule l'idée véritable de la solidité des corps et de l'espace. Par la facilité qu'ont les doigts de s'éloigner et de se rapprocher les uns des autres, la main semble avoir offert à l'homme le premier modèle des instrumens avec lesquels il mesure ces mêmes corps. En lui mettant sans cesse sous les yeux les exemples les plus simples d'une quantité physique variable, les doigts l'ont peut-être aussi familiarisé peu à peu avec les notions des rapports abstraits des nombres. Cependant ce sens circonspect et sage quitte quelquefois la froideur naturelle de son caractère, et se laisse, comme les autres, égarer par l'impétuosité de ses sensations et du plaisir; mais alors il jouit et ne calcule pas, ce qui est sans contredit la meilleure manière d'être heureux.

Telle est l'esquisse des parties destinées à servir de base à toutes les autres, et dont l'ensemble constitue le dessin fondamental de la machine humaine. Nous allons parcou-

---

d'exister, tandis que tous les autres êtres vivans n'en ont qu'une invariable et toujours la même. Il semble que l'instinct de l'homme soit de s'approprier celui de tous les autres animaux, et que la faculté qu'il a d'imiter tout ce qui frappe le sens, et de prendre successivement toutes les formes, soit ce qui constitue sa perfectibilité.

rir rapidement les différens ordres d'organes auxquels elles servent de support ou d'abri. Ils ne présentent pas un ordre aussi constant ni autant de régularité qu'elles dans leur structure et dans leur position. Ils sont destinés à briller par d'autres avantages : c'est par les puissances actives qui les animent, et qui, variant avec les circonstances, peuvent suppléer à la précision mécanique des instrumens qu'elles mettent en œuvre.

CHAPITRE III.

Des rapports généraux des parties molles.

Le plus important et le plus remarquable de tous les organes qui brillent par leurs facultés actives, c'est celui qui renferme l'édifice osseux de la tête, et le canal de l'épine du dos. Le cerveau semble être le seul organe vivant par son essence : il modère, il anime, il ralentit l'action de tous les autres. C'est en lui que réside le *moi*, et que vont se confondre les impressions de tous les sens : sans cet organe, nous n'aurions point le sentiment de notre existence ; semblables à ces êtres imparfaits, tels que les zoophytes, les végétaux et peut-être beaucoup d'espèces d'insectes, qui n'ayant point de centre de sensibilité distinct, ne jouissent que d'une vie obscure et équivoque. En nous mettant en état de comparer nos sensations actuelles avec nos sensations passées, il constitue l'unité de notre être, tandis que les zoophytes et tout ce qui leur ressemble, bornés à des impressions momentanées, sans en pouvoir tirer aucun résultat permanent, et existant dans chaque point de leurs corps, et dans chaque instant de leur durée, sans pouvoir lier toutes ces existences, n'en ont véritablement aucune. Le Créateur ayant voulu que les opérations les plus spirituelles de l'âme fussent subordonnées à la constitution physique du cerveau, on peut dire que c'est de cet organe que sont émanés tous les prodiges de la pensée. En effet, elle en suit tous les différens états : facile et pure comme les mouvemens de cet organe dans la santé, elle s'obscurcit dans la maladie, s'égare dans le délire, ou s'éclipse dans le sommeil, pour reprendre son éclat et sa vivacité, lorsque le cerveau revient à sa manière d'être accoutumée.

Parmi les singularités que présente le cerveau, notre ignorance, relativement à son organisation et à sa manière d'agir, n'est pas une des moindres. Cet organe, si admirable dans ses effets, est le plus inconnu dans son action (1). Tous les anatomistes n'ont été à son égard

---

(1) Les observations microscopiques du père Della-Torre lui ont fait voir dans la substance du cerveau un amas de globules transparans qui nagent dans une liqueur diaphane; comme cette forme des parties constitutives de cet organe ainsi que toutes les autres formes qu'on pourrait y apercevoir ou supposer, n'a aucun rapport immédiat avec les fonctions qui lui sont propres, l'organisation intime dont ces fonctions dépendent, ne nous en est pas moins inconnue.

que comme des dessinateurs occupés à représenter l'extérieur d'une machine, attachés à en rendre scrupuleusement tous les contours, à en retracer les plus petites inégalités et jusqu'aux plus légers linéamens, sans nous rien apprendre sur son mécanisme intérieur. Au lieu de connaissances réelles, ils nous ont donné des mots; toutes ces dénominations hétéroclites de *nates* et *testes*, de *corps cannelés*, de *glande pinéale*, etc., ne représentent aucune idée. Enfin, cette nomenclature imposante des différentes parties ou inégalités du cerveau, a bien pu faire illusion, mais non point dissiper l'obscurité qui nous cache la véritable nature de cet organe.

On ne peut rien statuer sur ses rapports de grandeur. On a bien vu qu'en général le cerveau de l'homme avait relativement plus de volume que celui des animaux: mais rien n'est moins juste que les inductions qu'on a prétendu pouvoir tirer de ce fait, pour faire présumer que l'homme doit à cette différence sa supériorité sur tous les êtres vivans. On n'a point observé que les facultés intellectuelles, soit dans l'homme, soit dans les animaux, fussent en proportion de la grandeur de leur cerveau. L'éléphant en a très-peu, relativement à la masse de son corps, quoiqu'il soit un des animaux les plus intelligens. Les animaux carnassiers l'ont plus petit que les animaux frugivores, et chacun sait la différence qu'il y a entre la stupidité de ceux-ci et l'instinct raffiné des autres. A la vérité, les poissons que nous croyons aussi stupides que muets, ont très-peu de cerveau. Cependant, sans vouloir prononcer sur l'instinct de ces êtres dont les mœurs nous sont aussi étrangères que leur élément, on peut observer que parmi eux il y a des espèces voraces et des espèces faibles destinées à leur servir de pâture ; ce qui suppose un combat entre la ruse et la force, et par conséquent des combinaisons de moyens opposés. D'ailleurs, nous ne jugeons des choses que par les rapports qu'elles ont avec nous : un sourd a bien de la peine à paraître un homme d'esprit à ceux qui entendent ; parce que la perte d'un sens l'a privé de ces relations que ce sens lui donnait avec eux.

Les qualités sensibles du cerveau n'offrent rien qui réponde à l'énergie particulière de cet organe. On ne voit en lui qu'une masse pulpeuse. Cette pulpe offre deux substances diverses ; l'une, qui est d'une couleur cendrée, et de l'épaisseur d'environ deux lignes, forme la superficie du cerveau : on la nomme substance corticale ; et l'autre, qui compose la plus grande partie de cet organe, est blanche ; on l'appelle médullaire : on retrouve la partie cendrée dans le centre de la moëlle épinière.

La masse du cerveau se divise en cerveau proprement dit, en cervelet, en moëlle alongée et en moëlle épinière, toutes composées de deux substances distinctes, qui sont la substance corticale ou cendrée et la substance médullaire. La première partie du cerveau ou le cerveau proprement dit, occupe la partie antérieure du crâne ; le cervelet est situé dans sa partie postérieure ; la moëlle alongée est une production commune du cerveau et du cervelet, et la moëlle épinière un prolongement de celle-ci. Cette division naturelle de la masse générale du cerveau, a donné occasion d'en faire de systématiques sur ses facultés. D'après cette division, Willis avait cru pouvoir rapporter au cerveau proprement dit, les fonctions des sons et les mouvemens volontaires; et au cervelet, celles dont la vie dépend essentiellement, telles que les mouvemens de la respiration et du cœur. Cette hypothèse a été démentie par l'observation, ainsi que celles qui ont successivement assigné le siége de l'âme à différentes parties du cerveau, telles que le corps calleux, la glande pinéale, les corps cannelés, etc.

Une opinion plus extrême, sans être moins fausse, c'est celle qui présente le cerveau comme un organe dont l'homme pourrait à la rigueur se passer; parce qu'on a vu un enfant (1) sans cerveau et sans moëlle alongée, et ces parties réduites en eau dans l'hydrocéphale. Nous ignorons le point où finissent les puissances de la nature. L'observation a appris que la vie peut subsister longtems dans des organes très-viciés; on a vu des gens vivre longtems avec un poumon détérioré et presque détruit (2), avec un foie presque réduit en putrilage; d'autres ont survécu longtems à

---

(1) *Mémoires de l'Académie des Sciences*, années 1711 et 1712.

(2) Selon Morgagni, on a trouvé la substance du poumon presque entièrement calculeuse : *De sedibus et causis morborum*, *epistola* 15, *art.* 25.

des lésions très-considérables du cerveau, surtout lorsque ces altérations ont été amenées par une gradation lente; car, dans ce dernier cas, il semble que la nature ait le tems de s'arranger pour tirer meilleur parti des moyens qui lui restent, et que si une partie est détruite, elle concentre ses forces dans une autre : au lieu qu'une très-petite lésion, mais subite, qui prend, pour ainsi dire au dépourvu, produit souvent une mort prompte. Notre manière de concevoir nos intérêts nous porte à accuser la nature de quitter, dans ce cas, la partie trop légèrement; mais je ferai voir encore mieux dans un des chapitres suivans, que ce phénomène est une suite nécessaire de notre constitution intime et tient à une des lois fondamentales de la sensibilité.

Ainsi un cerveau réduit en eau n'en est pas moins un cerveau. D'ailleurs, il ne faut pas croire que ce soit de l'eau pure. On connaît la disposition qu'ont les parties les plus fluides de nos humeurs à s'organiser et à prendre une forme solide. Quelques degrés de chaleur suffisent pour donner de la consistance à la sérosité du sang. Si l'on conçoit que celle du cerveau puisse diminuer par l'effet d'une altération lente, sans que la vie cesse, on peut bien supposer que cette consistance, diminuée de quelques degrés de plus par une altération plus prolongée, peut enfin être réduite à un état fluide, et que la vie peut encore s'y maintenir. Notre imagination, à la vérité, est effrayée de voir fluide ce que nous sommes accoutumés de voir solide : c'est faute de réfléchir à la consistance primitive du cerveau dans l'ambrion, qui a été dans un état de fluidité. C'est ainsi que souvent, des effets très-naturels et très-communs nous paraissent extraordinaires, parce que la réflexion ou l'habitude de les voir nous manque.

Le phénomène le plus frappant de ceux qu'offre le cerveau, c'est cette division qui le partage en deux hémisphères, qui a lieu aussi dans le cervelet, et se rend sensible par une rainure, même dans les parties qui paraissent solitaires, telles que le corps calleux, la protubérance annulaire et la moëlle épinière; division qui entraîne celle de tout le reste du corps en deux parties latérales adossées l'une à l'autre. C'est de cette division que dépend ce grand nombre de rapports qu'ont entr'eux les différens organes d'un même côté du corps, dont la connaissance est très-importante en médecine, et qui se manifeste non seulement dans la paralysie, mais encore dans beaucoup d'autres affections moins tranchantes.

Ce partage, qui semble faire deux individus de notre corps, et qu'il est si difficile de concilier avec l'unité et la simplicité de ses résultats, est vraisemblablement fondé sur quelque grande combinaison de la nature, sur quelqu'une de ces lois à peine entrevues, qui régissent les êtres organisés; lois qui sont pour eux ce que d'autres lois sont pour le monde matériel et dépourvu de vie, dont tous les phénomènes dépendent de l'action et de la réaction réciproque des parties qui le composent. Ce partage du corps établit peut-être entre les parties divisées une sorte d'antagonisme nécessaire pour entretenir leur activité, et par l'effet duquel elles se servent d'excitant l'une à l'autre. Cet antagonisme, la nature le cherche et l'affecte partout, et elle fait peut-être, pour maintenir la vie des individus, ce qu'elle fait pour la leur donner. Le concours de deux individus de la même espèce, s'il n'est pas toujours nécessaire, est du moins la forme la plus constante et la plus générale que la nature suit dans leur génération. Il ne faut pas croire que cela tienne à la nécessité des sexes qui se trouvent ordinairement séparés; car il y a des êtres, tels que les limaçons, qui les réunissent tous les deux, et qui néanmoins ont besoin de se rapprocher et de s'unir pour se perpétuer. Il semble que le charme qu'ont l'un pour l'autre deux individus de la même espèce, en les animant d'une certaine ardeur, donne à leur action commune une intensité qu'elle n'aurait pas sans lui, et que les matériaux qu'ils y emploient, émanés de deux sources différentes, n'en remplissent que mieux leur destination, par cela seul qu'ils sont étrangers les uns aux autres.

Il faut encore observer que, lorsque des différences introduites peu à peu dans une même espèce, sont parvenues à y produire des variétés constantes ou des races différentes, par le laps de tems, ces races s'affaiblissent, dégénèrent, comme si leur façon d'être était trop une, trop monotone; elles semblent enfin lasses d'exister de la même manière. C'est ainsi que, par l'effet de l'habitude, à force de sentir toujours la même chose, on parvient à ne la plus sentir du tout. Il faut alors qu'un principe un peu étranger à ces races vienne se mêler à leur existence languissante, pour la ranimer, la réhabiliter et lui rendre son énergie. Si l'on prend soin d'unir les individus de races différentes, le produit de ce mélange est plus vigoureux et plus animé qu'elles. On observe que les animaux provenus de races croisées ont plus de force et d'activité que ceux qui sont nés de races simples. Les effets singuliers de la greffe des végétaux dépendent peut-être de ce principe général, qui fait que deux êtres sensibles vivent mieux à côté l'un de l'autre que séparés; on dirait qu'ils s'excitent réciproquement à vivre. On a cru observer qu'à Paris (et il en est sans doute de même dans toutes les grandes sociétés) les vieillards jouissent plus longtems de leurs facultés, et que l'agitation générale les soutient contre l'affaissement de la caducité. Par la même raison sans doute, deux organes semblables, destinés à la même fonction, la remplissent mieux que ne ferait un seul avec le double de forces ou de facultés. On peut déjà entrevoir dans cet aperçu sur la grande division qui partage les animaux en deux parties égales, et qui se manifeste même dans les végétaux par le parallélisme et la correspondance de leurs branches, de leurs feuilles, la tendance universelle qu'ont les êtres organisés à être plusieurs ensemble. Mais, outre cette disposition générale, on verra dans l'homme d'autres élémens qui tendent plus particulièrement encore à préparer le caractère social qui le distingue.

Cette division de la machine animale se marque d'une manière sensible, par une ligne qu'on peut aisément reconnaître dans certaines parties extérieures du corps. Lorsqu'elle disparaît à l'extérieur, on la retrouve dans les parties internes. La disposition symétrique des organes dans chaque région du corps la fait présumer. Si un organe est solitaire, tel que la langue, un trait longitudinal dans son milieu fait voir sa séparation, ou bien elle est indiquée par le nombre égal et correspondant des parties accessoires qui en dépendent, telles que les nerfs, les vaisseaux, les muscles, les cartilages, etc. Lorsqu'un organe est unique, il se partage quelquefois en plusieurs masses plus ou moins égales, situées les unes à droite et les autres à gauche. C'est ainsi que les poumons sont deux masses spongieuses, dont l'une occupe la cavité droite et l'autre la cavité gauche de la poitrine, quoique la trachée-artère ou le canal qui leur apporte l'air extérieur, et auquel elles tiennent comme à un pédicule commun, soit unique. La tête de ce canal, ou le larynx, offre aussi la même disposition dans les cartilages et dans les bandes ligamenteuses qui constituent la glotte, c'est-à dire, l'organe de la voix.

Le cœur, placé de même dans la poitrine, est bien composé de deux cavités séparées par une cloison mitoyenne, comme les deux cavités de la poitrine elle-même le sont par la membrane qu'on nomme *médiastin ;* mais cette division du cœur en deux ventricules, semble n'être pas une suite de la grande division du corps; elle paraît dépendre de la nature des fonctions particulières à cet organe.

Les viscères contenus dans le bas-ventre présentent aussi un ordre symétrique dans leur position. Si le foie, qui est un organe unique, est situé dans le côté droit, la rate, placée dans le côté gauche, et dont on prétend même que les fonctions ont quelque analogie avec celles du foie, lui sert de contrepoids. Les reins sont un organe double; l'un est placé sous le grand lobe du foie et l'autre sous la rate; de chaque rein il part un canal nommé *uretère*, qui porte à un réservoir commun, c'est-à-dire, à la vessie, l'urine que le rein a séparée. Il faut observer que les deux masses longitudinales qui, par leur adossement, forment l'animal, ont des organes subsidiaires communs à l'une et à l'autre. La situation de ces organes correspond ordinairement à l'axe du corps : la vessie est dans ce cas.

Elle est située dans la partie moyenne et inférieure du bas-ventre. Il en est de même de l'estomac qui en occupe la partie supérieure. Le volume de ce viscère, creux à la vérité, se partage de manière que sa plus grande portion occupe l'hypocondre gauche, et par là il rétablit l'équilibre détruit par la masse du foie, trop peu contre-balancée par celle de la rate. Mais l'orifice par lequel l'estomac reçoit les alimens, est situé vis-à-vis le milieu du corps des dernières vertèbres du dos (1). Le canal musculeux qui les y apporte, ou l'*œsophage*, en descendant le long des vertèbres du cou et du dos, suit l'axe du corps et l'orifice par lequel ils en sortent pour passer dans les intestins, est placé aussi vis-à-vis les premières vertèbres des lombes. Le canal intestinal, qui est une continuation de l'estomac, suivrait sans doute la même direction, si sa longueur ne l'obligeait de faire plusieurs circonvolutions (2).

(1) Anatomie de Vinslow, tom. III, pag. 312.

(2) On croit que la longueur de ce canal, dans l'homme, est sept à huit fois la longueur de son corps.

La division qu'entraîne celle du cerveau dans tout le reste du corps, ne paraît peut-être nulle part d'une manière aussi manifeste que dans les organes de la génération. Ces organes, tant ceux qui sont renfermés dans l'intérieur du corps que ceux qui paraissent à l'extérieur, ou sont doubles, ou partagés visiblement en deux parties latérales, s'ils sont solitaires. Il n'est pas surprenant que l'organe duquel la vie émane, et ceux qui sont destinés à la propager, portent la même empreinte.

Ainsi la disposition générale des parties qui composent notre corps est évidemment subordonnée à celle du cerveau. On verra que leur action et leurs mouvemens sont également assujétis à l'influence de cet organe, et que tout ce qui s'opère d'essentiel dans l'animal semble se faire pour lui et par lui. Il est présent à toutes les parties, par le moyen des nerfs; c'est par eux qu'il modifie, qu'il développe, qu'il anime ces parties, et que les affections de chaque organe lui deviennent propres.

Les nerfs sont des cordons dont la substance est la même que la substance médullaire du cerveau, duquel ils tirent leur origine. Ainsi que des branches symétriques qui sortent d'un même tronc, ils partent du cerveau et de la moëlle épinière, et vont par paires répandre la vie et le sentiment dans tout le système animal, ou plutôt dans les deux parties latérales qui le composent. Neuf paires sortent de la base du cerveau ou de la moëlle alongée par des ouvertures particulières, pour former les différens organes des sens, et pour animer toutes les parties de la face; une dixième paire, que quelques anatomistes, tels que Vinslow (1) et Morgagni, rapportent au cerveau, et que d'autres, tels que Haller et ses disciples, placent parmi les nerfs de la moëlle épinière, naît de cette moëlle entre le crâne et la première vertèbre du cou, pour s'unir aux nerfs qui l'avoisinent, et pour se distribuer sur quelques muscles propres à cette partie, ainsi que sur différentes parties de la tête. Vingt-neuf paires sortent par des ouvertures latérales de cette colonne osseuse formée par la réunion des vertèbres et de l'os sacrum, et se rendent aux parties qui correspondent à leur origine. Les nerfs vertébraux prennent le nom de l'endroit de leur naissance : ainsi on appelle *cervicales* les sept paires qui naissent de la partie de cette colonne qui forme le cou; *dorsales*, celles que fournissent les os du dos; *lombaires*, celles qui ont leur origine dans les vertèbres des lombes, et *sacrées*, celles qui sortent par l'os sacrum. Telles sont les principales branches de cette espèce d'arbre, dont le cerveau et la moëlle épinière forment le tronc qui, par ses immenses ramifications, embrasse toutes les parties, leur communique la sensibilité et le mouvement (2), et concourt à former le fond et la substance de leur tissu.

---

(1) Vinslow prétend que les nerfs de la dixième paire naissent d'un seul paquet antérieur de filets, et qu'ils n'ont point de faisceau postérieur comme les nerfs vertébraux. M. Huber, à force de recherches, a trouvé le faisceau postérieur qui assimile la dixième paire à ces derniers, et a terminé cette controverse anatomique.

(2) Tous les anatomistes conviennent qu'en général les

Les nerfs qui sortent de la colonne vertébrale, ne forment point, comme ceux du cerveau, de sens particuliers, si l'on excepte ce sens général connu sous le nom de *tact*, qui est commun à toutes les parties où le système nerveux s'étend. La destination principale de ces nerfs est d'animer les puissances qui exécutent les différens mouvemens du corps. Toutes les parties, depuis la tête jusqu'à l'extrémité opposée du tronc, se meuvent par l'influence des nerfs.

De la réunion de plusieurs branches des nerfs que fournissent les dernières vertèbres du cou, et les premières du dos, se composent ces cordons nerveux auxquels l'homme doit la force de ses bras. C'est de la même manière que des nerfs que fournit l'autre extré-

---

nerfs sont les organes du sentiment et du mouvement. A la vérité, quelques faits particuliers semblent s'écarter de cette loi générale. Monsieur l'abbé Fontana, par exemple, dit des poissons que quelques stimulans qu'il ait appliqués aux nerfs qui vont au cœur, il n'a jamais pu accélérer le mouvement de cet organe. Ce sont certainement des faits bons à connaître, mais il faut se garder de tirer des conclusions trop rigoureuses de ces sortes d'expériences faites sur les organes désunis, lacérés d'un animal aliéné par la douleur : elles doivent être subordonnées au témoignage direct de l'observation médicale, qui a pour objet les êtres vivans considérés dans leur état d'intégrité; état qui, laissant subsister ces rapports d'harmonie qui sont entre les différens organes, et dont ils tirent leur énergie, ne souffre aucune analyse.

mité de la colonne vertébrale, se forment les cordons qui donnent le mouvement aux extrémités inférieures.

Entre ces deux mobiles extérieurs et opposés de la machine animale, il en est un intérieur qui leur sert de point d'appui lorsqu'ils ont à faire des efforts violens. C'est le diaphragme, ou cette cloison musculeuse et membraneuse, qui sépare la poitrine du bas-ventre, et qui, flottant sans cesse entre ces deux cavités, presse alternativement les organes qu'elles renferment. Cet organe, qui tire ses principaux nerfs des vertèbres du cou, est aussi intéressé dans les vives affections de l'âme que dans les mouvemens extraordinaires du corps; pour que chaque passion tende à des actions qui la caractérisent (1), elle doit nécessairement faire éprouver une forte réaction au diaphragme, qui est le centre de tous les grands mouvemens du corps. Cette réaction se marque par cette impression fâcheuse qu'on éprouve au creux de l'estomac ou à la fossette du cœur, lorsque l'âme est vivement affectée : effet qui dépend sans doute d'une constriction trop forte et trop prolongée du diaphragme, qui doit inévitablement gêner, troubler ou suspendre la respiration, et qui a faussement fait croire à plusieurs médecins que cette partie était le siége et la source de la sensibilité.

L'étendue et la multiplicité infinie des ramifications nerveuses ont porté une classe de médecins à considérer

---

(1) On sait que la colère, par exemple, nous donne l'attitude et la disposition propres à l'attaque et à la défense.

les nerfs comme la base de toutes les parties solides de notre corps. C'était l'opinion de Boerhaave et surtout de Baglivi (1). Le célèbre Bordeu avait rendu cette opinion encore plus originale, en soutenant qu'un nain n'a pas moins de fibres nerveuses qu'un géant, et que la différence des masses qui les distingue ne vient que de la différente quantité et de la diverse disposition du tissu cellulaire, modifié par les mêmes nerfs. Les deux membranes qui enveloppent et défendent le cerveau, avaient sans doute donné lieu à cette opinion. La plus extérieure, qui est aussi la plus forte, porta même le nom de *dure-mère*, parce qu'on la regardait comme l'origine commune de toutes les autres membranes (2). Mais les découvertes ultérieures de l'anatomie ont fait voir que cette membrane n'accompagne point les nerfs dans tout leur trajet, et qu'en sortant du crâne et du canal des vertèbres, ils s'en dépouillent pour en prendre une autre formée par une espèce de toile cellulaire (3).

---

(1) *Baglivii opera : Specimen de fibrâ motrice, cap.* 1.

(2) On la regardait aussi comme la source du sentiment; ce qui est faux et n'appartient qu'au cerveau et aux nerfs qui en sont une continuation. Haller prétend même qu'elle est absolument dépourvue de sensibilité, ce qui n'est point avoué de tous les médecins.

(3) Il faut en excepter le nerf optique, dont la dure-mère accompagne l'expansion dans les orbites des yeux, et les nerfs intercostaux qu'elle n'accompagne jamais, et qui sortent nus du crâne par le canal osseux de l'apophyse pierreuse des os des tempes.

Les nerfs qui viennent du cerveau ne tirent point leur dénomination, comme les nerfs vertébraux, du lieu de leur origine, mais de l'organe auquel ils aboutissent, ou de la fonction qu'ils y exercent. Ainsi on appelle *olfactifs* les nerfs qui servent à l'odorat; *hypoglosses*, ceux qui sont les instrumens du goût; *optiques*, ceux qui transmettent à l'âme l'impression de la lumière et des couleurs : outre cette paire de nerfs spécialement destinés à la vision, la troisième paire et la quatrième, une branche de la cinquième, et toute la sixième, qui à la vérité est très-menue, sont employées par la nature aux différens mouvemens des yeux, ou des parties qui en dépendent. Ce grand appareil de nerfs est peut-être ce qui donne à cet organe ce caractère d'expression qui le rend si intéressant et qui le distingue de tous les autres; car aucun ne réfléchit comme lui le sentiment, et ne manifeste au dehors l'état intérieur de l'âme. L'organe même de l'ouie, à qui elle doit tant d'émotions vives ou douces, n'en retrace aucune à l'extérieur, et l'effet puissant d'une musique patéthique réagit plus et se fait mieux apercevoir dans les yeux que dans l'organe même qui en reçoit la première impression (1).

Les nerfs de l'ouïe, que l'on nomme *auditifs*, et qui forment la septième paire, dans l'ordre établi par les anatomistes, sont composés chacun de deux cordons

(1) Les animaux en général ont plus d'expression que l'homme dans les oreilles. La gaîté et la tristesse se marquent d'une manière bien sensible dans les oreilles du cheval, ainsi que l'attention dans celles du chat.

qui diffèrent par leur grosseur, ainsi que par leur consistance. La portion grêle et molle est celle qui est plus particulièrement consacrée à l'exercice de l'ouïe. La portion dure, qui est aussi la plus grosse, se répand sur les différentes parties qui en avoisinent l'organe, et il est étonnant que les rameaux de cette portion n'impriment sur la physionomie aucune des affections que l'autre éprouve.

La multitude des relations de la huitième paire avec les différens organes du corps, lui a fait donner le nom de *vague;* car elle fournit des rameaux aux muscles de la langue, et s'unit aux nerfs propres de cette organe, ainsi qu'au grand nerf sympathique, dont il sera fait mention plus bas : elle en distribue aux autres organes de la voix, aux artères et aux veines voisines, à l'œsophage, aux poumons, au diaphragme; elle concourt avec des filets fournis par le grand nerf symphathique, qu'on appelle aussi *intercostal*, à former ces *plexus*, ou entrelacemens qui embrassent les poumons, le cœur et lui soumettent ces viscères; elle se répand sur l'estomac, et contribue à former ce plexus qu'on nomme *coronaire;* elle communique aussi avec tous ces autres enlacemens ou réseaux particuliers, dont le grand nerf sympathique fournit les principales ramifications, et qui par conséquent mettent dans sa dépendance la rate, le foie, les reins, les intestins et les organes de la génération. Ces relations si étendues de la paire vague lient le cerveau aux organes les plus essentiels à la vie, y transmettent son influence, lui donnent à lui-même le sentiment des altérations qu'ils éprouvent, et y dirigent son action. Ceux qui nient que l'âme ait aucun sentiment de ce qui se passe dans nos viscères, n'ont pas observé les vicissitudes rapides auxquelles les tempéramens délicats et sensibles sont sujets. Un mélancolique qui digérait bien son dîné, avait de la gaîté, des idées fraîches et riantes. Son esprit et son visage prennent tout à coup une teinte sombre : que lui est-il arrivé d'extraordinaire? C'est qu'il a bu mal à propos un verre d'eau, qui a dérangé la marche de sa digestion, et que son âme a été avertie sans doute de ce dérangement par la huitième paire de nerfs.

Au nerf vague se joint un autre nerf qu'on nomme *spinal*, et qui diffère des autres par sa naissance et sa distribution irrégulière. Il est double comme tous les autres, c'est-à-dire, qu'il naît des deux côtés de la moëlle épinière du cou; mais, au lieu de se distribuer de suite aux parties voisines, il remonte vers le trou *occipital*, entre dans la tête et en sort avec la paire vague, avec laquelle il communique, pour se répandre sur ces mêmes parties. Il me semble qu'on ignore encore, ainsi que tant d'autres choses relatives à l'organisation des autres animaux, la raison finale et les effets réels de cette singularité.

Une paire de nerfs encore plus digne d'attention par son origine, son étendue, sa situation et ses nombreuses liaisons, ce sont les nerfs qu'on nomme *intercostaux*, et que Vinslow appelle avec plus de fondement *grands simpathiques*, parce qu'ils communiquent avec presque tous les autres nerfs du corps. Ils s'étendent, un de chaque côté des vertèbres, depuis les premières du cou jusqu'à l'extrémité de l'os sacrum qui termine la colonne vertébrale, présentant d'espace en espace, dans leur trajet, des espèces de tubercules qu'on nomme *ganglions*, et qui servent de point de communication, soit entre les filets nombreux que les différentes paires vertébrales leur envoient, soit entre ces mêmes filets et autres émanés des paires cérébrales.

On a beaucoup disputé sur l'origine du nerf intercostal sans décider la question, comme il arrive toujours lorsqu'elle est mal posée, et présentée sous un faux point de vue. Les uns veulent que ce nerf soit produit par une branche de la cinquième et une branche de la sixième paire des nerfs cérébraux. D'autres, et principalement Vinslow (1), le regardent comme une branche ascendante d'un nerf de la moëlle épinière, qui, montant vers la tête et entrant dans le crâne par le canal osseux de l'apophyse pierreuse des os des tempes, va se joindre aux deux paires auxquelles on attribue sa naissance. Mais ce nerf, si l'on y fait attention, ne ressemble aux autres nerfs ni dans son origine ni dans ses distributions. Il paraît être un composé de tous, et par conséquent on ne peut pas dire qu'il naisse à un endroit plutôt qu'à un autre. Cependant il appartient plus à la moëlle de l'épine qu'au cerveau, c'est-à-dire, qu'il reçoit plus de la première partie que de la seconde. Rien ne prouve mieux que ce nerf est presque un résultat des filets nerveux fournis par toutes les paires

---

(1) *Traité des Nerfs*, § 359.

vertébrales, qu'une observation de Haller (1), cet anatomiste a vu le nerf intercostal interrompu à la hauteur de la sixième côte; mais plus bas on en retrouvait un autre formé par les paires vertébrales suivantes; de sorte qu'on peut le considérer comme un cordon étendu le long des racines de tous les nerfs vertébraux qui en fournissent la substance, et prolongé jusqu'au cerveau par les cinquième et sixième paires, pour établir une communication facile et mettre de l'ensemble dans toutes les parties du systême nerveux.

Cette idée sur l'usage des grands nerfs symphathiques s'accorde avec l'opinion de M. Meckel (2) sur celui des ganglions si multipliés dans ces nerfs, et que cet anatomiste regarde comme autant de centres où un nerf va se diviser et se mêler avec d'autres, pour réfléchir de là plus commodément ses divers rameaux sur les différentes parties. Quelques-unes des paires des nerfs cérébraux, telles que la cinquième, la sixième et la huitième, offrent aussi des ganglions. Tous les nerfs vertébraux en ont à l'endroit où se fait la réunion des deux plans opposés de fibres postérieures et antérieures qui les composent. Mais les anatomistes prétendent que ces ganglions diffèrent de ceux qui, comme autant de nœuds, divisent les grands nerfs sympathiques. Ces derniers sont le fondement d'une hypothèse qui est très-ingénieuse, sans en être plus vraie.

M. Jonhston, médecin anglais, en tire la raison de la

(1) *Physiologie*, tom. IV, pag. 261.

(2) Mémoires de l'Académie de Berlin, pour l'année 1749.

différence des mouvemens volontaires et des mouvemens indépendans de la volonté. Il prétend que tous les organes dont les mouvemens ne sont point soumis à l'influence de la volonté, tels que le cœur et les intestins, reçoivent leurs nerfs des ganglions des intercostaux ou sympathiques; de sorte que, d'après cette idée, ces ganglions sont une barrière contre laquelle l'empire de l'âme va se briser. Mais, outre que ce système n'explique point pourquoi un ganglion est un obstacle insurmontable à l'action de l'âme, il porte sur une supposition gratuite, puisque des organes qui tirent leurs nerfs d'un ganglion, exécutent des mouvemens subordonnés à la volonté.

Une autre production des grands nerfs sympathiques a aussi donné matière à des spéculations systématiques. C'est ce cordon (1) formé par la réunion de divers rameaux émanés de plusieurs ganglions *thorachiques* ou de la poitrine, qui, après avoir traversé le diaphragme, produit derrière chacune des deux *glandes surénales*, un ganglion qui a la forme d'un croissant, et qu'on nomme pour cela *sémilunaire ;* car ce cordon est double, ainsi que toutes les branches principales des nerfs, conformément à la division du cerveau et de la moëlle épinière : et c'est ainsi qu'on doit toujours l'entendre lorsque,

---

(1) On appelle ce cordon *le nerf intercostal antérieur*, pour le distinguer du grand intercostal qui le fournit et qui est situé postérieurement ; on l'appelle aussi *splanchnique*, c'est-à-dire, *vicéral*, parce qu'il est l'origine de presque tous les nerfs des différens vicères du bas-ventre.

dans leur description, on ne nomme qu'une branche, pour ne point répéter la même chose au sujet de la branche correspondante. De chaque ganglion sémilunaire, il part des filets nerveux qui, par leurs *anastomoses* ou communications réciproques, forment ces plexus où se rendent aussi des rameaux du grand nerf sympathique et de la huitième paire, et qui dominent les divers organes du bas-ventre. On trouve un de ces plexus à l'origine de l'artère mésentérique supérieure; et c'est ce plexus, nommé solaire, que des auteurs ont choisi pour lui faire jouer un rôle important dans l'économie animale. Ils ont prétendu que tous les hommes rares qui ont donné une impulsion particulière au monde par de grandes actions ou par de grands talens, ont dû ce privilége à la manière dont la nature ou les événemens avaient modifié leur *plexus solaire*, de sorte que tout ce qui paraît résulter de ce système, c'est de nous apprendre qu'Homère, Alexandre et Platon avaient leur génie dans le ventre.

La plupart des anatomistes ont expliqué les effets sympathiques que présentent les affections des divers organes par les communications des nerfs, surtout par celle qui existe entre l'intercostal et la cinquième, la sixième et la huitième paires des nerfs de la moëlle alongée. C'est ainsi, par exemple, qu'ils rendent raison de l'éternument qui suit une impression vive faite sur le nez ou sur les yeux; et l'on ne peut nier que quelques effets ne dépendent réellement de la communication immédiate qui se trouve entre certains nerfs. Néanmoins, il s'en faut bien que tous ces rapports intimes et singuliers, qui subsistent entre des organes éloignés, puissent se rapporter à cette cause, comme l'a très-bien observé M. Robert Whytt (1). On voit des organes qui n'ont aucune communication entr'eux, être cependant liés par une forte sympathie (2). Tels sont, entr'autres, les nerfs de la rétine, qui reçoivent l'impression de la lumière, et ceux par le moyen desquels la pupille se dilate ou se resserre. D'un autre côté, il est évident que beaucoup de parties qui ont des relations entr'elles, soit par le moyen de l'intercostal, soit par le moyen d'autres nerfs, ne sympathisent point. Cela prouve que la sympathie peut bien se réaliser par la communication des nerfs, mais il en résulte que celle-ci n'est point la cause nécessaire de l'autre, et que les rapports sympathiques des organes tiennent à un principe plus caché de l'économie animale.

Les dépendances du grand nerf sympathique ou de l'intercostal sont si étendues, un si grand nombre de parties sensibles ont des rapports de communication avec lui, que si, à l'occasion d'une impression faite sur une de ces parties, toutes les autres étaient nécessairement affectées, l'ordre de nos sensations serait interverti; d'où l'on peut certainement conclure que la nature a encore mieux ordonné que les anatomistes les ressorts de la machine animale.

---

(1) *Traité des maladies nerveuses*, chap. I, § 14.

(2) On appelle sympathie, ce rapport de plusieurs organes, qui fait que l'un est affecté par les altérations qui surviennent à l'autre: une blessure du cerveau, par exemple, excite des vomissemens bilieux.

Robert Whytt en a conclu que les organes ne sympathisent ou n'agissent l'un sur l'autre que par la médiation du cerveau; c'est-à-dire, que lorsque, par exemple, un objet dégoûtant frappe nos yeux, et occasionne un mouvement convulsif de l'estomac, ce dernier effet n'est point une suite de la communication immédiate des nerfs de ces deux organes, mais le résultat de l'impression faite sur la vue, et transmise au cerveau, qui réagit à son tour sur l'estomac. Il est très-probable que cela s'opère de cette manière, en général, dans tous les animaux d'une structure très-composée, dans tout système de matière organisée, où une partie dominante donne le branle à toutes les autres, et devient le centre de toutes les impressions qu'ils reçoivent, comme le cerveau l'est dans l'homme. Cependant, il n'est pas impossible que des organes aussi liés entr'eux que le sont ceux qui composent un animal, se communiquent leurs affections, et soient unis par des rapports sympathiques, soit en vertu de leur contiguité, soit par le moyen de leurs émanations spécifiques, capables de pénétrer le tissu cellulaire qui leur sert de lien commun (1). C'est sans doute de cette manière que s'affectent réciproquement les parties des corps organisés qui n'ont point de cerveau : car, sitôt que deux parties d'un même être, quelque simple qu'il soit, doivent concourir au même but, il faut qu'elles

(1) On sait que chaque partie du corps a une odeur particulière; de très-fortes raisons portent à croire que cette odeur varie selon les divers états d'organes ou d'activité que cette pratique peut éprouver.

puissent s'avertir, pour s'adapter et prendre la disposition convenable à cet objet. Quelques naturalistes ont cru déjà avoir observé quelques mouvemens spontanés dans les parties sexuelles des plantes, et les fleurs, qui n'ont jusqu'à présent charmé nos sens que par leur coloris et par leur parfum suave, vont peut-être bientôt nous intéresser encore par leurs affections.

Mais la faculté de sentir, dans les animaux qui ont un point de réunion, des sensations ou un cerveau, semble ne s'effectuer que par le moyen des nerfs. Si on lie ou si l'on coupe un nerf, tous les organes auxquels il se distribue, perdent le sentiment et le mouvement. On fait perdre à volonté la voix à un animal, en lui liant ou coupant le nerf *récurrent*, qui est une branche de la huitième paire. Cette loi est si générale, qu'on peut regarder comme très-douteux les faits particuliers qui paraissent y déroger; et si les exceptions qu'on allègue étaient fondées, elles rentreraient dans la classe des sympathies qui s'effectuent par la contiguité des parties; c'est-à-dire que, si la lésion d'un organe dépourvu de nerfs (1), nous faisait éprouver de la douleur, il est probable que le cerveau serait, dans ce cas, affecté de la même manière qu'une partie d'un corps organisé qui n'a point de nerfs, l'est par la lésion d'une autre partie. Mais si, dans les animaux constitués physiquement comme l'homme, les organes n'agissent en général les uns sur les autres que par l'entremise du cerveau, l'ordre le plus

(1) Plusieurs anatomistes prétendent que la dure-mère, le périoste, les tendons et les ligamens sont dans ce cas.

constant est qu'ils ne sentent que par celle des nerfs. Cependant on ne saurait inférer de là que la faculté de sentir appartienne exclusivement aux nerfs, puisque des classes très-nombreuses d'êtres qui n'ont point ces organes (1), donnent des marques évidentes de sensibilité, de sorte que la loi qui borne la faculté de sentir aux nerfs, n'est que relative à la constitution particulière de certains êtres.

Ainsi le cerveau, la moëlle épinière et les nerfs qui en sont un prolongement, sont la puissance qui donne l'impulsion à tout le système animal, et la seule qu'on puisse considérer comme essentiellement active par elle-même. Car, en supposant même que tous les autres organes soient doués d'une sorte d'activité qui leur soit propre, comme les expériences qu'on a faites sur ce qu'on appelle *irritabilité*, paraissent le démontrer, l'action en toutes ces machines vivantes n'en est pas moins subordonnée à celle du cerveau. Il règle, il modifie leurs mouvemens, pour les faire concourir, de la manière la plus avantageuse, au bien commun et à la conservation du tout. Le sommeil même ne les dérobe point à l'influence de ce mobile principal, comme le pense M. de Buffon (2). Le repos que le sommeil amène, ne suspend l'action du cerveau que relativement à l'exercice des sens et de la pensée.

---

(1) Tels sont les zoophytes, les plantes *mineuses*, c'est-à-dire, qui ont des mouvemens spontanés, comme la *Dionæa muscipula* ou attrape-mouche, et les diverses espèces de sensitives.

(2) Discours sur la nature des animaux.

Mais cette action subsiste toute entière par rapport aux organes des fonctions vitales, qui ne manquent point de se troubler, et même de cesser, lorsque la correspondance qui est entr'eux et le cerveau vient à être interrompue ou dérangée. Une chatte, à qui on lia les nerfs de la huitième paire qui vont au cœur et au poumon, mourut dans le même instant (1). D'ailleurs, il serait difficile de croire que la nature eût répandu en vain une si grande quantité de nerfs dans les différens viscères, (2) quantité qui, en général, semble proportionnée à l'importance des fonctions qu'ils remplissent.

Enfin, la partie fondamentale de l'animal doit être celle dont les affections intéressent toutes les autres parties, et qui subsiste le plus constamment dans le plus grand nombre des espèces. Or on sait l'influence que non seulement les lésions du cerveau et de ses dépendances, mais encore les passions et même la seule contention de l'âme, ont sur tout le système organique. Le cerveau et la moëlle épinière, ou du moins leur enveloppe, sont la première partie qu'on aperçoit dans l'embryon. C'est celle qu'on retrouve jusque dans les espèces, telles que les

---

(1) Mémoires de l'Académie des Sciences, année 1706.

(2) On appelle *viscères*, les organes particuliers et circonscrits qui sont renfermés dans les grandes cavités du corps, comme le cœur et le poumon le sont dans la poitrine, l'estomac, les intestins, le foie, la rate, les reins et la vessie dans le bas-ventre. Les *organes* sont toutes les parties capables de quelque fonction. Winslow, *Traité sommaire de toutes les parties du corps*, § 26 et 27.

insectes, dont l'organisation s'éloigne le plus de celle de l'homme et des animaux qui lui ressemblent par leur constitution physique : les sens dont ces espèces sont pourvues supposent même cette partie, quelle que soit sa forme. Cette partie, c'est-à-dire le centre où toutes les impressions que reçoit l'individu vont se réunir, est ce qui caractérise l'animal. Les espèces auxquelles ce point de réunion qui constitue le *moi*, manque, ne doivent pas être mises dans la classe des animaux; et l'huitre, qui n'a ni cerveau, ni nerfs, quelle que soit la ressemblance que ses attributs extérieurs lui donnent avec les animaux, se rapproche encore plus des végétaux par ses qualités intrinsèques.

Le cœur est le centre d'un autre ordre d'organes, dont le domaine est aussi étendu que celui des nerfs. Ce sont les *vaisseaux* dont les principaux troncs s'abouchent avec ce viscère creux, qui a son siége dans la poitrine. Les uns qu'on appelle *artères*, recevant de lui le sang qu'il chasse de ses ventricules, dans le moment où il se contracte, vont, par leurs branches et leurs ramifications innombrables, le répandre dans toutes les parties du corps. Les autres qu'on nomme *veines*, reprennent ce fluide que les extrémités artérielles leur transmettent, et, par des ramifications, des branches et des troncs à peu près correspondans à ceux des artères, le ramènent au cœur, où il entre dans le moment où ce viscère se dilate.

Ces instrumens de la circulation générale des humeurs ne sont pas tout à fait disposés comme les organes du sentiment. Les vaisseaux ne sortent point du cœur ou de leurs troncs principaux, comme les nerfs sortent du cerveau et de la moëlle épinière, par branches correspondantes entr'elles ou par paires. Cependant ils se conforment, à quelques différences près, à la division générale du corps en deux parties latérales, et à la disposition particulière des organes. Lorsque ceux-ci sont doubles, les artères et les veines le sont aussi. Un seul tronc se distribue et se ramifie dans un organe qui est solitaire; ainsi, lorsque l'*aorte*, ou le tronc principal des artères, après avoir donné au cœur et à ses deux appendices deux petits troncs artériels, en partant du ventricule gauche de ce viscère, est parvenue au haut de la poitrine, elle en fournit deux plus gros qu'on appelle *carotides*, pour les deux parties latérales de la tête. Ils se partagent chacun en deux branches, dont l'une porte le sang au cerveau par le canal osseux de l'apophyse pierreuse, et l'autre le distribue dans les parties extérieures. Deux autres artères qu'on nomme *sous-clavières*, prennent naissance a côté des carotides, et vont, en jetant des branches sur les parties voisines et en changeant de nom dans leur trajet, se ramifier le long des bras.

Mais l'aorte qui, après avoir donné ces branches, se courbe pour redescendre et passer de la poitrine dans le bas-ventre, en traversant le diaphragme, fournit, dans l'étendue de la première de ces deux cavités, de petites branches, qui tantôt sont impaires, telles que *l'intercostale supérieure*, la *bronchiale l'œsophagienne*, qui cependant varient beaucoup quant à leur origine et au nombre de leurs branches, et tantôt sont paires, telles que les intercostales inférieures (1). De même, lorsque l'aorte est entrée dans le bas-ventre, elle ne donne qu'un tronc commun, qu'on appelle *artère céliaque*, pour l'estomac, le foie et la rate, auxquels il se distribue par trois branches différentes. Les intestins grêles ne reçoivent aussi de l'aorte qu'un tronc principal, qu'on nomme artère *mésentérique* supérieure, comme les gros intestestins n'ont que la mésentérique inférieure. Mais il y a deux artères pour les reins et deux pour les organes de la génération, parce que les uns et les autres sont doubles; et l'aorte fait une bifurcation conforme à celle du corps, pour gagner, sous différens noms, les deux extrémités inférieures.

Les vaisseaux qui reportent le sang au cœur, ou les veines, ne sont pas même exactement correspondans aux artères par leur nombre et par leur direction; car, à ne considérer que leur principaux troncs, on voit que le sang qui, en sortant du ventricule gauche du cœur, est reçu dans le seul gros tronc de l'aorte, revient au ventricule droit par deux gros troncs veineux qu'on appelle *veines-caves*. La circulation en petit que le sang, de retour de toutes les parties du corps, subit dans le poumon, présente les mêmes différences; il y passe du ventricule droit du cœur par la seule artère pulmonaire, et revient au ventricule gauche par quatre troncs veineux.

Cependant les artères et les veines représentent assez

(1) Winslow, *Traité des Artères*, § 15.

bien deux arbres unis par les extrémités de leurs rameaux et tenant par leurs troncs à un fond commun qui est le cœur ; de manière que le sang qui sort par l'un de ces troncs, y revient par l'autre. L'arbre que représente le système nerveux, n'est point double comme celui des vaisseaux ; les nerfs qui vont, du cerveau à la moëlle épinière, se répandre dans toutes les parties du corps, ne sont point accompagnés d'autres nerfs correspondans qui, de ces parties, retournent au cerveau et à la moëlle épinière; car ils n'ont rien à faire circuler, quoi qu'en disent ceux qui supposent un fluide ou des esprits circulant dans les nerfs.

Quoique le système vasculeux et le système nerveux diffèrent par leur disposition comme par leur nature, ils se trouvent cependant plus ou moins liés intimement. Les dernières divisions des vaisseaux s'étendent aussi loin que celles des nerfs, et l'union des unes avec les autres, cimentée par le tissu cellulaire, semble former la substance de toutes les parties. Les vaisseaux et les nerfs pénètrent dans celles dont la consistance est la plus dure. Il n'y a pas jusqu'aux dents qui n'aient chacune une artère, une veine et un nerf.

Les vaisseaux y apportent sans doute les matériaux nécessaires à la nutrition, et la faculté vitale qui réside dans les nerfs, les façonne et leur imprime le caractère spécifique de chaque animal et celui de chaque organe. Aristote aurait dit que les uns fournissent la matière et les autres la forme. Les artères situées en général plus profondément dans les parties, et formées d'un tissu plus dense, se laissent moins apercevoir aux yeux que les veines, dont la texture plus mince et la situation plus extérieure leur permettent souvent de mêler des traits de pourpre à la blancheur de la peau. Les artères se distinguent aussi des veines par la pulsation, qui est moins sensible et moins générale dans ces dernières. Ce mouvement des vaisseaux, uniforme tant que le corps est dans une assiette naturelle et calme, varie au gré des impressions physiques et morales qu'éprouve l'individu. L'irritation d'un nerf produite par une épine, occasionne quelquefois la fiévre; et la pudeur, qui colore si subitement le visage, fait assez voir combien le mouvement des vaisseaux est subordonné à l'influence de l'âme ou des nerfs, qui sont les instrumens de son action.

Cependant il ne faut pas croire que, dans ce cas, les affections qu'éprouvent les nerfs, se transmettent aux vaisseaux par une suite nécessaire d'une communication réelle entre ces deux genres d'organes. Il est probable que cette transmission s'opère d'une manière sympathique ; car des observateurs très-habiles, tels que M. l'abbé Fontana, n'ont jamais pu parvenir, malgré les recherches les plus exactes, à découvrir des nerfs ni des fibres musculaires dans les petits vaisseaux.

Les vaisseaux, à force de se diviser en branches et en rameaux toujours plus petits que leurs troncs, et par une dégradation successive de leur calibre, parviennent enfin à n'être plus que des filières déliées, qui, par leurs circonvolutions et en se pelotonnant, forment, ou du moins concourent à former ces grains plus ou moins sensibles, semés dans les différentes parties du corps, qu'on appelle *glandes*. Ces grains glanduleux composent la plus grande partie de la substance de certains viscères, tels que le foie, la rate, les reins, etc. C'est là que les humeurs destinées aux divers usages de l'économie animale, s'élaborent : telles sont la salive, la bile et les autres sucs qui servent à la digestion des alimens ; celle qui doit propager l'espèce, la lymphe qu'un système particulier de vaisseaux ramène au réservoir du chyle, pour imprimer sans doute à ce résultat de la digestion des alimens un caractère d'animalité qui le fasse admettre sans trouble dans les grandes routes de la circulation du sang. Dans les glandes se séparent aussi des humeurs qui doivent être expulsées du corps, telles que l'urine et l'humeur de la transpiration ; mais c'est aussi dans ces organes que se trouve une quantité relative de nerfs très-considérable. Il paraît que les nerfs sont les instrumens actifs de ce travail des glandes, que les affections de l'âme font languir et dérangent si souvent.

Les rapports que les nerfs ont avec les organes du mouvement, sont beaucoup plus apparens que ceux qu'ils ont avec les organes des secrétions, soit parce que celles-ci sont une de ces fonctions intérieures de l'animal dont nous n'avons point la connaissance, tandis que la plupart des mouvemens musculaires sont dépendans de la volonté, soit parce que ces mouvemens se terminant à des effets sensibles, tels que sont nos actions extérieures, ils rentrent dans la classe des objets qui affectent en nous le principe de la connaissance. La nature est capable de produire et produit en effet du mouvement dans toute partie vivante ; car l'idée de la vie ne saurait même se séparer de l'idée du mouvement. Mais ce mouvement est insensible dans un grand nombre de nos organes. Il est tel dans toutes les parties des corps organisés, qui, comme les végétaux, n'ont point de mouvement progressif, et sont constamment fixés au même lieu.

Quant aux animaux faits pour se transporter d'un lieu à un autre, et dont certaines parties doivent produire des actions très-marquées, il leur a fallu des organes d'une structure particulière et propres à ces effets. Ces organes sont les *muscles*. Ce sont des faisceaux de fibres, dans lesquels on remarque une partie blanche et ferme, qui est ce qu'on appelle le *tendon* du muscle (1), et une autre partie moins dense, et d'une couleur rouge, qu'on nomme proprement la *partie charnue*. La première constitue l'extrémité par laquelle le muscle s'attache aux os, et elle est absolument passive. L'autre en est la partie moyenne, et c'est la partie vraiment active du muscle, celle qui, par le raccourcissement spontané de ses fibres, attire le corps ou le levier auquel son extrémité tendi-

---

(1) Il était naturel de croire que la partie tendineuse des muscles était de la même nature que leur partie charnue. C'était en effet l'opinion commune des anatomistes : ils croyaient que le tendon n'était qu'un faisceau de fibres musculeuses, seulement plus rapprochées que dans le muscle. M. l'abbé de Fontana (*des Poisons et du Corps animal*, tome II, page 214) a trouvé que les fibres de l'un n'étaient point une continuation de fibres qui composent l'autre; qu'elles sont unies par une sorte d'engrenure, et que d'ailleurs leur organisation est différente.

neuse est attachée. La structure intime de ces fibres est sans doute plus favorable aux grands mouvemens que les fibres de tout autre genre. Elle nous est inconnue; mais les muscles ont tant de rapport avec les nerfs, que plusieurs médecins ont regardé les fibres musculaires comme des nerfs modifiés d'une manière particulière; et M. Cullen ne fait pas difficulté de donner aux muscles le nom d'*extrémités mouvantes des nerfs* (1).

Les extrémités des nerfs, soit mouvantes, soit sentantes, vont se perdre, ainsi que les vaisseaux, dans ce tissu cotonneux, qui sert de fondement à toutes les parties du corps. On l'appelle *cellulaire*, parce qu'il est composé de petites cellules qui, communiquant entr'elles, laissent flotter en tout sens, et se transporter d'un lieu à un autre, les humeurs que les ramifications collatérales des vaisseaux y versent, et que son caractère spongieux lui permet d'absorber; ce qui rend ce tissu le siége ordinaire de ces dépôts critiques, résultats plus ou moins vicieux des maladies. Bordeu (2), qui en a si bien décrit les différentes expansions, lui donne le nom de *tissu muqueux*, parce qu'en effet il ressemble à une substance muqueuse et gélatineuse plus ou moins organisée. Il paraît offrir le premier degré du changement des humeurs en parties solides. Interposé non seulement entre les différens organes, mais encore entre les fibres dont ils sont composés, il leur sert de lien et de moyen de communication;

---

(1) *Institutions of medecine, part. I, Physiology, sect.* 2, § 19.

(2) *Recherches sur le tissu muqueux.*

il les nourrit et les fortifie, et c'est de lui que dépendent ces modifications accidentelles connues sous les noms de *maigreur* et d'*embonpoint*.

Ce tissu est la matière des membranes qui tapissent les différentes cavités du corps, de celles qui enveloppent les viscères, ainsi que de celles qui, roulées sur elles-mêmes, forment les vaisseaux sanguins et certains conduits, tels que ceux de la bile, des sucs digestifs, etc. Il fournit la plus grande partie de la substance même des nerfs. Enfin, la peau peut être considérée comme une production du tissu cellulaire plus ou moins développé (1). Il met non seulement beaucoup de différence dans la forme et l'habitude extérieure des individus, mais il constitue encore un des caractères essentiels et généraux qui distinguent les deux sexes. Cette espèce d'organe universel, auquel on refuse la sensibilité (2), est du moins animé d'un mouvement tonique, qui, le dilatant ou le resserrant dans les impressions du chaud et du froid, et surtout dans les diverses émotions de l'âme, prouve que cette substance a aussi sa manière de sentir particulière.

En faisant l'exposition du cerveau et des nerfs dans l'homme et dans les animaux qui ont un centre de sensibilité, on se trouve faire celle de toutes les autres parties qui sont intimement unies avec eux. En effet, le cerveau

---

(1) M. l'abbé Fontana (*des Poisons et du Corps animal*, tome II, page 286).

(2) Haller, *Mémoires sur les parties sensibles et irritables*.

et les nerfs tenant à tous les organes, et leur communiquant l'action et le sentiment, ils pourraient être condérés comme un polype, dont les bras étendus au loin vont faire mouvoir et mettre en jeu diverses machines nécessaires à sa conservation. Les unes sont employées à broyer, à dissoudre les alimens, pour être transformés en une nouvelle substance; les autres transportent le résultat de cette première élaboration dans la masse commune des humeurs. Des vaisseaux mobiles s'en emparent et les font rouler vers des viscères, où elles subissent encore divers degrés de dépuration; ils les font surtout passer à travers la substance de cet organe important, où elles s'imprègnent des qualités vivifiantes de l'air. Ici, elles deviennent propres à réparer les ressorts qui les mettent en œuvre, affaiblis par leur action même, et à maintenir l'existence de l'individu; là, elles reçoivent les attributs convenables pour perpétuer celle de l'espèce. Certaines agitations de ce polype sont favorablement disposées pour lui faire apercevoir les objets extérieurs sous leurs différens rapports avec nos sens. D'autres expansions, ainsi que des machines puissantes, soumises à son impulsion, le transportent vers ces objets, ou l'en éloignent, selon ce qu'il a à espérer ou à craindre de leur rencontre, les saisissent ou les repoussent par la force.

Tous ces instrumens divers tirent du cerveau et de ses dépendances, l'activité par laquelle ils se remontent et résistent à la dissolution à laquelle ils tendent sans cesse par leur nature(1), ainsi qu'à l'action d'une mul-

---

(1) Les principes chimiques qui composent la substance

titude de causes extérieures qui les menacent continuellement; de sorte que la durée des corps vivans, au milieu de tant de chocs, de secousses et d'agens destructeurs, n'est pas un des moindres phénomènes qu'ils présentent.

---

animale, assemblés combinés par les puissances de la vie, n'ont entr'eux qu'une légère adhérence. Quelques-uns de ces principes, tels que les parties aqueuses et les parties huileuses, ne sont pas même faits pour être unis; ils ne tiennent l'un à l'autre que par le moyen des matières salines et terrestres qui leur servent d'intermède. C'est de leur combinaison que résulte cet alliage fragile dont nos organes sont formés; ces principes n'étant retenus ensemble que par un si faible lien, ils tendent sans cesse à se séparer pour se précipiter vers de nouvelles combinaisons; mais la putréfaction, toujours prête à s'emparer des substances animales, en est écartée par l'action vitale, et ce n'est que lorsque celle-ci est affaiblie ou éteinte par quelque cause délétère, que l'organisation s'altère et se détruit. Tout médecin, pénétré de cette vérité, lira avec étonnement dans le Dictionnaire de Chimie de M. Maquer (tome III, page 285), *que le changement des matières végétales en matières animales se fait par un commencement de putréfaction lente et insensible*, ce qui est un grand exemple du peu de succès des raisonnemens chimiques appliqués à l'économie animale.

CHAPITRE IV.

Des fluides du corps humain en général, et de leurs rapports généraux avec les solides.

NOTRE corps n'est pas seulement composé d'organes solides, il entre encore dans sa constitution plusieurs fluides de différente nature, nécessaires à son développement et à la durée de son existence (1). Tels sont la *salive*, les *sucs digestifs* et la *bile*, qui sortent de la masse du sang pour y rentrer, du moins en partie, après avoir servi à la préparation du chyle, qui doit renouveler toutes les autres humeurs : tels sont la *lymphe*, qui développe, entretient et répare nos organes; la *liqueur séminale*, destinée à perpétuer l'espèce; les *sucs gras*, qui facilitent le jeu et le mouvement des parties; enfin les *humeurs excrémentitielles* qui les corrompraient si la nature ne prenait un soin continuel de les éloigner par les voies de la transpiration et par d'autres émonctoires.

(1) L'agrégation des corps organisés et même de ceux qui ne le sont point, ne s'opère que par les parties insensibles de la matière. Ils ont été fluides avant de prendre une forme solide; leur accroissement ne se fait que par l'entremise d'un fluide, et, à cet égard, une montagne même ne se forme pas autrement qu'une mousse.

La source commune de toutes ces différentes humeurs est le sang, qui, dans le cours de sa circulation, les verse dans leurs organes secrétoires respectifs. Elles y reçoivent, sans doute, par l'action vitale que la nature exerce dans ces organes, de nouvelles modifications et des qualités si particulières qu'elles rendent ces fluides étrangers à la masse même du sang dont ils émanent; car si quelques-uns d'entr'eux, tels que la bile, le lait, etc., y sont reportés par quelque mouvement régulier, ils y deviennent un principe de maladie.

Je bornerai ici mes considérations au sang proprement dit, pour parler des humeurs particulières qu'il fournit, lorsque je traiterai des secrétions.

La masse du sang ne doit pas être considérée simplement comme un réservoir passif des sucs nourriciers; elle semble encore être une partie nécessaire d'un tout qui ne peut subsister que par son ensemble et par l'harmonie de ses parties constitutives. Si on lie les artères qui se distribuent à une partie du corps, les nerfs de cette partie perdent aussitôt la faculté de sentir. Dans ce cas, les rapports sympathiques qui unissent ces deux ordres d'organes, et qui assurent l'exercice de leurs fonctions, sont sans doute intervertis. La prompte défaillance qui suit une évacuation considérable de sang, manifeste un défaut d'équilibre entre les parties, qui porte le trouble dans toute l'économie animale, et déconcerte toutes les puissances de la vie. On ne saurait attribuer avec fondement cet effet à la privation instantanée des sucs réparateurs que les parties souffrent. Il est bien plus vraisemblable que le sang exerce à leur égard une sorte d'antagonisme qui les soutient, et leur rend la présence de ce fluide nécessaire (1). Elle semble être moins essentielle dans certains animaux, tels que les grenouilles, qui peuvent perdre tout leur sang sans perdre la vie, tant il y a de variété dans la manière dont le principe vital est affecté, selon les différens ordres d'êtres.

Le sang est encore un moyen de réaction que la nature oppose aux causes qui la blessent. Lorsqu'une partie est stimulée par quelque corps, aussitôt un torrent de sang ou d'humeurs qui en dérive, est dirigé contre ce corps, comme pour le repousser et l'entraîner loin de l'organe que sa présence irrite.

On s'est attaché de toutes les manières, depuis quelque tems, à connaître la composition matérielle du sang. La voie d'examen la plus simple, et peut-être la plus sûre, est la séparation spontanée de ses parties constitutives. Le sang paraît, au premier aspect, un fluide homogène: abandonné à lui-même, lorsqu'il a été tiré d'un vaisseau, il prend, par le froid et le repos, une consistance solide et uniforme; mais il se divise bientôt en plusieurs subtances distinctes. Les plus remarquables sont une partie solide, rouge, qu'on appelle le *caillot*, et une sérosité jaunâtre qui reste fluide, et dans laquelle la partie solide surnage. Celle-ci n'est presque qu'une substance glutineuse qui devient blanche lorsque, par des lavages réité-

(1) Aussi les hommes ont-ils tellement lié l'idée de la vie avec celle du sang, qu'ils ont quelquefois placé le siège de l'âme dans ce fluide. *Deutéronome*, chap. 22.

rés, on en sépare la partie rouge. Ce *gluten*, que quelques-uns ont appelé la partie *fibreuse* du sang, est quelquefois si apparent, comme dans le sang des pleurétiques, qu'il forme une espèce de membrane qui en recouvre la surface, membrane qu'on peut faire artificiellement en battant le sang avant qu'il soit figé, avec une petite branche, à la manière de Ruisch, ou en l'agitant dans une bouteille, comme a fait plus facilement Dehaen.

La sérosité du sang ne contient pas sensiblement de matière glutineuse; mais elle se coagule comme le blanc d'œuf, à une chaleur beaucoup moindre que celle de l'eau bouillante.

Le sang présente aussi, lorsqu'il est mêlé à l'eau, une substance gélatineuse, qui ne se coagule point par la chaleur, et qui répond à la partie muqueuse des végétaux dont elle manifeste le caractère, en ce que sa fermentation passe sensiblement par l'acide avant d'arriver à la putréfaction, au lieu que la partie coagulable se putréfie, selon Bucquet, sans donner des marques d'acidité. Cette partie gélatineuse ou muqueuse du sang, est celle que les alkalis teignent en rouge dans le lait. Cette expérience connue de Boerhaave, sur le lait, a été la source de l'illusion qui a fait croire à quelques chimistes qu'ils parviendraient à faire du sang, comme si l'essence de ce fluide consistait à n'avoir qu'une couleur rouge.

La partie muqueuse du sang se trouve dans le caillot et dans la sérosité. Les divers degrés de fermentation, dont ces diverses substances sont susceptibles, ainsi que leurs autres propriétés, font voir qu'elles ne sont pas toutes également animalisées. Celles qui ont été nouvellement fournies par le chyle et qui en sont le résultat le plus voisin, doivent encore se ressentir de ses qualités, et n'avoir pas encore au suprême degré ce caractère d'animalité qu'ont celles qui ont longtems circulé dans les vaisseaux. Il doit y en avoir qui ayant été détériorées par le mouvement, comme dans les animaux qui ont longtems supporté la faim, sont plus ou moins altérées, et prêtes à échapper à l'influence conservatrice du principe vital.

L'alkali libre que Rouelle a trouvé dans le sang, est peut-être le résultat de cette détérioration; car on peut mettre au nombre des principes évidens contenus dans ce fluide, cet alkali libre qui, dissout dans la sérosité, se manifeste au goût par une saveur salée. Rouelle a démontré que c'était l'alkali marin, étant parvenu à en faire du sel de Glauber, en le combinant avec l'acide sulfurique.

Il est une partie du sang qui est encore inconnue, c'est cette matière halitueuse, sensible à l'odorat, qui s'en exhale lorsque le sang est récemment tiré d'un vaisseau, et dont l'évaporation lui fait perdre une partie de son poids.

Un principe constitutif du sang plus apparent, sans que sa nature en soit plus connue, c'est celui qui le colore en rouge. M. Menghini (1) croit que cette couleur dépend des parties ferrugineuses contenues dans le sang. Cette opinion est très-incertaine quoiqu'on l'appuie sur des inductions tirées des effets salutaires du fer dans les pâles

(1) Mémoires de l'Institut de Bologne, tome III.

couleurs. Ces effets sont plus vraisemblablement la suite d'une augmentation de ton que le fer produit dans les fibres de l'estomac, et que cet organe communique à tous les autres, en vertu de la relation sympathique qui est entr'eux.

Le fer donne sans doute de la fermeté à la fibre animale, comme à celle des végétaux dans lesquels cette substance métallique se trouve ; mais la couleur rouge, ainsi que les autres propriétés du sang, tient à l'intensité des forces vitales. Le sang pâle et décoloré d'une personne flegmatique et valétudinaire s'avive et prend de la couleur, à mesure qu'elle se fortifie avec ou sans l'intervention du fer. La seule action vitale développe dans le poulet la couleur rouge du sang, qui n'existe point avant l'incubation.

Le principe matériel de cette couleur est peut-être celui qui, selon Meyer, donne de la causticité aux alkalis, que ceux-ci transmettent au lait dans l'expérience citée de Boerhaave, et que les acides lui enlèvent. Ce principe est celui qui colore les fleurs, surtout la poussière de leurs étamines et le jaune de l'œuf; c'est, en un mot, la matière de la lumière et du feu que M. Opoix regarde avec vraisemblance comme le principe de toutes les couleurs. Il s'incorpore avec toutes les substances, et s'accumule surtout dans les corps organisés, sous la forme d'huile ou de graisse, pour des usages relatifs à leur genre d'existence. On croit en effet que la partie du sang qui contient le plus de phlogistique est la partie rouge ; et si le fer contenu dans le sang se trouve principalement uni à la partie colorante, c'est sans doute en vertu de la grande affinité du principe inflammable avec cette substance métallique.

La médecine n'a pas tiré un grand avantage des recherches des chimistes sur le sang, soit parce que ce fluide déjà dénaturé lorsque la chimie s'en empare, se dénature encore plus dans les opérations auxquelles elle le soumet, soit parce que la manière dont le chimiste considère le sang n'a presque aucun rapport direct avec les notions qui doivent guider le médecin. Le premier fait voir que le sang contient de l'eau, de l'huile, différens sels, du fer, etc.; mais la proportion dans laquelle ces principes doivent être, nous est inconnue, et, quand même on la connaîtrait, on n'a aucun moyen direct de la rétablir lorsqu'elle se dérange. La composition du sang est l'ouvrage du principe vital dont les seules affections sont l'objet de la médecine.

Les observations microscopiques des physiciens n'ont pas été moins stériles. Indépendamment de l'illusion à laquelle elles sont sujètes par leur nature, comme elles n'ont guère de rapport qu'à la fluidité du sang, elle nous laissent dans une parfaite ignorance sur les autres attributs de ce fluide. Leuwenhoëck crut y voir des globules de différens ordres de grandeur. Selon ce physicien, les globules rouges qui sont les plus gros, sont composés de six globules jaunes ou blancs plus petits, qui forment la lymphe; ils se séparent facilement, s'alongent, deviennent ovales, pour s'adapter au calibre étroit des petits vaisseaux, et reprennent ensuite leur forme sphérique. Chaque globule de la lymphe contient à son tour six autres globules d'un troisième ordre, qui constitue le chyle et le lait, et chacun de ces derniers peut se diviser en six globules d'un quatrième ordre. Il est probable que la fluidité des corps tient à la figure sphérique de leurs parties intégrantes qui, ne se touchant que par un point, tirent de cette disposition mécanique la mobilité qui fait l'essence des fluides. Ces parties, qu'on ne peut apercevoir dans les fluides limpides et transparens, ne deviennent sensibles que lorsqu'elles sont colorées, comme dans le sang et dans le vin; car on en voit aussi dans cette dernière liqueur. Il est d'autant plus vraisemblable que les globules du sang n'ont de rapport qu'à son état de fluidité, que ceux qu'on voit dans le sang de différens animaux, ont exactement la même forme et le même diamètre. Cependant il n'est pas douteux que ce fluide ne diffère beaucoup, selon les espèces et les individus, par des qualités qui échappent à nos sens.

Dans des lettres attribuées à M. le professeur Rosa, médecin de Modène, on prétend que le sang est la plus petite partie du fluide qui coule dans les artères, et qu'elles sont remplies par une vapeur élastique, animale, fournie par l'air que l'animal respire, et mêlée avec une très-petite partie de sang véritable. L'auteur fonde son opinion sur l'expérience suivante. Si on lie le tronc et les ramifications d'une artère, et qu'après avoir séparé la partie comprise entre ces ligatures, on la mette sous le récipient de la machine pneumatique, elle se dilatera considérablement. Il est difficile d'admettre les conséquences trop étendues que l'auteur de ces lettres tire de cette expérience, et dont il se sert pour expliquer la plupart des phénomènes de la vie. Il semble que tout ce qu'on en peut conclure, c'est que le sang contient une grande quantité d'air : ce que Hales avait démontré, en faisant voir que le volume de cet air égale trente fois celui du sang. Mais ce fluide a cela de commun même avec les corps les plus solides. L'idée de la solidité est en général celle qui nous est la plus familière ; elle plaît à notre âme, parce qu'elle nous fait concevoir celle de la durée. Néanmoins dans le fond les corps les plus durs, ceux qui résistent le plus à leur destruction, ne sont que des simulacres passagers, des modifications accidentelles que le tems fait évanouir. Ces corps peuvent même dans un instant se réduire en une vapeur légère, si on les livre aux agens énergiques qui sont en notre disposition, tels que le feu et les acides minéraux.

Ces diverses considérations physiques sur le sang n'ont point contribué aux progrès de la médecine. Elle se sert encore plus utilement de la doctrine ancienne des tempéramens. M. Piquer a beau dire que les différentes dispositions du sang dont on les fait dépendre ne sont que des intempéries ; qu'importe, si ces intempéries constituent un état permanent ? On n'entend, en effet, par le mot *tempérament* qu'une manière d'être constante et habituelle qui modifie toutes nos affections, et leur donne un caractère particulier.

Selon Stahl, elle tient à la constitution intime non seulement des fluides, mais encore des solides, et peut-être d'une certaine disposition naturelle ou acquise du principe actif qui anime les uns et les autres. Cet auteur a exposé d'une manière très-ingénieuse les divers effets qui peuvent résulter de certains rapports entre la consistance des humeurs et la texture des solides, ou le calibre des vaisseaux dans lesquels elles circulent. Le tempérament sanguin est caractérisé par des solides d'un tissu spongieux, et par un sang riche et délié qui peut y circuler librement. On reconnaît ce tempérament à des membres charnus, à un visage plein et à un teint fleuri. Si, avec la même constitution des solides, le sang, au lieu de molécules actives et rouges, contient une trop grande quantité relative de principes aqueux et froids, il en résulte un tempérament flegmatique, qu'un ton de chair lâche et une couleur pâle rendent toujours sensible. Le caractère moral affecté à chaque tempérament dérive de la facilité plus ou moins grande avec laquelle les humeurs coulent dans leurs vaisseaux, et par conséquent de la régularité plus ou moins grande avec laquelle les fonctions vitales s'exécutent. Si elles se font avec aisance, l'âme en conçoit un sentiment de sécurité qui se marque dans toutes les actions morales de l'individu. Aussi ceux qui sont doués du tempérament sanguin, qui est celui ou les fonctions s'exécutent avec le plus de facilité, sont-ils en général d'un caractère gai, franc et décidé.

Au contraire, l'exercice difficile et pénible de ces fonctions, comme il l'est dans le tempérament flegmatique, réduit à un état d'indolence qu'on porte dans la conduite ordinaire de la vie. Un homme flegmatique est presque indifférent pour tout, parce qu'il sent qu'avec des organes sans consistance il ne peut presque rien; car les parties aqueuses, qui les humectent continuellement, leur ôtent le ressort et la force nécessaires aux grands mouvemens.

La méfiance et la timidité caractérisent le tempérament mélancolique, parce que, quoique les vaisseaux qui forment le tissu des solides dans ce tempérament, soient amples et d'un calibre spacieux, la nature craint toujours que les humeurs qui y sont excessivement épaisses et lentes, ne perdent leur aptitude à circuler, et ne subissent tôt ou tard une stagnation funeste : ce qui demande de sa part une sollicitude continuelle qui déborde sur les actes extérieurs de l'individu. On reconnaît ce tempérament à une teinte rembrunie, et à une maigreur occasionnée par le resserrement des solides, et surtout par l'anéantissement ou le rapprochement excessif des lames du tissu cellulaire.

La texture des solides propre au tempérament bilieux, est compacte et serrée, comme dans le tempérament mélancolique, avec cette différence que le calibre des vaisseaux y est moins grand. Mais le sang y étant très-fluide et très-mobile par la grande quantité de matière phlogistique ou de parties actives qu'il contient, y circule avec rapidité, et toutes les autres fonctions s'y exécutent avec une promptitude que les personnes qui ont ce tempérament mettent dans toutes leurs actions : l'audace est la qualité distinctive de ce tempérament. Quoique ceux auxquels il est propre soient maigres, la couleur de leur visage est cependant vermeille et vive.

Cette théorie a l'avantage d'être fondée sur des rapports sensibles, et sur cette observation générale que nos penchans, nos mœurs et nos goûts sont subordonnés jusqu'à un certain point, à la disposition physique de nos orgaînes. En effet, qui n'a point aperçu combien ces modifications passagères que les élémens, les saisons, font éprouver à notre corps, altèrent l'état actuel de notre âme? Quel est le mortel assez heureux pour n'avoir jamais senti l'influence qu'une digestion facile ou laborieuse a sur la partie morale de son être, dont l'esprit sait conserver sa sérénité au milieu d'une atmosphère chargée de vapeurs; qui peut exister isolé, détaché du monde sensible, et rester toujours inaccessible aux orages qui agitent la frêle machine?

On doit sentir que les quatre tempéramens qu'on vient de décrire peuvent se nuancer et se combiner d'une manière infiniment variée. Les diverses circonstances où les hommes se trouvent placés, telles que l'exercice des différens arts, les divers genres de vie, les habitudes, les maladies, peuvent non seulement altérer la forme primitive de ces tempéramens, mais encore introduire dans beaucoup d'individus des dispositions extraordinaires et singulières qui modifient leur caractère naturel. Une indigestion a quelquefois donné pour toujours une antipathie invincible pour un aliment qu'on prenait auparavant avec délices. Les faits de ce genre étant des objets d'observations particulières, ils ne doivent pas entrer dans le plan de cet ouvrage.

Mais une des impressions les plus générales et les plus profondes que les hommes éprouvent, c'est celle qui leur vient du sol et du climat auxquels la nature les a attachés. Cette cause, toujours présente et toujours active, les empreint, ainsi que les plantes, de caractères ineffaçables. Un chinois diffère autant d'un européen que les végétaux d'Europe diffèrent de ceux de la Chine. La plupart des plantes de l'Amérique ont, comme ses habitans naturels, des formes, un port et une physionomie qui leur sont propres. Par le mot *climat*, on ne doit pas entendre ici, comme en géographie, la simple latitude d'un pays, mais encore sa position relativement aux vents et à l'aspect du soleil, ainsi que les qualités du sol; car, sous la même latitude, la température de l'air et les autres causes naturelles qui modifient les êtres vivans, peuvent varier beaucoup. Cette variété est surtout très-sensible dans les pays dont le sol est inégal, tels que les chaînes des montagnes. J'ai été dans le cas de l'observer dans celles des Pyrénées. Rien n'est plus curieux que de voir combien ses habitans, même ceux qui ne sont qu'à la distance d'une lieue les uns des autres, diffèrent entr'eux, non seulement par des nuances légères, mais par des traits marqués et caractéristiques. Les uns sont actifs, agiles et ont la taille élevée; les autres sont plus petits, ou, avec la même taille, ont moins de vigueur et d'énergie; ici, ils ont de la fraîcheur et le teint fleuri; là, c'est une peau terreuse et décolorée. Ils diffèrent aussi par les mœurs, l'accent de la voix et le langage, et il n'y a peut-être pas deux villages qui aient exactement le même idiome. L'uniformité de la Tartarie, qui est une espèce de montagne plate, produit des effets moins variés, et donne aux différens peuples qui occupent une si vaste étendue de pays, des rapports de traits et de mœurs qui ont frappé tous les voyageurs.

Personne n'a mieux observé qu'Hippocrate, l'influence que le climat et les saisons ont sur la constitution physique et morale de l'homme, et le passage de son Traité *de aëre, aquis et locis*, où il expose les effets de cette influence sur les différens peuples de l'Europe, de l'Asie et de l'Afrique, n'est point un de ces textes vagues qui se prêtent à toutes les interprétations, et dont par conséquent on puisse abuser. Il trouve dans la température et la position des pays qu'ils habitent, la cause de la différence de leurs mœurs et de leurs gouvernemens; il fait voir qu'une température presque toujours égale, donne aux Asiatiques un caractère de stabilité qui se retrouve dans toutes leurs institutions; tandis que les Européens, au contraire, semblent participer à l'agitation d'une atmosphère qui varie sans cesse, et dont les brusques et fréquentes altérations entretiennent dans les esprits une inquiétude qui développe leurs facultés naturelles. Hippocrate montre l'esclavage chez les uns et la liberté chez les autres, comme les fruits naturels des climats qu'ils habitent. A la mollesse des Asiatiques, que la douceur du climat rend peu propres à la guerre, et retient dans les chaînes du despotisme, il oppose l'état libre et le caractère belliqueux des Sarmates, peuple d'Europe, qui habitait une région plus froide. « Les femmes, *dit-il*, » chez ce peuple, vont à la guerre, montent à cheval et » tirent de l'arc; elles n'ont le droit de se marier qu'après » avoir terrassé trois ennemis ». C'est ainsi que chez les anciens habitans des îles Baléares, les enfans n'obtenaient leur déjeûner qu'après l'avoir fait tomber d'un lieu élevé, à coup de fronde. Ce qui prouve que ce grand aperçu d'Hippocrate sur les peuples anciens est une de ces vérités puisées dans le sein de la nature, qui est toujours la même, c'est que les nations qui habitent aujourd'hui les pays qu'il décrit, nous offrent encore les traits de leurs anciens habitans, plus ou moins altérés par des causes accidentelles. La permanence des usages est ce qui caractérise encore les Asiatiques. Les Persans modernes ont presque la même manière de vivre que les Persans du tems de Cyrus. La vie paisible, simple et uniforme des Arabes du désert, ramène notre imagination charmée sur ces temps antiques, embellis des vertus des patriarches; tandis que les Européens, nos contemporains, en butte à la légèreté de leurs mœurs et à la mobilité de leurs goûts, lui offrent l'image terrible de toutes les passions en mouvement.

On a reproché à Montesquieu de n'avoir pas cité Charron, qui, dans son livre de la Sagesse, parle de l'influence des climats d'une manière assez détaillée. Ce reproche est d'autant moins fondé, que cette idée n'appartient point à ce dernier, et que lui-même n'a pas indiqué la source où il l'a puisée. Le germe de toutes les vérités philosophiques présentées par les modernes sur les effets du climat, se trouve dans les anciens; mais les médecins peuvent revendiquer ce système avec d'autant plus de raison, qu'Aristote n'en a parlé qu'après Hippocrate. Il se trouve assez développé par Galien, et encore plus dans l'*Examen des Esprits*, ouvrage du médecin Huarte (1). Montesquieu lui a donné peut-être trop

(1) Selon cet auteur, et l'opinion commune, les peuples du nord ne brillent point par l'éclat d'une imagination vive et féconde. L'un et l'autre sont contredits par un écrivain

d'étendue, et l'a appliqué à des cas auxquels il ne s'applique point : mais d'autres écrivains ont encore plus de tort, en lui contestant la vérité de ce système, qui est incontestable. On lui a objecté que des peuples que le climat semblait appeler à la liberté, sont dans l'esclavage politique, comme s'il avait prétendu que le climat seul détermine la nature des gouvernemens; et de ce que l'influence du climat n'a pas toujours son effet, on a con-

---

aussi célèbre par son génie que par ses vertus, qui pensé que la perfection de l'homme est le résultat de la seule éducation. Mais le principal défaut de cet écrivain est d'ériger toujours en principes des faits particuliers. De ce que le nord a produit une fois un homme d'une grande imagination, il ne s'ensuit pas que ce pays soit naturellement aussi fertile en pareils hommes que les pays du midi. Qui oserait avancer que le sol de la Provence n'a pas des qualités aussi productives que la Laponie, parce qu'on aurait dans celle-ci fait venir, par des moyens artificiels, des fruits qui sont propres à l'autre? Il n'est pas douteux que les fruits du génie, dans certains climats, n'aient besoin, comme les orangers, de fourneaux et de serres, c'est-à-dire, d'efforts qui sont moins nécessaires dans des climats plus heureux. M. Volney, dans son *Voyage en Syrie et en Egypte*, rapporte que, dans cette dernière région, les melons de Malte dégénèrent en peu de tems, et que les Mameloucks, nés au pied du Caucase, ne peuvent point s'y propager. Malgré cette observation, la plus forte peut-être qui ait été faite en faveur du système des climats, M. Volney cependant nie leur influence sur l'homme : en cela il ressemble à ceux qui niaient le mouvement en se promenant.

clu qu'il n'influe jamais. Les médecins, plus instruits des lois de l'organisation, seront toujours convaincus qu'il y a des peuples qui, par la nature du climat qu'ils habitent, par la manière dont la nature agit sur eux, par la nature des alimens dont ils se nourrissent, et par une multitude d'autres causes locales, sont plus ou moins disposés à un tempérament qu'à un autre; que, par conséquent, ils doivent être plus ou moins actifs, plus ou moins courageux, avoir des passions et des besoins que d'autres n'ont pas; et, comme le législateur a toujours égard à ces diverses dispositions, avoir une législation relative aux circonstances physiques dont ils dépendent.

On peut présumer que les causes physiques qui modifient si puissamment les corps organisés dans les divers climats, ont une action directe sur le sang et sur les humeurs, et par leur moyen, sur le principe d'activité qui meut nos organes. Mais, comme la constitution du sang et des humeurs paraît absolument soumise à l'empire de ce principe, c'est sans doute par les impressions qu'il reçoit lui-même directement, et qu'il leur transmet, que leur état est principalement modifié.

La persuasion où l'on est, que c'est des parties solides, que l'être sensitif tire son caractère, et que le principe d'activité qui donne le mouvement aux corps organisés, réside dans ces seules parties, fait regarder communément les humeurs comme absolument passives et mortes. Il est vrai qu'il est aisé de concevoir dans un fluide un mouvement intestin qui change la disposition relative de ses parties constituantes, et par l'effet duquel certaines particules se portent d'un endroit de ce fluide dans un autre; mais notre esprit se refuse à l'idée d'un mouvement progressif spontané dans la totalité de ce fluide. Ce dernier mouvement ne peut avoir lieu qu'à l'aide de certains points d'appui alternatifs, et l'usage de ces points d'appui suppose, dans les parties du corps qui se meut, une continuité que les parties des fluides n'ont point; car si elles l'avaient, elles ne seraient plus fluides. Elles perdent leur être spécifique, lorsque quelque cause accidentelle les rapproche et établit entr'elles quelque adhérence, telle que celle que le froid produit entre les parties de l'eau, ou celle que le simple contact de l'air opère entre les parties du sang extravasé.

Il est incontestable que les fluides, pour parcourir les différentes régions d'un corps organisé, ont besoin des secousses successives des parties solides, et que celles-ci sont les vrais instrumens actifs de la circulation générale des humeurs. Mais serait-ce une raison concluante pour refuser aux fluides tout degré de vitalité, et les supposer entièrement dénués de forces actives? Ils doivent devenir solides, en s'assimilant aux différens organes; on peut concevoir par conséquent qu'ils n'ont pas toujours une égale disposition à s'animaliser, qu'il est des tems où les humeurs sont plus vitales, plus organiques que dans d'autres; que celles du vieillard ne doivent pas l'être au même degré que celles de l'adulte et de l'enfant, et que, du sentiment intime que la nature a sans doute de ces différens états des humeurs, il doit résulter diverses modifications dans la manière d'être soit physique, soit morale de chaque individu.

Les expériences et les observations des médecins et

des physiciens de ce siècle autorisent à admettre dans les humeurs des principes et des rapports de vitalité qui les rendent susceptibles des affections propres aux corps organisés. Selon M. l'abbé Fontana (1), lorsque certaines substances vénéneuses viennent à toucher le sang d'une manière immédiate, et sans affecter aucun nerf, aucune partie solide, l'animal éprouve une douleur extrême, le sang change de couleur et de consistance, et forme des concrétions dans les différens vaisseaux. Ce fait ne saurait rentrer dans la classe des phénomènes physiques ou chimiques; dans ce cas, il faut nécessairement que le principe de la vie soit affecté d'une manière sympathique par l'altération survenue dans le sang; car il n'entre en général dans la structure des vaisseaux ni fibres nerveuses, ni fibres musculaires, par lesquelles ce fluide puisse transmettre ses impressions au principe sentant. Le sang paraît même soumis à l'empire de l'habitude, qui n'a de l'action que sur les êtres sensibles ou organisés; il paraît avoir, comme eux, la faculté de répéter les mouvemens qui lui ont été une fois imprimés. Une expérience d'un médecin italien, rapportée dans le Journal de Médecine, tend à le prouver. Ce médecin ayant appliqué à l'artère crurale d'un veau un intestin de poulet, et l'ayant séparé de l'artère après l'avoir rempli de sang, ce fluide continua pendant quelque tems dans ce vaisseau étranger les oscillations régulières qu'il exécutait dans ses vaisseaux naturels.

---

(1) Traité sur les Poisons et les Corps animés, tome I, page 169.

Le phénomène que présente un pareil mouvement du sang, paraît d'abord incompatible en général avec la nature des fluides, dont les parties constitutives sont supposées n'avoir aucun degré de cohésion entr'elles; mais, en examinant particulièrement le sang, il est aisé de voir que les parties qui le constituent ne doivent point être considérées comme absolument isolées et telles que sont celles des fluides ordinaires; que des rapports dans lesquels se trouvent la substance membraneuse, la partie coagulable, la partie muqueuse, l'eau et les autres principes qui le composent, il résulte un mixte d'une consistance qui, en variant au gré des impulsions du principe vital et de la chaleur qui l'anime, le rapproche tantôt de la nature des véritables fluides, et tantôt l'assimile aux corps solides. Le sang hors de ses vaisseaux est dans ce dernier cas. On pourrait comparer le sang aux parties de certains végétaux, qui ne sont en apparence qu'une simple gelée, capable d'exécuter des mouvemens spontanés, et des actions semblables à celles des animaux (1). Cet état du sang le rapproche de la nature des organes solides, et le rend peut-être, jusqu'à un certain point, irritable comme eux. Le célèbre Bordeu lui donne le nom de *chair coulante* (2), et c'est l'expression la plus propre à caracté-

---

(1) Le *valisneria* est dans ce cas; ses fleurs ne sont qu'une gelée épanouie et colorée de diverses couleurs, qui s'éloigne et se rapproche du corps de la plante par des mouvemens spontanés.

(2) Analyse médicinale du sang.

riser un fluide que quelques degrés ultérieurs de coalition, déterminés et dirigés par les puissances vitales, vont bientôt transformer en organes solides.

Quoique le sang soit la source commune de toute la matière nutritive que la nature emploie à l'entretien et à l'accroissement des différens organes, ceux qui conservent la trace la plus sensible de ce fluide, remarquable par sa couleur rouge, sont les muscles; c'est au sang que ces parties, qu'on appelle proprement *charnues*, doivent leur volume, leur éclat et leur force. Les muscles des animaux qui ont souffert une perte considérable de sang, sont affaissés, décolorés et sans vigueur. Cependant, s'il est des cas où le principe de la vie semble devoir son énergie à la présence du sang, il est plus ordinaire que ce fluide emprunte ses qualités des diverses dispositions de ce principe actif; il semble lui devoir tout, jusqu'à sa couleur. En effet, la couleur du sang a beaucoup de rapport avec l'état des forces vitales; ce fluide est décoloré, dissous, lorsqu'elles sont languissantes : c'est ce qui a lieu dans les pâles couleurs, dans les maladies où le principe de la vie est immédiatement affecté par l'impression d'un miasme délétère. En rétablissant alors le ton affaibli des organes, on rend au sang ses qualités naturelles. Cette disposition des choses est très-avantageuse à l'art de guérir, qui a bien plus de prise sur les parties solides de notre corps que sur ses fluides.

J'ai laissé entrevoir plus haut quelle peut être la cause matérielle de la couleur du sang; mais son principe efficient paraît résider dans la puissance vitale. C'est lorsque cette puissance est développée par l'incubation, que la couleur rouge commence à se faire apercevoir dans les liqueurs du poulet. M. l'abbé Spallanzani l'a vu se former dans le réseau ombilical ; observation qui prouve que les humeurs, pour se changer en sang, n'ont pas besoin de l'action du poumon, où Boerhaave plaçait le siége de la sanguification.

Ainsi, toutes les causes qui peuvent altérer les puissances de la vie, peuvent, par contre-coup, changer ou dénaturer la constitution du sang et des humeurs qui en dérivent. Cette disposition singulière qu'ont les fluides à se mettre à l'unisson avec les parties solides, et à prendre leurs différens caractères, selon les diverses causes qui affectent ces derniers, peut faire concevoir l'action des agens qui modifient les êtres organisés, tels que l'âge, le sexe, le climat, les saisons, les causes des maladies épidémiques. Ces divers agens, en imprimant aux parties solides du corps vivant différentes manières d'être, produisent des changemens analogues et correspondans dans le sang et les autres fluides soumis à l'influence de ces parties. Ce degré moyen de cohésion, qui lie les parties constitutives du sang, peut donc varier, en suivant tous les écarts successifs par lesquels les parties sensibles peuvent passer depuis ce point où les humeurs, riches de toutes ces propriétés vitales, sont profondément pénétrées de cette vertu plastique qui les rend propres à s'organiser facilement, jusqu'à cet état de dissolution où, dénuées de toute activité, elles sont inhabiles à réparer les pertes du corps, à cicatriser les plaies, et même à maintenir l'existence de l'individu.

Mais parmi les causes capables de produire, dans la

constitution du sang et des humeurs, les altérations les plus promptes et les plus marquées, il n'en est pas de plus puissante que l'état d'orgasme et de convulsion des parties sensibles. On trouvera peut-être la raison de ce phénomène dans l'exposition que je ferai, par la suite, des effets de l'imitation. Il me suffit ici de rapporter les faits qui peuvent faire entrevoir les changemens que l'influence du principe vital peut opérer dans les fluides. Stahl (1) a vu le sang d'une jeune femme qu'on saigna pendant un paroxisme d'épilepsie, absolument coagulé, réduit à un état solide, et assez imitatif de la roideur qu'un accès d'épilepsie donne aux organes de celui qui en est atteint. Cette observation a été répétée depuis Stahl, et on a vu que le sang reprend sa fluidité après l'accès. M. Hewson (2), dans les expériences curieuses et utiles qu'il a faites sur ce fluide encore si peu connu, a trouvé des résultats analogues au fait que je viens de rapporter. Il a vu que la frayeur rend le sang coagulable, disposition qui est sans doute la suite de cette immobilité qui est l'effet propre de la terreur.

Comme on a vu souvent le sang hors de ses vaisseaux se coaguler à l'air et par le repos, on pourrait croire que, dans les cas que j'ai cités, sa coagulation est un effet physique et nécessaire d'un défaut d'action dans les organes qui lui donnent l'impulsion, et le rendent par là fluide. Mais pour se convaincre que, dans

(1) *Theoria medica vera*, page 678.

(2) *An experimental inquiry into the properties of the blood.*

les corps animés, tout a sa raison dans les diverses dispositions du principe actif qui les vivifie, il suffit de faire attention aux différens caractères que les passions peuvent imprimer aux humeurs animales. On a vu des accès de colère rendre tout à coup la bile caustique. Le lama, animal domestique au Pérou et dans d'autres contrées de l'Amérique, est un de ces êtres doux et utiles, pour lesquels l'homme devrait avoir des égards et de la reconnaissance. On le fait servir de bête de charge : lorsqu'on l'excède de travail et de fatigue, il se couche, et il n'est plus possible de le faire relever. Si alors on continue à le maltraiter, il conspue celui qui le maltraite et lance sur lui une salive qui est corrosive : l'indignation et la colère de cet animal, empreintes dans cette humeur, le vengent par quelques ampoules qu'elle fait venir sur la peau de ceux qu'elle touche (1). Les effets de la rage sont encore plus imitatifs : un chien enragé a quelquefois transmis, avec sa salive, non seulement le penchant à mordre, qui est presque commun à tous les animaux atteints de virus hydrophobique, mais encore des dispositions qui caractérisent plus particulièrement son espèce, telle que la disposition à aboyer. Enfin, M. Hewson (2) a trouvé que les propriétés du sang changent à mesure qu'on désemplit les vaisseaux et que l'animal s'affaiblit. Cet effet se marque sans doute très-

(1) M. de Buffon, *Histoire naturelle.*

(2) *An experimental inquiry into the properties of the blood*, c. 3, exp. 19.

sensiblement dans un poisson qui était fort recherché des Romains. Ces hommes, accoutumés à se jouer de la nature, et que l'exercice habituel de la cruauté avait rendu barbares jusque dans leurs plaisirs, l'achetaient fort chèrement pour le manger et pour le voir mourir; car son corps se peint, dit-on de différentes couleurs, à mesure que les approches de la mort dépouillent son sang de ses propriétés vitales.

CHAPITRE V.

Des rapports extérieurs qui résultent de la constitution matérielle de l'homme.

L'EXPOSITION rapide qui a été faite de toutes les parties tant solides que fluides, dont l'assemblage régulier forme le corps humain, a pu donner au lecteur une idée générale de sa constitution physique. Il convient peut-être d'exposer encore ici les rapports extérieurs qui résultent de l'organisation de cette partie matérielle de l'homme, avant de parler de la nature des puissances qui lui donnent l'impulsion, le mouvement et la vie; d'autant plus que ces rapports, tels que ceux de la couleur, de la forme, de la grandeur et des proportions, paraissent moins dépendre de l'influence directe de ces puissances, que des impressions des causes extérieures qui modifient les êtres organisés.

La couleur de la peau, dans l'homme, paraît absolument tenir au climat, et être un effet immédiat du soleil. La couleur des peuples varie en effet en raison de la latitude du pays qu'ils habitent, et présente une dégradation successive qui n'est interrompue ou troublée que par des causes particulières ou locales, depuis les régions froides jusqu'à celles où la chaleur est extrême. Dans celles-ci la couleur des peuples est entièrement noire. La couleur des nègres a beaucoup exercé les anatomistes et les physiciens : la plupart d'entr'eux se sont égarés dans leurs recherches, parce qu'ils ont prétendu trouver la cause de la noirceur des nègres dans un organe, ou dans une humeur particulière exclusivement aux autres. Barrère a cru que cette noirceur tirait sa source de la bile, qui est en effet noire dans les nègres. D'autres anatomistes la bornent à la peau. Mais on peut dire qu'un nègre est tel par toutes les parties de son corps, si l'on en excepte les dents. Tous ses organes portent plus ou moins l'empreinte de cette couleur : la substance médullaire du cerveau est noirâtre ; cette couleur domine plus ou moins dans les diverses parties de cet organe ; la liqueur spermatique, le sang en présentent des traces bien marquées ; cette couleur devient plus foncée dans la bile, par les mêmes causes sans doute qui donnent à celle des blancs une teinte plus ou moins rembrunie. On sait que les fonctions de l'organe qui sépare cette liqueur, sont intimement liées avec celles de la peau, et que c'est la bile qui détermine presque le ton de couleur habituelle de chaque individu. Ainsi la matière de la lumière surabondante dans les climats ardens de l'Asie et surtout de l'Afrique, pénétrant toutes les parties constitutives du nègre, s'accumule particulièrement dans sa bile, et y acquiert cette couleur noire, transmise à la peau en vertu des rapports sympathiques qui se trouvent entre ces deux organes, et c'est dans ce sens seul qu'on peut dire, avec Barrère, que la noirceur des nègres a son principe dans la bile.

Tous les médecins et tous les philosophes qui ont étudié les causes dont l'action se marque souvent sur l'homme, paraissent convenir que sa taille est, ainsi que sa couleur, subordonnée au climat. Dans les régions chaudes du midi, la nature semble avoir plus d'activité que dans les pays froids, mais moins de tenue dans son action; le développement des organes s'y fait avec rapidité, et s'arrête plutôt; de sorte que les hommes y parviennent au dernier terme de leur accroissement avant l'âge auquel on arrive à ce terme dans les pays froids. Dans ceux-ci, l'action plus lente, mais plus soutenue des puissances vitales, opère un développement plus étendu et plus complet des parties constitutives de l'homme, que dans les pays chauds du midi, où d'ailleurs, d'après ce que dit M. Barthez, dans son profond ouvrage sur l'homme, les forces radicales du principe de la vie, *sont constamment dans un état de langueur relative.*

Ainsi les pays froids sont, en général, ceux où le corps humain se développe avec le plus d'avantage. Parmi les habitans des montagnes, ceux qui en occupent la partie la plus haute, et par conséquent la plus froide, m'ont paru avoir la taille plus élevée que ceux qui en habitent la partie basse. Mais le froid qui opère cet effet avantageux sur la taille des hommes, doit avoir des bornes au-delà desquelles il produit un effet contraire. La taille des Lapons, qui ne sont pas bien éloignés des Finnois, remarquable par la grandeur de leur corps, se rappetisse tout à coup. La tendresse de M. Hœgstræm pour les Lapons, dont il tâche, autant qu'il peut, d'agrandir l'existence, lui en a fait voir qui avaient cinq pieds six pouces. Comme ces géans de la Laponie, quand même ils existeraient, ne sont que des exceptions, ils ne portent aucune atteinte au principe qu'on établit ici. Le froid qui raccourcit la taille des Lapons, opère le même phénomène sur tous les peuples qui vivent à peu près sous la même latitude : les Samoïèdes n'ont guère plus de quatre pieds de hauteur. Un caractère plus commun, qui marque la contrainte qu'éprouve le principe vital dans le développement des organes, par l'impression du froid, c'est la petitesse des extrémités, où son action a plus de pouvoir (1). Les Patagons eux-mêmes, malgré leur

---

(1) M. Barthez, *Nouveaux Elémens de la science de l'homme*, page 303.

grande taille, ont les pieds petits, comme les Lapons, les Samoïèdes, les Jakutes. Les traits du visage et les proportions du corps, dans ces derniers peuples, se ressemblent beaucoup et paraissent être l'effet d'une cause commune : un nez plat, des yeux petits, un visage rond, dont les pommettes sont saillantes, une taille courte et ramassée (1), n'annoncent-ils pas dans l'action qui développe ces organes, une gêne qui la réduit à ne produire que des formes irrégulières ?

La taille humaine, dans le type primordial de la nature, paraît avoir des bornes fixes. Celle des hommes qui ont vécu dans les tems les plus anciens que l'histoire nous fasse connaître, était à peu près comme celle des hommes qui existent maintenant. Rien n'est par conséquent plus chimérique que l'opinion de ceux qui pensent que la taille des hommes s'est diminuée avec la durée de leur vie. Il s'est trouvé des gens qui ont essayé de déterminer la quantité dont elle diminue dans chaque siècle, et de dresser, d'après ce principe, un calcul dans lequel Adam a cent vingt-trois pieds neuf pouces de haut. On dit que les Siamois sont dans l'opinion que la taille des hommes se raccourcit à mesure que les mœurs se corrompent ; qu'à la fin ils n'auront plus qu'un pied de haut, époque qui, sans doute, n'est pas fort éloignée. Il n'est pas nécessaire de dire que tout ce qu'Aristote et Pline rapportent des Pygmées qu'ils n'avaient ja-

(1) *Histoire des Voyages*, tome XVIII.

mais vus, est aussi ridicule que ce que le dernier de ces écrivains et saint Augustin, ont dit des peuples acéphales. Il a été un tems où toute la philosophie semble avoir consisté à ne montrer que des prodiges dans la nature, qui cependant n'en fait point et est toujours là même.

La taille des hommes grands et de la stature qu'on desire, s'étend depuis cinq pieds cinq pouces jusqu'à cinq pieds huit pouces. La taille médiocre est depuis cinq pieds un pouce jusqu'à cinq pieds cinq pouces; la petite taille est celle qui n'atteint qu'à cinq pieds. Outre la grande taille, tous les autres caractères qui annoncent la force doivent se réunir dans un homme bien conformé; sa poitrine doit être large, il doit avoir des muscles enflés et fortement exprimés; toutes les parties qui composent son corps doivent avoir cette fermeté qui n'exclut point la souplesse et qui est nécessaire à l'exercice de sa puissance; enfin tout doit en lui caractériser son sexe et manifester sa supériorité.

Le caractère qui domine ordinairement dans cet assemblage d'organes qui constitue l'homme physique, c'est la force; en effet, c'est celui qui convient à la place que la nature lui a assignée dans l'ordre des êtres; c'est l'attribut essentiel du sexe qui doit protéger l'autre. La mâle vigueur de l'homme, exprimée dans la majesté de ses traits et dans la noble rudesse de ses formes, se fait encore mieux sentir par le contraste que forment avec elle les grâces touchantes de la femme. Des traits déliés et fins, des formes arrondies, une molle flexibilité, constituent en elle un genre de beauté qui déparerait l'homme. Celui-ci est toujours beau lorsqu'il est fort; car c'est dans sa force qu'il puise les principaux moyens de remplir sa destination et les vues de la nature; d'où l'on peut conclure que la beauté n'ayant point de type commun, et variant selon le sexe et les espèces, n'est que la disposition la plus avantageuse pour parvenir à un but déterminé.

En effet, si l'on examine les divers genres de beauté qui sont l'objet du goût des différens peuples, on verra qu'ils sont fondés sur ce principe; car si la nature, en donnant à chaque nation une forme, une couleur et des traits particuliers, lui a assigné un genre de beauté qui lui est propre, il faut nécessairement qu'une peau noire et un nez épaté concourent autant à la beauté d'un nègre, qu'une peau blanche et un nez droit et bien tiré contribuent à la beauté d'un blanc. Toutes les fois donc que la conformation de l'un ou de l'autre choquera les rapports naturels qui caractérisent son espèce, elle ne manquera pas de faire naître l'idée de quelque défaut dans l'esprit de ceux qui sont compétens pour en juger. Ainsi, on a lieu de croire que les choses même qui, dans la beauté, paraissent le plus dépendre de la fantaisie, tiennent à ce principe, et que les impressions qu'elles font sur nous n'ont dans le fond pour règle que le sentiment de l'utilité physique.

Qu'on soumette à un examen approfondi tous les objets propres à nous retracer l'idée du beau, on verra que celle de l'utilité y rentre toujours; elle s'y mêle toujours par une de ces opérations rapides de notre esprit, qui, de plusieurs idées, semblent n'en faire qu'une. Tout le monde convient que les objets, pour être beaux, doivent être grands; c'est-à-dire, avoir toute la grandeur relative que comporte leur espèce; car le plus petit objet peut être beau, comparé à ses semblables. Une rose est belle lorsqu'elle a toute la grandeur et tout l'éclat qu'une rose puisse avoir; alors l'impression qu'elle fait sur nos sens est plus vive et plus agréable, sans compter qu'elle est, par rapport à elle-même, dans l'état le plus favorable à la propagation de son espèce. Un cheval n'est beau qu'autant que sa taille, la souplesse de ses jarrets, une peau luisante, une encolure noble et élevée, et le feu qui sort de ses yeux et de ses naseaux, attestent sa vigueur et sa légèreté. L'auteur de l'article *beau*, de l'Encyclopédie, se sert de l'exemple d'un beau cheval, pour combattre l'auteur de l'*Essai sur le mérite et sur la vertu*, qui rapporte le principe du beau à l'utilité. Un beau cheval, dit-il, qui passe dans la rue paraît beau à tous ceux qui le voient, quoiqu'ils n'aient aucune espérance de le posséder jamais. Cette objection ne me paraît pas assez réfléchie : lorsque nous admirons la beauté d'un objet qui semble n'avoir aucun rapport avec nous, une illusion momentanée nous met à la place de celui qui est à portée d'en jouir. Ce retour de notre entendement, ou plutôt de notre sensibilité, se répète à chaque instant de la vie; et c'est même vraisemblablement par ce fil que la nature nous a attachés aux êtres qui nous environnent : sans cela nous serions indifférens presque pour tout. Ainsi, lorsqu'un champ nous paraît beau par son étendue, nous nous identifions pour un moment avec celui qui en recueille les fruits. La beauté de l'Univers naît de l'ordre que nous apercevons, et surtout des avantages qui en résultent pour les êtres sensibles qu'il renferme, et au nombre desquels nous nous plaçons.

Dans les productions de l'art, comme dans celles de la nature, la beauté consiste dans les idées de la grandeur et du rapport exact d'un certain nombre de moyens avec un but utile qu'elles font naître dans notre esprit. L'idée de la grandeur excite ordinairement celle de la puissance : eh ! qui ne sait pourquoi cette dernière a tant d'attraits pour les hommes ? Voudrait-on être puissant sans le profit qui en revient ? La grandeur et la petitesse seraient des manières d'être tout à fait indifférentes, sans les avantages qui sont attachés à l'une et les inconvéniens qui accompagnent toujours l'autre.

Les proportions d'un bel édifice nous flattent, parce qu'elles remplissent avec justesse le but qu'on s'est proposé, et qu'elles concourent encore plus à la grandeur et à la solidité de l'ouvrage qu'à son agrément. Des chapitaux corinthiens les plus déliés et les plus finis nous donneraient peu d'admiration, s'ils portaient sur des colonnes dont les dimensions ne nous rassurassent point sur la pesanteur des masses qu'elles ont à soutenir. Les ornemens ne produisent un bon effet que lorsqu'ils se trouvent réunis à des qualités plus essentielles. On dédaigne les jouissances frivoles lorsqu'on n'a pas celles qui sont indispensables. Un plafond peint par les mains de Michel-Ange, ne ferait pas les délices d'un homme qui craindrait à chaque instant de le voir tomber sur sa tête. C'est par de pareilles impressions, mais moins développées, que nous jugeons ordinairement des objets, sans même que notre esprit paraisse s'en apercevoir. L'architecture gothique nous choque, parce que les ornemens dont elle est surchargée, joints à un défaut sensible de proportion dans les moyens qu'elle emploie, prouvent encore moins le mauvais goût de l'artiste, qu'ils n'annoncent la fragilité de l'édifice, parce que le caprice y tenant lieu de règle, offre à l'œil distrait une infinité d'objets sans dessin, et que les figures multipliées qu'on y rencontre, au lieu de nous rappeler la nature, ne nous paraissent propres qu'à la déparer, et font par conséquent souffrir notre imagination. Mais on dira peut-être que si tout gît dans la grandeur et dans la solidité, rien n'est plus aisé que de se procurer ces avantages : ce serait une fausse idée, car ces avantages dépendent d'une proportion déterminée entre les moyens qu'on emploie et l'effet qu'on veut obtenir. Si l'on prodigue ces moyens, ils nuisent à l'usage même qu'on en veut faire, ainsi qu'à l'objet qu'on se propose. C'est donc ce rapport exact des moyens avec un but utile et grand, qui rend une chose belle; et c'est ce que nos sens aperçoivent tout d'un coup, lorsqu'ils viennent à être frappés par quelqu'objet en qui cet heureux rapport se trouve.

Pour ce qui regarde les autres arts d'imitation et les ouvrages d'esprit auxquels on donne le titre de beaux, leur objet est de nous procurer de nouvelles sensations, d'ajouter des êtres possibles aux êtres existans, et de créer, pour ainsi dire, un nouveau monde; ou bien de flatter des passions qui nous sont chères, en leur prêtant des couleurs capables de les rendre encore plus séduisantes qu'elles ne sont. Qu'est-ce qui pourrait donc nous intéresser plus vivement que ces arts ou leurs productions? Au surplus, rien n'est plus facile dans le jugement que nous en portons, que de confondre notre admiration pour l'artiste, avec le plaisir réel que nous fait son ouvrage, et de donner le nom de beau à ce qui, bien souvent, n'a d'autre mérite que celui de la difficulté vaincue. La mode, l'affectation et la recherche contribuent autant à rendre incertaine et arbitraire l'idée du beau, qu'à obscurcir les règles qui nous enseignent à le découvrir. Ce qui augmente encore la difficulté de ramener à un principe général tout ce qui a rapport au beau, ce sont les fausses applications qu'on fait à chaque instant de ce terme. Chacun donne indistinctement cette qualification aux objets les plus communs, selon l'importance qu'il y attache. Un botaniste s'extasie de la meilleure foi devant une chétive plante, que les personnes qui n'y entendent pas finesse foulent aux pieds. Un artisan donne le nom de beau aux productions qui sortent de sa main, quelque grossières et quelque viles qu'elles soient. Mais de ces différentes manières même d'appliquer ce mot, il résulte que la beauté n'est fondée que sur des idées relatives, parmi lesquelles celle de l'utilité occupe le premier rang;

de sorte que rien n'est beau, s'il n'est bon, sinon pour nous, du moins pour les autres, avec lesquels nous nous identifions par la pensée. Rien ne prouve mieux ce principe que le beau moral; il nous offre la vertu dans tout son éclat, à côté des avantages qu'elle procure à la société qu'elle honore; le sacrifice continuel de l'intérêt particulier à l'intérêt général, qu'elle s'impose, l'ordre et l'harmonie qui la suivent, sont la source de ces transports sublimes qu'elle excite toujours dans les âmes honnêtes, et dans lesquels l'admiration se confond avec la reconnaissance.

Cependant, tout ce qui est bon n'est pas beau; il semble qu'on ne donne ce dernier nom qu'aux objets dont on aperçoit aisément les rapports. C'est sans doute pour cette raison, que ceux qui sont du ressort du goût et de l'odorat, n'ont jamais été appelés beaux, les qualités qui les rendent agréables à ces deux sens, étant fondées sur des proportions qui nous échappent. Ainsi l'idée de proportion entre aussi, nécessairement, dans celle du beau; mais toute proportion suppose plusieurs termes corrélatifs, de la disposition desquels elle est le résultat. Cette disposition peut varier à l'infini; les parties qui constituent chaque être différent dans chaque espèce, par leur arrangement, leur masse, leur structure, leur liaison, et ces différens rapports ne sont par conséquent en eux-mêmes ni beaux ni laids, puisqu'ils ne sauraient avoir de modèle commun : ils ne deviennent tels qu'aux yeux de celui qui est en état de juger, s'ils remplissent le but pour lequel ils semblent établis, ou s'ils conviennent aux usages qu'on en veut tirer. La beauté des objets est donc une manière d'être qui se rapporte à nos plaisirs, à nos besoins, à notre organisation, enfin à notre manière de sentir, à laquelle tient l'intérêt illusoire ou réel qui nous attache a ces objets.

On peut voir, par ce qui a été dit, qu'il n'y a point de beau absolu, essentiel; que ce prétendu beau n'est qu'une abstraction de notre esprit, et que la beauté de chaque être dépend de sa convenance avec la fin à laquelle il est destiné. Dans la nature qui est la véritable source où les arts prennent ou doivent prendre l'idée de la beauté, il n'y a rien de beau qui ne soit utile. Les fleurs que l'ignorance considère comme de simples objets d'agrément que la nature produit en se jouant, n'offrent point une partie qui ne concoure au grand objet de la reproduction. Les poètes ont souvent comparé les femmes à d'aimables fleurs, semées sur la terre pour nous réjouir la vue. Il n'est pas surprenant qu'avec cette manière de voir la nature, on ait fait tant de systêmes inintelligibles sur le beau.

Chaque espèce a donc des moyens assortis à sa destination particulière, et subordonnés, pour que l'usage en soit le plus avantageux possible, à des proportions fixées par la nature. Celles que présente la conformation de l'homme varient considérablement, parce que l'impulsion qui doit développer ses organes et leur donner la forme convenable, trouve plus ou moins d'obstacles. J'ai déjà dit combien le climat peut influer sur la constitution physique de l'homme et sur ses formes extérieures : il n'est pas douteux que la manière de vivre, les habitudes naturelles ou les institutions sociales, ne puissent leur faire éprouver des modifications plus ou moins marquées.

Des auteurs, qui regardent les Américains comme une race dégradée, sont forcés cependant d'avouer que la régularité des traits et la beauté des formes sont chez ces peuples des qualités communes à presque tous les individus. Un phénomène qui contraste si fort avec l'opinion de ces écrivains, a dû les étonner : ils l'attribuent à l'exacte séparation qui, chez les Américains, s'établit entre l'homme et la femme lorsque celle-ci est enceinte. Cette séparation est l'effet d'une répugnance que des philosophes même célèbres ont regardée comme la suite d'une constitution affoiblie. Avec un peu plus de réflexion, ils l'auraient peut-être considérée comme un de ces grands traits qui caractérisent l'homme naturel, et que l'influence de la société a effacés, comme une de ces lois primitives sur lesquelles porte le système animal. Cette idée aurait été d'autant plus fondée que cette répugnance des Américains leur est commune avec les animaux. La nature ne conduit les êtres sensibles que par des impressions simples. En plaçant tour à tour le plaisir et le dégoût sur le même objet, elle nous rapproche ou nous éloigne de lui selon ses vues. Si, par le premier de ces sentimens, elle nous intéresse efficacement à son ouvrage, par l'autre elle nous empêche de le gâter.

L'exemple des Américains prouve qu'il y a des circonstances naturelles qui permettent aux qualités physiques de l'homme de se manifester dans toute l'étendue et avec toute la régularité dont elles sont susceptibles. Un concours de semblables circonstances et de causes morales produisit sans doute le même effet chez les anciens Grecs; car c'est à ce peuple que nous devons la connaissance des belles proportions du corps humain : ce n'est pas qu'ils en aient pris l'idée sur un seul individu; quoique tout concourût parmi eux à développer, d'une manière avantageuse, les formes extérieures de l'homme, il ne s'en est vraisemblablement jamais rencontré aucun qui offrît la perfection qu'on trouve dans leurs statues. L'art du dessin, le goût, un sentiment délicat et exercé, ont sans doute contribué à les conduire à cette perfection ; mais il a fallu cependant que la nature leur en offrît souvent des modèles plus ou moins complets. L'homme ne peut imiter ou perfectionner que ce qu'il voit : il a fallu voir de beaux hommes pour en imaginer encore de plus beaux. Il a été nécessaire de rencontrer souvent une belle tête, des traits nobles et majestueux, des membres bien proportionnés, pour pouvoir les rapprocher et en former le modèle intellectuel qui a guidé les sculpteurs de l'antiquité.

La Grèce a fait voir une fois au monde ce que peuvent sur les qualités physiques de l'homme, les mœurs, l'éducation et la liberté, secondées par un climat heureux. Si, au noble sentiment de l'indépendance, qui élève l'âme, et qui communique nécessairement son expansion aux organes qu'elle vivifie, vous joignez une éducation vigoureuse qui les fortifie, et des usages qui leur laissent la liberté de les développer, vous aurez le type sur lequel la nature a voulu former l'homme, type plus ou moins dégradé par l'influence des gouvernemens et des institutions gothiques et capricieuses des peuples modernes, et qu'on retrouverait peut-être plus aisément dans les forêts que dans le sein des sociétés les plus policées, où l'on prétend perfectionner tout, même la nature.

Ce serait en vain qu'on chercherait dans les individus qui existent aujourd'hui, les belles proportions du corps humain. Il faut les prendre sur les dessins que nous avons des statues antiques. Selon les mesures prises sur ces statues, la hauteur d'un homme bien proportionné doit être égale à sept fois et demie sa tête; car on a divisé la hauteur du corps humain en parties égales appelées *têtes*. La tête se divise en quatre parties égales, et la partie en douze minutes. On se sert aussi d'un module qu'on appelle *face*, qui est moindre que la tête, d'un quart; de sorte qu'il faut dix faces pour égaler les sept têtes et demie qui forment la hauteur du corps humain. L'espace compris entre le sommet de la tête et l'endroit de la bifurcation du corps, doit être exactement la moitié de sa hauteur totale, c'est-à-dire, de trois têtes et trois parties. Depuis la bifurcation jusqu'à la plante du pied, on compte un espace semblable, ce qui fait les sept têtes et demie. La distance qui se trouve entre les doigts du milieu des mains, lorsqu'on étend les bras, doit être égale à la hauteur de tout le corps. Chaque partie entre ces points extrêmes a une proportion déterminée. La mesure de sept têtes et demie est celle des hommes ordinaires; c'est celle de l'Antinoüs du Vatican. Les sculpteurs ont donné une taille plus élevée aux statues qui doivent offrir un caractère de majesté et de force : l'Apollon du Belvédère a sept têtes trois parties et six minutes de hauteur, et l'Hercule Farnèse sept têtes trois parties et sept minutes. Les artistes placent cet excédant de la taille ordinaire dans l'espace qui se trouve entre les mamelles et la bifurcation du tronc : ce surplus suffit, indépendamment de l'expression des traits, pour donner à une figure un air noble et imposant.

On a trouvé un défaut de proportion dans quelques-unes des statues les plus célèbres de l'antiquité. La Vénus de Médicis, par exemple, a la jambe droite plus longue que l'autre. La jambe droite du grand enfant de Laocoon est aussi plus longue que la jambe gauche. Les plus grands artistes ont cru, avec raison, qu'on ne devait point attribuer ces défauts à l'ignorance ou à l'erreur des sculpteurs anciens auxquels on doit ces chefs-d'œuvre. On présume qu'ils étaient trop savans et trop exercés pour se tromper ainsi sur des objets qui leur étaient si familiers. On croit donc que ce qui pourrait paraître un défaut à des yeux peu attentifs, n'était qu'un raffinement de l'art dans les ouvrages de ces fameux artistes ; qu'ils n'avaient alongé un membre fléchi que pour suppléer au *raccourci* qui résulte de cette position, et remédier à un effet d'optique qui, selon eux, pouvait altérer la régularité d'une figure. Ces artistes sont certainement excusables; mais leur précaution était peut-être inutile, car l'habitude de voir une chose nous rend capables de la voir telle qu'elle est dans la nature. Lorsqu'un homme bien fait tient une de ses jambes dans un état de flexion, nous ne sommes point portés à la croire plus courte que l'autre, quoique la disposition des rayons visuels tende à nous la faire voir telle. Un objet dont les dimensions nous sont très-familières, ne nous paraît point plus grand ou plus petit, à quelques pas de plus ou de moins de distance. Dans ces deux cas, notre âme prévenue sur la véritable grandeur de cet objet, rectifie et fait disparaître les différences que ses diverses positions peuvent mettre dans les impressions qu'il fait sur l'organe de la vue.

Je n'ai présenté jusqu'ici que le résultat de l'organisation matérielle de l'homme, modifiée par les causes extérieures, les rapports physiques des parties qui le composent, et le genre de beauté produit par leur ensemble. Avant de dire ce que le sentiment ajoute de noblesse, de dignité, de force à la figure humaine, et d'exposer les différens caractères que les passions lui impriment, il est nécessaire de parler de la nature du principe qui l'anime et lui donne le mouvement, et surtout de bien fixer les lois de la sensibilité à laquelle tiennent, comme à un autre centre commun, tous les phénomènes que présente la constitution physique et morale de l'homme.

P. S. La mort de M. Roussel ne lui ayant pas permis de

rédiger la seconde partie de son *Système de l'Homme*, les Editeurs ont cru devoir suppléer à cette lacune par l'Essai suivant sur la Sensibilité, qui a été trouvé parmi les manuscrits de l'Auteur, et qui contient toutes les idées sommaires qu'il s'était proposé de mettre dans son ouvrage.

Note des Editeurs.

ESSAI

SUR

LA SENSIBILITÉ.

De l'influence et des effets de la sensibilité bien ordonnée.

CHAPITRE PREMIER.

De l'essence de la sensibilité.

La faculté de sentir est le moyen que la nature a donné à tous les corps vivans, de choisir ce qui est propre à maintenir leur existence, et de rejeter ou de fuir tout ce qui peut leur nuire : tous les individus qui en sont doués, semblent, pendant le court intervalle de leur durée, n'être occupés qu'à exercer, sans relâche, cette importante fonction (1). Attentifs, comme l'arai-

(1) *Nil aliud sibi naturam latrare, nisi ut eum*
Corpore sejunctus dolor absit mente fruatur
Jucundo sensu, curâ semotas meliusque.

Lucret., *lib.* 20.

gnée au centre de sa toile, à tous les mouvemens qui s'opèrent autour d'eux, ils sont avertis par le sentiment qu'ils en reçoivent, de ce qu'ils ont à desirer ou à craindre de leur part; la douleur ou le plaisir, suites nécessaires de ce sentiment, les excitent à se soustraire ou à se livrer à leurs impressions, et déterminent, dans les différentes espèces, la nature et l'énergie de leurs appétits, leurs mœurs, leurs passions, et tous les autres attributs qui les distinguent.

Les corps insensibles bornés à l'espace qu'ils occupent, isolés et sans aucun rapport, du moins apparent, avec les objets qui sont loin d'eux, ou qui n'ont point avec eux une communication immédiate, ne sont affectés par les causes extérieures et présentes, que selon les lois du choc et du mouvement de la matière; passifs et indifférens, ils ne leur opposent de résistance que celle de leur masse, sans aucun autre intérêt de conserver leur état, que la force d'inertie qui s'oppose à leur changement : tous les mouvemens qui les agitent, toutes les modifications qu'ils éprouvent, sont en eux l'effet d'une impulsion étrangère, dont ils ne sauraient augmenter ni diminuer l'intensité, étant dépourvus de tout principe d'action propre et résidant en eux-mêmes, c'est-à-dire, de cette faculté de sentir qui nécessite à chaque instant les êtres vivans à des mouvemens spontanés, dont leur bien-être ou leur conservation est toujours l'objet plus ou moins éloigné.

Les rapports que les êtres organisés ont avec les différentes parties de l'univers sont bien plus étendus, quoiqu'ils diffèrent dans chaque espèce, à raison de sa constitution, de ses facultés et de ses besoins. Par le moyen des sens, quelques-uns de ces êtres, tels que les animaux et surtout l'homme, s'élancent au delà de l'espace qui renferme leur corps, communiquent avec un grand nombre d'objets éloignés et étrangers, et sont, pour ainsi dire, chacun le centre d'une sphère plus ou moins grande, auquel tous les points de son étendue se rapportent. Les impressions des causes extérieures ne sont point pour eux, comme pour les corps insensibles et dépourvus de vie, proportionnées à l'impulsion physique de ces causes, et à la force résultant de leur masse et de leur vitesse. Ces impressions sont toujours relatives à la constitution et au degré de sensibilité de l'être qui les éprouve. Une cause très-légère excite souvent en lui les mouvemens et les efforts les plus violens, tandis que d'autres, qui sembleraient devoir lui imprimer de fortes secousses, sont pour lui sans effet. Quelles convulsions et quels désordres n'excite point dans un animal une très-petite dose de certains poisons? Ce serait s'abuser étrangement que de croire que ces symptômes soient un effet physique et nécessaire de ces poisons. Pour se convaincre du contraire, on n'a qu'à considérer que ces mêmes poisons sont sans action sur les animaux privés de la vie, et ce ne sont point seulement les poisons qui agissent par des vertus qui nous sont encore inconnues, mais même ceux auxquels on est le plus porté à supposer une action mécanique, tels que l'émétique, l'arsenic; et bien plus, leur effet diffère non seulement dans les divers individus; il est encore différent dans le même individu, selon les différens tems et la disposition où il se trouve; enfin, tous les phénomènes de la sensibilité indiquent dans l'animal un instinct vigilant dont les efforts, pour repousser les atteintes qui peuvent lui être funestes, semblent moins répondre à la nature et à la puissance des causes dont elles émanent qu'au jugement qu'il en porte, et au danger qu'il y aperçoit.

La sensibilité étant différente dans les différentes espèces d'animaux, à raison de leur constitution, et dans les différens individus de la même espèce, à raison de leur tempérament, de leurs mœurs, de leurs occupations et de leurs habitudes, il n'est pas douteux qu'elle ne tienne jusqu'à un certain point à de certaines conditions physiques qu'il serait, il est vrai, très-difficile de déterminer au juste. L'expérience et l'observation nous ont appris que, pour avoir le degré de sensibilité convenable pour exercer ses fonctions sans trouble, et dans l'ordre le plus conforme à la nature, l'animal ne doit être ni énervé par le repos, ni épuisé par la fatigue; que ses membres ne conservent leur souplesse et leur vigueur que par une irritation de tems en tems interrompue par l'usage des alimens qui, suffisamment pourvus de matière nutritive, offrent cependant aux organes destinés à les digérer, une résistance capable de les exercer, par les impressions réitérées et libres d'un air actif et jouissant de tout son ressort; enfin même par un certain abandon qui exclue ces précautions et ces raffinemens d'une vaine délicatesse, qui flattent encore moins la sensualité qu'ils ne facilitent les dérangemens de la machine, et qui dépravent à la fois l'homme social et tous les animaux qu'il a trouvé le moyen de faire servir à ses plaisirs ou à ses caprices.

Les qualités extérieures et sensibles des corps organisés, à quelques épreuves et à quelque examen approfondi qu'on les ait assujéties, n'ont point encore pu nous faire entrevoir en quoi consiste et dans quelle forme réside la faculté de sentir. L'animal présente un assemblage de parties souples, molles, élastiques, dont il n'est pas impossible de trouver des modèles parmi les êtres insensibles, ou que l'art peut imiter, mais sans pouvoir leur imprimer le sentiment. Les parties d'un animal, privé de la vie, conservent encore ces qualités longtems après que le sentiment les a abandonnées. Quel est le principe fugitif et délié dont il dépendait? On dira ailleurs ce qu'en ont dit plusieurs médecins distingués. Il en est de même des végétaux : pourquoi perdent-ils ce principe de vie qui les faisait végéter, lorsqu'ils sont séparés du tronc qui le leur communiquait? Ils conservent cependant l'apparence de leurs attributs primitifs; mais ils ont perdu, par cette séparation, la force végétative à laquelle ils devaient la faculté de croître et de se propager.

Les chimistes sont parvenus à extraire de la farine du froment une substance qu'ils appellent *glutineuse*, et qui donne par l'analyse les mêmes résultats que les matières animales : elle en a aussi les qualités extérieures; elle est, comme elles, molle, élastique, flexible; mais vraisemblablement elle ne recevra jamais entre les mains de l'homme, ce caractère de vie qu'elle prend en passant par les organes digestifs d'un animal vivant. L'enthousiasme avait inspiré à Paracelse (1) le présomptueux espoir d'exécuter ce prodige. La témérité de ce Prométhée, qui n'a pas eu beaucoup d'imitateurs, en aura encore moins à mesure que nos connaissances s'étendront, et que nous serons par conséquent plus en état d'apercevoir les bornes de notre entendement et l'immensité de la nature.

L'essence de la sensibilité, considérée indépendamment de ses effets, ne doit pas plus se chercher que l'essence du mouvement, du tems ou de l'espace; tout ce que nous pouvons faire, c'est de réunir les différentes modifications et les divers caractères qu'elle reçoit de l'organisation; c'est d'examiner comment elle varie, suivant les organes qu'elle protége, et les différens besoins de l'animal, et comment, sans jamais s'anéantir, elle semble quelquefois disparaître pour mieux assurer et ménager ses ressources.

---

(1) On sait que ce chimiste, à qui la médecine doit tant de vues hardies, tant d'entreprises inutiles qui en ont fait réussir tant d'autres, se flattait de pouvoir produire des hommes par des digestions chimiques, et faire sortir des créatures vivantes du fond de sa cornue.

CHAPITRE II.

De la gradation et de l'étendue de la sensibilité.

La douleur, dont aucune partie extérieure du corps ne paraît exempte, a dû faire croire que toutes les parties intérieures y étaient également soumises. On a été, en effet, longtems à s'apercevoir que certains organes pouvaient être blessés sans que l'animal exprimât sa situation par le cri de la souffrance, ou, pour parler le langage de certains modernes, qu'il y avait des parties insensibles. Nous devons dire ici que cette insensibilité n'est que relative, et ne doit point être considérée comme une insensibilité entière et absolue ; car, que l'impression d'un corps étranger appliqué sur une partie n'arrache point ces cris qui caractérisent une douleur vive, il ne s'ensuit point que l'animal n'en souffre et ne soit porté à faire les efforts nécessaires pour éloigner la cause qui produit en lui ce sentiment.

Toutes les parties du corps peuvent très-bien n'être point affectées de la même manière, et être cependant sensibles. Ce sentiment insupportable, qu'on appelle *douleur*, semble plus inhérent aux parties extérieures du corps, parce que peut-être, dans l'intention de la nature, elles doivent servir de sauve-garde aux autres. On voit, par les expériences de M. Haller (1), que la peau, les muscles, tout le canal alimentaire, la vessie, l'utérus, etc., sont susceptibles de douleur, tandis que les tendons, les membranes, les os, les artères, les veines, le tissu cellulaire, etc., paraissent peu sensibles. Lorsqu'on considère attentivement les rapports de ces différens organes, l'animal semble divisé en deux parties; la peau et les muscles sont la partie extérieure; les os, les membranes, les artères, les veines et les viscères qu'elles forment par leurs circonvolutions, la partie intérieure. Nous joignons à la première les cavités du corps qui communiquent à l'extérieur par des ouvertures et des conduits assez libres. Tous ces organes participent à la sensibilité exquise dont la peau et les muscles jouissent. La vessie, l'estomac, les organes de la génération sont éminemment sensibles, et la moindre atteinte des corps étrangers y produit de la douleur.

Les poumons, qui sont peu sujets à la douleur, paraissent faire une exception à la règle que nous venons d'établir, puisqu'ils ont une ouverture au dehors comme l'estomac et les intestins; mais cette ouverture est conditionnée de manière qu'elle ne donne accès qu'à l'air; elle n'admet point d'autres corps; toute la sensibilité de cet organe semble être réunie dans son entrée, pour l'interdire rigoureusement à tout ce qui se présente. Une goutte d'eau que le hasard y aura introduite, met toute la poitrine en convulsion. Ainsi le défaut de sensibilité

(1) *Mémoires sur la nature sensible et irritable du corps humain.*

de la substance des poumons est suffisamment compensé par celle de la trachée-artère et de la glotte, par lesquelles les corps étrangers peuvent y entrer.

Les nerfs doivent être annexés à l'organe extérieur; ils en sont le premier instrument, puisque c'est par eux que l'âme reçoit les impressions des objets extérieurs. Quand au foyer dont ils partent, c'est-à-dire, le cervelet et la moëlle alongée, il n'est pas surprenant qu'ils soient très-sensibles, parce que ces parties sont peut-être ce qui constitue radicalement l'animal, et que les autres organes n'en sont que des dépendances extérieures. La structure intime des nerfs ne leur permet pas, à la vérité, de se raccourcir et de produire les mouvemens qu'exécutent les muscles lorsqu'on les blesse (1) : ils ne sont point ce qu'on appelle *irritables*; cela leur est commun avec la peau. Il suffisait, sans doute, que ces parties eussent beaucoup d'aptitude à apercevoir la présence des corps étrangers, pour en avertir l'animal, le déterminer à s'opposer ou à se soustraire à leur impression; il y aurait peut-être eu trop de danger pour l'économie animale qu'un nerf eût pu se raccourcir et s'agiter; son action alors, au lieu d'être bornée à la partie qui aurait souffert, se serait peut-être étendue à beaucoup d'autres endroits; ce qui eût été très-peu favorable à l'ordre et à la succession naturelle des mouvemens vitaux. Quant à la peau, elle était faite pour assujétir et terminer tout l'assemblage formé par les divers organes de l'animal, et non

(1) Haller, *Mémoires sur la nature sensible et irritable du corps humain.*

pour produire des mouvemens sensibles; il était peu nécessaire qu'elle fût d'une grande action.

Les parties destinées à servir de points d'appui aux différens organes, telles que les os, les tendons et les membranes, ne donnent que des signes équivoques de douleur dans les blessures qu'elles reçoivent. Les usages qu'elles remplissent dans le corps et leur position, relativement aux autres organes, n'exigeaient point d'elles cette sensibilité délicate qu'ont les parties qui forment l'organe extérieur, c'est-à-dire, celles qui doivent surveiller la machine. En considérant le but que peut avoir eu la nature dans la distribution des facultés vitales, on n'en est pas pour cela moins autorisé à examiner si les effets qu'on peut attribuer à une intention directe de sa part, ne sont point une suite nécessaire de la constitution physique des organes. Les os, les tendons, les membranes, sont peu sensibles; est-ce un effet de leur dureté et d'une texture plus serrée et plus compacte que celle des muscles? Une partie qui devient calleuse perd de sa sensibilité à mesure qu'elle se durcit. Est-ce que la vie et le sentiment, pour circuler et se transmettre d'une partie à une autre, exigeraient de ces parties une certaine souplesse et une certaine mobilité propres à rendre leurs ondulations libres? ou bien la nature, qui connaît la résistance que chaque partie peut opposer aux causes de destruction, ne s'alarme-t-elle qu'en proportion *de la prise* que ces causes ont sur les divers organes, la douleur n'étant peut-être que la perception du danger présent auquel ceux-ci se trouvent exposés? Quoiqu'on ne puisse plus rien déterminer là dessus d'une manière démonstrative, cet effet est assez constant pour devoir être regardé comme un principe qui peut et doit servir de guide au médecin, que l'observation journalière justifie et dont on peut se dispenser de chercher scrupuleusement la cause.

Pour peu qu'on ait réfléchi sur l'économie animale, on doit avoir vu que les organes, pour jouir du degré de sensibilité le plus favorable au bien-être de l'animal, doivent avoir une consistance moyenne qui ne laisse aux impressions des corps étrangers que l'énergie convenable à l'exercice bien ordonné des fonctions vitales; car des fibres trop roides et compactes émoussent l'action de ces corps, comme des fibres trop déliées et trop flexibles peuvent lui donner une intensité vicieuse. C'est cette différence physique de la fibre animale qui constitue jusqu'à un certain point celle des tempéramens; c'est par là aussi qu'on peut caractériser les différens peuples, parce que l'organisation varie selon les divers climats qu'ils habitent, les travaux qui les occupent, la manière dont ils vivent, et la nature et la situation des lieux où ils se trouvent placés. On sait le parti que M. de Montesquieu a tiré de ce principe, qui est très-vrai en lui-même, quoique des causes morales puissent modifier ses effets de mille manières, et même les rendre tout à fait nuls.

Ainsi on peut juger jusqu'à un certain point, par l'état apparent des organes, quel est à peu près leur degré de sensibilité ou d'aptitude à éprouver de la douleur lorsqu'on les blesse; les parties dures pourront, à cet égard, être lésées avec moins de danger que les parties molles et flexibles; mais ne connaissant point l'essence de la sensibilité, on ne pourra vraisemblablement savoir jamais si la dureté est un obstacle physique et nécessaire à la faculté de sentir, ou si la nature, en arrangeant pour le mieux tout ce qui a rapport à l'économie animale, a jugé à propos d'établir une gradation de sensibilité dans les organes qui ne les déterminât qu'aux mouvemens qu'exigent leur équilibre et leur soutien réciproque. Le principe de la sensibilité aurait sans doute pu être de la nature de ces fluides subtils qui se transmettent à travers les matières les plus compactes, comme le feu et l'électricité. Mais il y a apparence qu'une sensibilité capable de se répandre également dans toutes les parties de l'animal, eût choqué les rapports que la nature a voulu mettre entr'elles; les organes qui composent le corps vivant ne devaient pas être tous montés au même ton; le désordre y naîtrait de cette uniformité même : l'accord du tout résulte plus sûrement d'une sensibilité graduée et inégalement répartie, de manière que les organes exécutent des actions différentes, en vertu de la dose de sensibilité qu'il a reçue, et que ces actions, exécutées dans un ordre et un tems déterminés, concourent chacune d'une façon particulière à l'harmonie générale.

Un des plus grands pas qu'on pût faire dans la connaissance du système animal, ce serait, sans contredit, de pouvoir bien distinguer, dans les phénomènes qu'il présente, ce qui tient nécessairement à la physique; c'est-à-dire, ce qui dérive immédiatement des lois générales de la nature, d'avec ce qui dépend de l'action spontanée du principe qui dirige les mouvemens des corps organisés. L'examen de ces phénomènes, quel qu'en soit le succès, doit se faire avec les yeux d'une philosophie impartiale et dégagée de tout préjugé. Si l'on accorde trop au pouvoir de la mécanique, si on lui prête une force qu'elle n'a pas, les vues de la nature nous échappent; nous ne savons point démêler dans ses mouvemens le but où elle tend : de même les effets physiques sont perdus pour nous, lorsque nous nous bornons à une stérile contemplation des causes finales : le meilleur parti serait de concilier et de réunir ces deux voies de connaissances, sans trop se préoccuper pour aucune, et, lorsqu'on a essayé d'expliquer un fait par les principes de la physique, de tenter de connaître l'intention dans laquelle il a été produit.

Ainsi, lorsqu'on s'est convaincu que les phénomènes de la sensibilité ne sont point du ressort de la physique, on peut et on doit même l'envisager sous l'autre point de vue. Cette faculté des corps vivans répandue d'une manière inégale, ou différemment modifiée dans leurs différens organes, est un objet bien digne d'attention. Quand on voit que, parmi les différentes parties dont l'assemblage forme l'animal, les unes sont très-propres au mouvement et les autres au sentiment; que certaines n'ont que très-peu d'aptitude pour l'un et pour l'autre de ces effets, et qu'il y en a enfin qui réunissent ces deux qualités dans un degré éminent, il est permis au philosophe de chercher, dans l'usage de ces parties, le but que la nature s'est proposé en établissant ces différences. Il en est de la médecine comme de la politique : celle-ci se propose de parvenir à la connaissance de l'homme moral, en s'attachant à démêler le motif de ses actions; dans la société, la médecine aspire à connaître l'homme physique, ou, pour mieux dire, le caractère vital de l'homme en tâchant de découvrir le but des mouvemens et des actions organiques. La première a pour objet l'homme extérieur; la seconde l'homme intérieur. Les actions de l'un et de l'autre dépendent du même principe, qui est l'amour de nous-mêmes. Cet amour prend le nom d'*intérêt* dans l'homme extérieur; on peut l'appeler, dans l'homme intérieur, *desir de la vie ou de la conservation.*

Ce principe veille sans cesse au maintien et à la subordination de tous les organes qui composent l'animal : il eût été bien difficile aux corps vivans de se maintenir longtems, s'il eût existé en eux des parties indifférentes, incapables d'activité et d'énergie, et que la nature eût abandonnées à elles-mêmes. Ces parties, devenues étrangères au système de l'animal, auraient vraisemblablement dérangé l'économie de ces affections; elles eussent été des points d'interruption opposés à la rapide communication du mouvement et des sensations, des voiles incommodes qui auraient dérobé à la connaissance du principe vital des accidens intéressans, enfin des portes toujours ouvertes aux causes destructives de l'organisation.

Mais chaque organe a le degré et l'espèce de sensibilité qui conviennent à ses besoins et à ses fonctions. Légère et superficielle dans ces parties extérieures dont l'animal peut se passer, telles que les ongles, les cheveux, la surpeau ou l'épiderme, elle devient plus vive et plus profonde dans la peau, qui est l'enveloppe essentielle par laquelle les autres organes sont mis à couvert de l'action trop forte des corps extérieurs, et dans laquelle réside le tact, ce sens universel à qui nous devons nos notions les plus exactes, et qui rectifie celles que nous recevons par les autres sens. Les parties musculeuses sont douées d'un sentiment actif et pénétrant, convenable à des organes qui font, dans la machine animale, la fonction de leviers, et qui sont les principaux instrumens du mouvement progressif; car c'est par leur moyen que l'animal se transporte d'un lieu à un autre, va vers les objets qu'il desire, repousse ceux qui lui déplaisent, ou se dérobe par la fuite au danger dont il est menacé. Aussi les viscères creux, tels que l'estomac, les intestins et la vessie, sont-ils formés de différens ordres de fibres musculeuses d'autant plus sensibles qu'elles sont continuellement lubréfiées par des humeurs qui entretiennent la souplesse. Ces organes devaient être propres à chasser, par leur propre effort et par leur propre activité, les corps étrangers qui peuvent s'y introduire, ou les corps hétérogènes qui peuvent s'y engendrer.

Outre ce sentiment, qui les rend susceptibles de douleur, ces parties ont une autre sorte de sentiment qui les met en état de discerner les objets particuliers de leurs fonctions. Ainsi, par exemple, l'estomac, dans lequel une forte application d'un agent mécanique excite une sensation douloureuse, est en même tems doué d'une espèce de tact ou de goût, par lequel il distingue les alimens qui sont les plus analogues au caractère et aux habitudes de l'animal, et en vertu duquel il rejette ceux qui ne lui conviennent point. D'autres organes, sans être moins insensibles aux impressions des agens capables de produire de la douleur, ont tous cette espèce de tact. C'est par lui que les vaisseaux des différens ordres, destinés à porter des fluides toujours uniformes et de la même nature, s'agitent et s'effarouchent, pour ainsi dire, à la présence d'une humeur hétérogène ou étrangère; c'est en vertu de ce sentiment que chaque viscère n'admet que les humeurs qui lui conviennent et se ferme à toutes les autres; de sorte que l'on peut dire que chaque animal a autant de sens particuliers qu'il a d'organes.

CHAPITRE III.

De l'unité sensitive.

Tous ces organes ou tous ces sens, dont chacun a ses fonctions particulières à remplir (ce qui a fait dire à un médecin célèbre de ce siècle (1) que chaque organe était en quelque sorte un animal), sont cependant soumis à un principe universel, à un moteur unique qui régit toute

---

(1) Bordeu, *Recherches sur les Maladies chroniques.*

la machine; l'activité de chaque organe lui est subordonnée; c'est pourquoi les mêmes parties ne sont pas toujours également sensibles, son énergie s'appliquant tantôt à l'une, tantôt à l'autre. Ce phénomène singulier, qu'Hippocrate avait aperçu, est inexprimable par les idées de ceux qui croient que tout s'opère dans les corps vivans par l'irritabilité locale des parties qui les constituent.

Ils ont découvert dans ces parties un principe de mouvement qui subsiste même après la mort de l'animal. Ils ont vu que le cœur, qu'on vient d'arracher à une grenouille, palpite et bat encore longtems; ils en ont conclu que toutes les fonctions vitales et animales, dont nous n'avons pas un sentiment intime, dépendent de la simple *irritabilité* des organes qui les exécutent, c'est-à-dire, de cette faculté motrice qui survit à l'animal.

Le défaut essentiel de cette hypothèse, c'est de présenter les diverses parties qui composent l'animal, trop isolées et trop en détail, et de nous dérober la connaissance des effets qui résultent de leur ensemble. Ce dernier point de vue est celui qui doit le plus intéresser le philosophe et le médecin, qui ne peuvent point considérer le corps vivant comme un assemblage d'individus, mais comme un seul individu, comme un composé de parties liées entr'elles par des rapports plus ou moins évidens, et toutes sous la direction d'un mobile principal; car ses actions les plus solitaires et les plus indépendantes en apparence sont le fruit du concours de tant de parties, qu'elles semblent plus appartenir à la machine qu'à aucun organe particulier. Selon les partisans de l'irritabilité, chaque partie faisant séparément ses fonctions et sans aucune dépendance réciproque, il n'y aurait point d'unité sensitive dans les êtres organisés, point de *moi*; les mouvemens dont chacun ne tend pas moins à la conservation du tout qu'à celle de chaque organe particulier, n'y seraient point subordonnés à un principe qui les dirige et les dispense à propos, pour les rendre efficaces; sans ce surveillant, sans ce principe modérateur, il n'y aurait dans tout les corps doués de sentiment et de vie qu'une multiplicité d'actions sans ordre, sans liaison, de laquelle résulterait un être bizarre, et non un animal bien ordonné.

Nous devons avouer que les fibres du corps vivant ont un mouvement propre, sensible, puisque ce mouvement subsiste après leur séparation d'avec le corps dont elles faisaient partie. Mais ce phénomène nous intéresse peu. Sans examiner en quoi consiste cet effet particulier de la sensibilité, cette espèce de vie partielle qui réside dans les elémens des corps organisés, il nous suffit de faire voir que ces différentes parties réunies pour former un individu, sont subordonnées et assujéties à un principe actif qui règle et modifie leurs mouvemens, à raison de certaines convenances qui le déterminent (1). Ceux qui pensent que leurs organes peuvent s'acquitter de leurs fonctions par cette seule faculté qu'ils ont d'être mus par les impressions physiques des corps, n'admettent point ces convenances, dont la perception seule peut

(1) Bordeu.

faire exécuter des actions régulières et conformes à un but déterminé. Ils disent, par exemple, que l'estomac digère, parce que les alimens produisent sur ce viscère une certaine irritation, et que toutes les autres fonctions des corps vivans s'exécutent de la même manière; de sorte qu'ils n'ont pas cru beaucoup hasarder, en disant que les corps pourraient vivre sans âme (1); proposition dont on n'a pas vraisemblablement senti l'absurdité en l'avançant.

Il faut considérer d'abord que très-peu de fonctions sont bornées à la seule action de l'organe immédiat où elles s'exécutent, et que la plupart, ou du moins les plus essentielles, sont l'effet du travail combiné de plusieurs autres organes. La digestion n'est pas l'ouvrage du seul estomac : un plus ou moins grand nombre de parties du corps y concourent d'une manière plus ou moins efficace, et certainement on ne peut pas dire que l'impression que les alimens font sur l'estomac s'étende jusqu'à ces autres parties. On doit ensuite se souvenir que quelquefois ce viscère est vainement sollicité par la présence des alimens à s'acquitter de la fonction naturelle; que le principe vital, quelquefois occupé par quelque opération importante, ou distrait par quelque passion, ne présidant plus au travail qui doit changer les alimens en substance animale, ceux-ci ne subissent, dans ce cas, qu'une altération purement physique, et telle que celle qu'ils auraient subi si on les eût mis en digestion avec quelque fluide dans

---

(1) Tissot, *Mémoires sur les parties sensibles et irritables.*

un vase; au lieu que, lorsque toutes les fonctions vitales se font avec ordre et régularité, qu'aucune affection locale ou aucune disposition morbifique de tout le corps n'absorbe point l'activité du principe sensitif, et que surtout le calme et la sérénité de l'âme ne laissent au corps que ce degré de mouvement et cette douce agitation à laquelle une vie saine et le bonheur sont attachés; les alimens, pris avec mesure, éprouvent aussitôt cette heureuse transmutation qui les met en état de devenir une partie de nous-mêmes. Le principe vital, dans ce cas, dirige les efforts nécessaires des organes qui doivent avoir part à cette fonction, dispose les humeurs, détermine leurs divers courans de la manière la plus avantageuse, et imprime, peut-être au résultat de la digestion, un caractère de *vitalité* qu'il distingue de tout autre effet purement physique.

Si chaque fonction exige, indépendamment de la disposition de l'organe qui lui est propre, une influence directe, et une application immédiate du principe de vie; si les organes ne se meuvent et ne sentent que par lui; s'il donne successivement l'impulsion à toutes les parties, on est fondé à dire que le corps vivant est régi par un principe d'action unique, duquel émanent tous les mouvemens, et auquel se rapportent, comme à un centre, toutes les sensations et toutes les affections dont ce corps est susceptible. Or, il est évident que, de quelque manière que le corps soit affecté et quel que soit l'organe où se fait l'impression, c'est toujours le même principe qu'elle modifie; les sensations produites par la vue aboutissent au même point que celles qui viennent de l'organe de l'ouïe ou de l'odorat ; elles vont toutes se confondre dans le sentiment commun de l'existence ou dans le *moi* ; et la conscience que nous avons que ce qui voit en nous est le même que ce qui entend, est ce qui constitue la *personne*.

Tout prouve donc qu'il n'est point de sensibilité particulière, que celle de chaque organe n'est qu'une modification de la sensibilité générale, et que si les organes paraissent distingués par des manières d'agir et d'être affectées qui les caractérisent, ils n'en sont pas moins, comme les différentes pièces et les différens rouages d'une machine, liés à un mobile principal qui leur donne le branle. Les mouvemens de la machine animale ont entre eux une telle dépendance, que se renforçant ou s'affaiblissant l'un par l'autre, selon qu'ils agissent de concert ou dans des directions opposées, ils paraissent tenir nécessairement à une source commune qui s'épuise et se rétablit alternativement par la succession du travail et du repos. Les mouvemens d'une partie ralentissent ou suspendent naturellement ceux d'une autre : aussi les fonctions se succèdent-elles les unes aux autres ; le principe vital les exécuterait imparfaitement s'il les exerçait toutes à la fois. Enfin une partie ne saurait être fatiguée sans que les autres s'en ressentissent. *L'homme est un*, dit Malebranche, *quoiqu'il soit composé de plusieurs parties* ; *et l'union de ces parties est si étroite qu'on ne peut le toucher à un endroit qu'on ne le remue tout entier*. Cette opinion de Malebranche a beaucoup de rapport avec celle de Xamolxis, disciple de Pythagore, qui soutenait « qu'on ne peut point guérir les yeux

» sans guérir la tête, la tête sans le corps, et le corps » sans l'âme. »

Toute la médecine d'Hippocrate nous rappelle à l'unité de principe que nous cherchons à établir. C'est toujours la nature qui guérit, qui choisit les couloirs les plus appropriés à ses desseins, qui agit ou paraît agir avec connaissance et combinaison. Glisson qui, le premier, a parlé de l'*irritabilité*, ne sépare point de cette faculté vitale la perception de l'*archée*, qui n'est que l'âme de Stahl, c'est-à-dire que, selon Glisson, lorsqu'un objet étranger produit sur une partie sensible quelque changement, il en résulte nécessairement une perception dans l'individu.

Toute perception est un jugement rapide en vertu duquel l'âme émue se porte aussitôt vers l'objet qui l'a causée, ou tache de se dérober à son impression; si cet objet intéresse l'individu en bien ou en mal, c'est sur le jugement des diverses impressions auxquelles l'animal est en butte, que sont fondées toutes ses actions organiques. Les objets de ses perceptions qui sont hors de lui produisent ses passions, comme les impressions des causes qui sont au dedans de lui, produisent le bien-être ou les maladies. Si, à l'aspect d'un serpent ou d'une bête féroce, un homme timide recule, en pâlissant, et manifeste tous les symptômes de la frayeur; si la présence d'un objet propre à réveiller en lui l'idée du bonheur, dilate au contraire ses organes, et, en y allumant le feu du desir, en augmente le mouvement et l'action; en un mot, si chaque passion donne constamment à l'animal une détermination conforme à la nature de cette passion ; de même, lorsque quelques causes de maladie affectent le corps vivant et le menacent de quelque danger, ses organes prennent plus ou moins promptement une disposition propre, ou du moins tendante à repousser cette cause ou à éluder ses effets. Par la même raison que les regards d'un homme s'animent, et que son pouls s'élève, lorsqu'il est frappé des charmes d'une belle femme, les impressions d'un venin dangereux ou d'une humeur malfaisante excitent en lui des convulsions ou la fiévre.

Tous ces différens mouvemens découlent d'une source commune. Rien ne serait plus inutile et plus contraire à l'observation des phénomènes de la vie, que de les rapporter à des principes différens. Ces mouvemens supposent tous un jugement de l'âme qui apprécie les rapports que les objets par lesquels ces mouvemens sont occasionnés, ont avec l'être sensible. Si nos sensations et les mouvemens qui les accompagnent n'étaient point l'effet d'un jugement, ils ne seraient, dans les animaux et dans l'homme, que des altérations physiques et passagères, toujours proportionnées aux causes matérielles qui les produiraient ; mais l'impression de ces causes varie avec les rapports qu'elles ont successivement avec nous ; le même objet qui nous causait d'abord la plus vive émotion, finit souvent par nous devenir indifférent ; on rougit, on pâlit ou l'on est tranquille à la vue d'une personne, selon la disposition où l'on se trouve à son égard. Les médecins attentifs à observer les effets moraux des maladies, se sont aperçus qu'elles avaient une influence sensible sur l'âme ; que, selon le degré de danger qui accompagne naturellement chacune de ces maladies, ou même les différens états de chaque maladie, l'esprit plus ou moins frappé de l'idée du danger, tombait dans un abattement plus ou moins considérable, ou se livrait à cette faculté qui donne ordinairement la vue d'un péril médiocre ou éloigné.

Si, dans les choses où le moral semble avoir si peu de part, telles que les maladies, on est néanmoins forcé de reconnaître son empreinte, on ne doit pas être étonné de le retrouver dans toutes les autres fonctions vitales. On doit donc reconnaître combien il serait superflu d'admettre plusieurs principes d'action dans les corps vivans, pour expliquer les différens ordres des fonctions auxquelles ils sont assujétis, et avouer que l'exercice de toutes ces fonctions est l'ouvrage d'un même principe doué d'autant de facultés qu'il y a d'espèces d'effets dont la machine qu'il gouverne est capable.

Cette unité de principe se manifeste dans les animaux. Nous n'en exceptons pas même le polype, qui ne paraît être qu'une nuance entre l'animal et la plante : si on le coupe par morceaux, quelque tems après chacun de ces morceaux, qui ne pourraient point subsister séparés du tout, devient une *unité* ; il prend la forme et les organes qui lui sont nécessaires pour devenir un polype entier. Cependant un philosophe célèbre de ce siècle prétend que les animaux n'ont point de *moi*. Si on entend par ce dernier mot un sentiment réfléchi de son existence, on peut assurer que beaucoup d'hommes, bornées aux idées des premiers besoins et renfermés dans un cercle étroit d'occupations mécaniques, sont dans le cas des animaux ; mais si le *moi* consiste dans l'identité du principe sentant, quelle que soit la partie du corps qui est affectée, et dans le sentiment continu qui lie notre existence passée à notre existence actuelle, les animaux ont un *moi*, puisqu'ils ont de la mémoire, et que chez eux, comme dans l'homme, c'est toujours le même principe qui sent.

Stahl, qui rapporte uniquement à l'âme la cause de tous nos mouvemens et de toutes nos actions organiques, comme Van-Helmont l'a rapportée à ce qu'il appelle *archée*, et Hippocrate à la *nature*, à laquelle il attribue de l'intelligence, a évité les inconvéniens attachés aux systêmes qui font dépendre de plusieurs principes actifs les différentes fonctions de l'homme. Les anciens distinguaient en lui une âme *sensitible* et une âme *raisonnable*, comme si celle-ci pouvait, pendant la vie de l'homme, raisonner et exercer ses facultés sur d'autres objets que les perceptions de nos sens, et avoir des perceptions sans sentir elle-même. Pourquoi mettre donc entr'elle et les corps un autre principe dont elle a tout ce qu'il faut pour faire les fonctions.

Le philosophe que nous avons cité plus haut a présenté le même systême sous une autre forme et avec tous les agrémens qui caractérisent sa manière d'écrire. » L'homme intérieur, dit-il, est double ; il est composé » de deux principes différens par leur nature et con- » traires par leur action. L'âme, ce principe spirituel, » ce principe de toute connaissance, est toujours en op- » position avec cet autre principe animal et purement » matériel. Le premier est une lumière pure qu'accom-

» pagnent le calme et la sérénité, une source salutaire » dont émanent la science, la raison, la sagesse; l'autre » est une fausse lueur qui ne brille que par la tempête, » et dans l'obscurité, un torrent impétueux qui roule et » entraîne à sa suite les passions et les erreurs. » Il serait à souhaiter que ces images brillantes fussent capables de porter à l'esprit autant de lumières qu'elles procurent de plaisir à l'oreille et à l'imagination. Mais quel homme est assez heureux pour pouvoir dire que les passions sont étrangères à son âme ? On ne sait que trop qu'elle y a sa bonne part, ou, pour mieux dire, qu'elle seule connaît toute leur tyrannie. On peut certainement se représenter l'âme dans le corps comme un conducteur tranquille, qui, bravant le tumulte des sens, n'obéit qu'à la voie d'une raison éclairée; mais ceux qui ont éprouvé le malheur de passer par tous les degrés d'une passion violente savent, au contraire, que l'âme ressemble trop souvent à un pilote inattentif et mal avisé, qui, séduit par l'aspect riant d'une île fertile et agréable, dirige aveuglément son vaisseau vers les écueils dont elle est environnée, et ne s'éclaire que par son naufrage.

Toutes les passions sont visiblement fondées sur les jugemens de l'âme et sur les convenances qu'elle aperçoit entre leurs objets et notre individu : c'est pourquoi les animaux, dont les jugemens et les combinaisons sont plus bornés que dans l'homme, n'éprouvent qu'un très-petit nombre de passions, passagères et momentannées comme leurs besoins.

C'est peut-être ici le lieu de rapporter la principale

objection qu'on fait aux Stahliens, et qui n'en a pas acquis plus de force, pour avoir été souvent répétée, objection grave aux yeux de certaines gens, mais frivole aux yeux des personnes qui ont beaucoup réfléchi sur les diverses opérations de l'homme. Si tous nos mouvemens vitaux, dit-on, étaient l'ouvrage de l'âme, elle en aurait une pleine connaissance : elle pourrait les accélérer, les ralentir, les suspendre à son gré ; ils seraient soumis à la volonté, comme ceux des organes que nous remuons librement.

La première partie de cette objection est détruite par le grand nombre d'exemples de mouvemens que l'âme exécute sans paraître y penser. Ces mouvemens sont même plus multipliés qu'on ne croit communément, et ce qui doit surprendre davantage, c'est que parmi ces mouvemens, il y en a beaucoup qu'elle n'est parvenue à faire qu'avec une extrême difficulté ; tels sont les mouvemens qu'exige la pratique de presque tous les arts. On a soin de s'exercer longtems à certaines manœuvres pour les faire avec la promptitude et la régularité convenables ; mais, lorsque l'habitude nous les a enfin rendu faciles, on les exécute sans la moindre réflexion. On peut ajouter que plusieurs philosophes avouent que l'âme fait beaucoup de choses sans en avoir une connaissance distincte.

Certains mouvemens, qui primitivement étaient volontaires, deviennent insensiblement indépendans de la volonté. Telles sont certaines contorsions que quelques personnes font à chaque instant, parce qu'elles les ont faites dans leur enfance ; telle est l'habitude de clignoter souvent; tel est le strabisme, que les enfans contractent en dirigeant dans le même tems l'œil droit vers un objet et le gauche vers un autre. Ces effets, qu'on eût pu facilement prévenir, le tems les rend ineffaçables; toute l'attention et tous les efforts de l'âme pour les corriger sont insuffisans; la force de l'habitude l'emporte toujours sur les tentatives de la volonté : ainsi c'est vainement qu'on soutient que l'âme peut connaître et maîtriser, lorsqu'elle le veut, certains mouvemens devenus habituels.

Si la puissance de l'habitude et du sentiment est telle par rapport à des choses d'accident, et qui n'intéressent point essentiellement la vie, combien doit-elle être plus grande à l'égard de celles auxquelles est attachée la conservation de l'animal? A combien plus forte raison le mouvement du cœur et les différentes fonctions des viscères doivent-ils être indépendans de la volonté, d'autant plus que le desir de conserver son existence, ce sentiment inné et nécessaire à tout être vivant, avait déjà donné l'impulsion à cet organe avant que la volonté fût développée?

Cependant il serait difficile de déterminer jusqu'où peut s'étendre l'empire de la volonté sur nos organes. Plusieurs des mouvemens, qu'on appelle ordinairement involontaires, ne sont pas toujours tels, puisqu'à force d'attention et de soins, plusieurs personnes parviennent à mouvoir des organes qui passent pour n'être point soumis à la volonté : pour tout dire, en un mot, on en a vu (à la vérité ces cas sont bien rares, du moins s'ils ne sont pas faux), qui ralentissaient ou suspendaient le mouvement de leur cœur à leur gré; mais en supposant la possibilité de ce fait, il n'y aurait pas beaucoup à craindre qu'on abusât d'une pareille faculté, et que, par caprice ou pour satisfaire le vain desir de faire un acte de liberté, beaucoup de gens essayassent d'arrêter des mouvemens auxquels nous devons notre existence. L'amour de nous-mêmes, ce ressort actif et énergique, la source et la base de toutes les lois que suivent les corps animés, s'oppose continuellement en nous à toute action qui tendrait à notre destruction; et on ne doit point douter que les malheureux qui, en proie aux délires d'une imagination égarée, cherchent un terme à leurs maux, en s'efforçant d'en mettre un à leur vie, ne soient souvent retenus par cet instinct vigilant, ou, s'ils lui résistent un moment, ne soient ravis qu'une main secourable vienne tromper leur désespoir et les rendre à eux-mêmes.

La volonté, toujours froide à côté de l'instinct, ne saurait donc balancer le sentiment qui nous attache irrésistiblement à notre conservation. Toutes les fois qu'un principe de destruction menace notre individu, l'être sensitif qui surveille nos organes excite nécessairement des mouvemens propres à repousser loin de nous ce principe dangereux, et ces mouvemens constituent ce qu'on appelle maladies, lorsque la cause qui les occasionne est interne; on les appelle passions lorsque leur cause est extérieure.

Quoique toutes nos sensations et tous nos mouvemens se rapportent à un même principe, leurs effets se manifestent d'une manière plus marquée dans certains organes que dans d'autres : la tête et la région épigastrique paraissent être deux centres de sentiment et d'action qui se contrebalancent mutuellement, et qui, par une réaction réciproque, entretiennent l'équilibre de toute la machine. Ce fait, qui sert de base à l'*idée de l'homme physique et moral*, est d'une vérité si généralement sensible, que le peuple qui, dans la formation des langues comme dans toutes les autres choses, se conduit plus par des impressions naturelles que par des idées systématiques, en a tiré la division de l'âme en *esprit* et en *cœur*, assignant à l'esprit tout ce qui est du ressort de l'entendement, et au cœur tout ce qui a du rapport au sentiment; car chacun a éprouvé que tout ce qui affecte vivement l'âme, va retentir avec plus ou moins de force dans cette partie du corps où le cœur se trouve placé. On peut voir dans les divers ouvrages de M. de Bordeu, combien cette vérité dans le corps vivant est devenue féconde entre ses mains. Mais quels que soient les effets des divers sentimens et des diverses passions, nous avons déjà fait voir que, prenant leur source dans les jugemens de notre âme, ces sentimens et ces passions même prouvaient l'unité du principe actif qui régit toutes les parties du corps.

Outre les rapports sympathiques qui sont manifestement entre la tête et le milieu du corps, il y en a d'autres moins sensibles, mais cependant assez connus, entre les autres organes. Nous avons déjà parlé, dans un autre ouvrage, de celui qui est entre les mamelles et les organes de la génération. La position respective de ces parties ne permettant point d'attribuer ce rapport à la connexion que leurs nerfs ou leurs vaisseaux peuvent avoir entr'eux, nous avons cru devoir la rapporter à cette destination commune qui, assujétissant ces deux organes à des fonctions presque semblables, doit aussi nécessairement faire participer l'une aux sensations que l'autre éprouve. M. Whytt a très-bien démontré que la plupart des sympathies qu'on aperçoit entre les différentes parties du corps, ne sont point l'effet de l'union des nerfs qui les font mouvoir, mais de la manière dont le cerveau est affecté. On sait que plusieurs parties ne se communiquent leurs affections que par rapport à leur proximité. Quelques autres dispositions sympathiques sont fondées sur la manière dont les différentes poches du tissu cellulaire sont distribuées; mais le plus grand nombre des rapports sympathiques qui unissent certains organes, dépendent des déterminations du principe sensitif, excité par la perception de certaines convenances à mettre un organe en action plutôt qu'un autre; déterminations qui annoncent un agent continuellement occupé à prévenir ou à réparer les dommages auxquels notre organisation est exposée. Cet agent est la véritable cause efficiente de toutes les fonctions qui servent, soit à la conservation de la vie des individus, soit au maintien de l'espèce, et sur lesquelles nous allons jeter rapidement les yeux.

CHAPITRE IV.

Des rapports de la sensibilité avec les diverses fonctions vitales et animales.

L'HOMME, en naissant, passe à une nouvelle manière d'exister, et par conséquent à de nouveaux besoins. Celui de respirer est le premier qu'il éprouve : dans son premier état, où il était animé d'une vie commune avec la mère, l'air, qui est (on ne sait pas trop encore pourquoi) nécessaire à tout ce qui vit ou qui jouit d'une certaine activité, lui étant transmis avec les humeurs qu'il recevait d'elle, il n'était point astreint à cette fonction, qui consiste à recevoir l'air dans la poitrine et à l'en chasser alternativement. Notre objet n'est point d'en exposer ici le mécanisme, dont on peut cependant se faire une idée en se représentant le jeu d'un soufflet, non plus que le but final de la respiration; il nous suffit de considérer que, dans l'animal qui vient de naître, le principe de la vie se hâte d'adapter les organes du corps à sa nouvelle manière d'être et aux nouvelles fonctions qu'elle lui inspire.

Dans le fœtus, le sang passe immédiatement de la cavité droite à la cavité gauche du cœur, sans aller faire le long circuit des vaisseaux pulmonaires. Cette route est plus simple, plus courte et moins détournée; le sang devrait continuer de la suivre dans l'enfant qui commence à respirer : aucune raison physique ne semble, dans celui-ci, forcer le sang à se jeter dans l'artère pulmonaire. Ce changement dans le cours des fluides est donc évidemment une suite de nouveaux rapports du principe sensitif qui, se trouvant forcé de donner aux humeurs l'aliment qui leur est nécessaire et qu'elles trouvent dans l'air que l'animal respire, les dirige vers les poumons après avoir fermé le trou ovale, devenu par là inutile. Le sentiment d'un nouveau besoin l'excite à imprimer aux diverses parties de la poitrine les mouvemens propres à y introduire la plus grande quantité d'air possible : ce sentiment, déjà si éclairé dans les commencemens de la vie, ne se dément jamais, et se montre tel dans tout le cours de sa durée; il tire, dans toutes les circonstances, le meilleur parti des moyens naturels donnés à chaque être vivant pour sa conservation. Lorsque la dilatation de la poitrine est suffisante et que sa capacité lui permet d'admettre une quantité d'air considérable, la respiration l'épure avec une lenteur modérée et une paisible uniformité. Quelques vices de conformation ou des embarras accidentels retrécissent-ils l'espace que la poitrine renferme, et diminuent-ils par conséquent le volume d'air qu'elle doit recevoir, le principe vital ne manque point de réitérer aussitôt les inspirations, pour regagner par la vîtesse ce qu'il perd par la masse.

Un animal n'a pas plutôt reçu l'existence, qu'il est d'abord conduit par un sentiment qui lui fait démêler la nature des impressions dont il est frappé, et les moyens de les seconder ou de s'y soustraire. Les mouvemens que ses besoins excitent en lui ne se trompent jamais sur leur objet : une respiration gênée lui fait chercher l'air avec autant d'avidité que la faim le pousse vers les alimens qu'il aperçoit, ou une soif ardente vers la boisson. Si la sensibilité se bornait aux seules impressions du plaisir et de la douleur, elle ne produirait dans l'animal que des mouvemens vagues et une agitation indéterminée, à peine différens d'un mouvement mécanique ; mais l'exercice de cette faculté est toujours joint à un certain degré de connaissance par rapport aux différens objets de nos sensations, en vertu de laquelle l'être sensible exécute tous les actes convenables à notre constitution naturelle. Cette espèce de connaissance s'appelle communément *instinct*, parce qu'elle n'est point, comme toutes nos connaissances acquises, le résultat de l'expérience et de la réflexion.

La faculté de se nourrir, c'est-à-dire de réparer les déperditions successives du corps, suppose un sentiment délicat, capable de choisir les alimens propres à se convertir en notre substance, de rejeter ceux qui ne sont point analogues à son état actuel, ou qui ne sont point proportionnés à la puissance actuelle de nos organes, de disposer les instrumens qui doivent dénaturer ces alimens, et de distribuer avec exactitude et avec mesure dans toutes les parties du corps vivant, le produit de leur digestion. Toutes les circonstances qui accompagnent l'exercice de cette fonction, prouvent deux points essentiels ; l'un, que l'organe immédiat où elle est exercée, n'en est pas le seul instrument ; l'autre, qu'elle n'est point l'effet de la sensibilité et de l'action particulière de cet organe, mais du principe actif général, dans lequel vont se réunir toutes les sensations et duquel émanent tous les mouvemens.

Ce principe, en effet, distingue parmi toutes les sensations importantes que l'animal peut éprouver, celle qui le sollicite à rétablir ses forces épuisées et à fortifier, par de nouveaux alimens, ses rapports affaiblis par la succession des mouvemens vitaux. Cette sensation lui est subordonnée; il la modifie, et elle n'est souvent que ce qu'il la fait être; car la faim est rarement proportionnée au besoin effectif du corps vivant; le besoin imaginaire ou l'habitude est la cause la plus fréquente de cette sourde inquiétude qui nous porte à prendre souvent de la nourriture. On parvient à la faire taire en lui donnant l'échange par les occupations intéressantes auxquelles on peut livrer son âme. Une passion forte, des maladies, peuvent suspendre, pendant longtems, les impressions de la faim. On pourrait croire aisément, en voyant la dissolution des solides et la putridité des fluides des animaux qui sont morts de faim, que ces phénomènes sont l'effet naturel de l'affaissement d'un corps qui, comme la flamme, s'éteint faute d'aliment, si on ne savait que les fous peuvent vivre plusieurs mois sans manger. Les bouleversemens subits qu'opère quelquefois la faim, ne seraient-ils pas plutôt les suites d'une sensibilité égarée qui, dans son désespoir, réagissant contre tous les organes soumis à son influence, interdit l'ordre de leurs mouvemens, en détruit la texture et abandonne les fluides qu'ils contiennent à toute l'énergie des causes physiques qui tendent à les altérer?

Rien ne prouve plus l'empire que le principe de la vie, ou l'âme a sur les organes de la digestion, que le goût ou la répugnance que nous avons pour certaines espèces d'alimens. Les répugnances tirent leur source ou d'une disposition transmise par les parens, ou d'une impression désagréable faite autrefois sur nous par les objets de ces répugnances. Dans l'un et l'autre cas, l'âme exprime son dégoût par les signes les plus marqués et les moins équivoques. Ceux qui pourraient le faire dépendre d'un défaut de rapport et d'analogie entre les mets pour lesquels nous avons de l'aversion, et la sensibilité naturelle, ou plutôt la constitution physique de nos organes doivent savoir que le principe vital n'attend pas, pour rejeter un aliment, qu'il agisse immédiatement sur les organes destinés à le recevoir. La simple vue et même la seule idée de cet élément suffisent pour exciter dans ces organes tous les mouvemens qu'y pourrait produire son application immédiate. Tous les couloirs de la bouche, de l'œsophage et de l'estomac se ferment et semblent refuser à l'objet de notre dégoût les sucs digestifs qu'ils contiennent et qu'ils prodiguent pour les alimens qui nous plaisent : l'estomac surtout renverse l'ordre de ses mouvemens et paraît s'élancer vers cet objet pour le repousser.

Les alimens conformes à notre goût produisent des effets bien différens. Leur aspect fait naître en nous une certaine sensation de fraîcheur, un doux frémissement, dont le résultat est la secrétion abondante des humeurs digestives qui doivent, en pénétrant ces alimens, les disposer à recevoir la forme de cette liqueur vitale et nourricière qu'on appelle *chyle*. Reçus d'abord dans la bouche, où ils sont broyés et humectés en même tems, ils y perdent la forme grossière qu'ils avaient, pour en prendre une qui facilite leur descente dans l'estomac; et dans le canal qui les y porte, ils rencontrent encore une humeur qui leur sert à la fois de dissolvant et de véhicule. Lorsqu'ils y sont parvenus, la nature semble ramasser toutes ses forces pour opérer leur transmutation; il paraît se faire vers cet organe un refoulement d'humeurs, de chaleur et même de sentiment qui manquent alors aux autres parties; les extrémités se refrodissent et perdent de leur volume ordinaire; les opérations de l'esprit se font avec moins d'aisance et de liberté; toutes les sensations sont moins vives, et sont même quelquefois suspendues; enfin le sommeil semble souvent nécessaire au succès de la digestion, et grossir la somme des forces qu'elle exige, en arrêtant ou ralentissant les autres opérations qui les partageaient. Ainsi il est évident que, quoique l'estomac soit le lieu propre où la digestion s'exécute, elle est néanmoins l'ouvrage des efforts combinés de la plupart des organes qui forment le corps et du sentiment qui les anime.

Le fluide qui résulte de cette espèce de coction que les alimens subissent, et de leur mélange avec les diverses liqueurs fournies par les différens organes de la digestion, poussé dans le tuyau intestinal, y trouve de petits conduits, ou plutôt des pores qui attirent et absorbent ce que ce fluide contient de plus pur, de plus travaillé et de plus analogue à l'animal. Ces pores sont doués d'un sentiment exquis qui leur fait choisir ce qui leur convient, et rejeter, avec le résidu grossier des alimens, tout ce qu'il peut y avoir d'inutile ou de dangereux. Ce qui se passe dans les intestins est une image de toutes les autres épreuves que le chyle subit; car, porté par ces pores dans un réservoir commun, où ils vont se réunir, il passe de là dans les routes du sang, pour y éprouver d'autres digestions ou d'autres degrés d'élaboration, dans lesquels il se dépouille successivement, selon les émonctoires qu'il rencontre, de quelque chose de superflu, ou dépose dans chaque organe ce qui est nécessaire à son entretien et à ses fonctions.

Toutes ces diverses opérations, qui paraissent mécaniques, exigent cependant une distribution graduée des forces vitales et une application plus ou moins profonde du principe sensitif; puisque ces opérations se troublent plus ou moins, lorsqu'une forte contention de l'âme ou quelque passion désordonnée égare et détourne les mouvemens naturels de la sensibilité. Telles sont les lois et la mesure de cette sensibilité, que les diverses fonctions de la machine animale s'opèrent imparfaitement lorsqu'elles se croisent et s'exécutent en même tems. C'est pourquoi on devrait faire en sorte que le corps ne recommençât une fonction qu'après que les autres seraient achevées. Il est peu de gens qui n'aient éprouvé qu'en prenant des alimens peu de tems après un repas, on interrompt la digestion commencée de celui-ci, parce que la nature, qui semble presque toujours donner la préférence aux nouvelles sensations, abandonne son premier ouvrage pour courir à un nouvel objet.

Toutes les fonctions ne produisent point cependant le même degré de concentration des forces vitales. Si la digestion en absorbe la plus grande partie, les élaborations ultérieures que subit le résultat de la digestion n'en exigent pas tant; les secrétions et les excrétions se font à moins de frais; au contraire, il semble que le travail et l'agitation du corps favorisent celles-ci autant que le repos paraît seconder la digestion. La nature semble se servir, pour perfectionner le produit de la nourriture qu'on a prise, des efforts même que l'animal fait pour s'en procurer une nouvelle.

Le mouvement progressif et les actions extérieures qui distinguent les animaux des plantes destinées à végéter toujours sur le même sol ont les moyens qui mettent les premiers en état de pourvoir à leur subsistance, et de satisfaire tous les autres besoins attachés à leur constitution. L'exercice de ces moyens suppose des sens : ceux-ci sont nécessaires à tout animal, pour lui faire connaître les rapports que les objets extérieurs ont avec lui. La vue et l'ouïe lui apprennent le lieu que ces objets occupent dans l'espace, à reconnaître de loin ceux qu'il doit éviter et ceux qu'il doit rechercher; par les autres sens, il s'assure de la vérité et de la justesse des rapports que lui font les premiers. L'odorat qui semble n'avoir été placé à côté de l'organe du goût que pour l'éclairer et lui servir de guide, remplit encore une autre fonction dans plusieurs animaux; il supplée à la vue et à l'ouïe, lorsqu'ils poursuivent une proie, ou qu'ils fuient un ennemi.

Les sens seraient inutiles à une machine arrangée et montée pour produire une certaine série de mouvemens; ils dérangeraient même l'enchaînement et l'ordre déterminés des actions que les ressorts de cette machine devraient exécuter. Ou l'on n'attache aucune signification à ce mot mécanisme, qu'on emploie si souvent, ou la véritable idée qu'il fait naître dans l'esprit, exclut celle de la sensibilité. Un agent mécanique, sans aucun retour sur lui-même, sans aucun motif, sans raison suffisante prise de son intérêt particulier, suit invariablement la détermination que son mobile lui a donnée, jusqu'à ce qu'une cause plus puissante vienne changer cette détermination. Un être sensible, toujours attentif à sa conservation, est lui-même son principe déterminant; ses actions ont toujours un but relatif à son individu; il se place, autant qu'il lui est possible, dans la chaîne des effets naturels qui lui sont favorables, et s'éloigne de ceux qui pourraient nuire à ses intérêts.

Pour suivre et défendre ses intérêts, il faut les connaître; il faut connaître aussi et évaluer tout ce qui se trouve en opposition avec eux. Cette connaissance est nécessairement le fruit d'un grand nombre de comparaisons; car les objets de nos sensations sont très-multipliés. Il faut se souvenir à chaque instant du bien que les uns nous ont procuré, et du mal que nous ont fait les autres: les moyens de jouir de ceux-là, et d'éviter ceux-ci, doivent être calculés avec exactitude, et il est nécessaire de distinguer les cas où la force suffit, de ceux où il est essentiel de recourir à l'adresse, et de savoir quelles sont les occasions où il serait dangereux de compromettre l'une et l'autre.

Les auteurs qui, ayant entrepris d'expliquer les actions extérieures des animaux, les présentent comme des effets purement mécaniques, semblent avoir été plus sensibles à la gloire de paraître ingénieux, qu'au mérite plus réel de convaincre. Leur manière de raisonner ne saurait être instructive, parce qu'employant à tout moment les termes vagues d'*ébranlemens et de modifications du système sensible*, ils n'offrent rien de fixe à l'esprit; enfin ils paraissent choquer les vrais principes de la philosophie, en voulant, aux notions qui nous manquent, substituer des suppositions arbitraires, plutôt que de se prêter aux inductions légitimes que l'analogie pourrait leur fournir.

Il serait inutile d'appuyer notre sentiment par des exemples qui sont trop communs pour être nécessaires; il nous suffira de faire observer que la marche droite et invariable d'une machine en mouvement, n'a et ne peut avoir aucun rapport avec la conduite flexible d'un être vivant et organisé; que la constitution fragile de celui-ci l'exposant continuellement à des accidens funestes, il a besoin à chaque instant de changer d'allure, de comparer les fins et les moyens, de se souvenir, de combiner, de prévoir et de tirer le meilleur parti de ses ressources et de ses facultés naturelles dans les circonstances imprévues, et que, par conséquent, un être sensible agissant mécaniquement, est une contradiction.

Nous avons dit que tout besoin naturel est joint à la

connaissance de l'objet propre à le satisfaire : nous l'avons fait voir par rapport aux diverses fonctions qui concourent immédiatement à la conservation de l'individu. Cela se trouve encore vrai relativement à ce besoin que la nature a donné aux animaux pour le maintien de leurs espèces respectives : ce besoin se développe et ne se fait sentir en eux que lorsqu'ayant acquis toute la vigueur et toute la perfection que leurs organes peuvent comporter, et se trouvant un surcroît de puissance et de vie, ils cherchent à le transmettre à des êtres qui doivent les représenter. Ce moyen d'étendre leur existence et d'assurer la durée de leur espèce leur est indiqué par la nature. Sans connaissance acquise, conduits par le seul sentiment, ils ne sont pas longtems à démêler l'objet des nouveaux desirs qu'ils éprouvent, surtout lorsque cet objet, se trouvant dans une situation pareille, est forcé de joindre ses intérêts aux leurs, et de chercher, dans une union qui doit calmer leurs inquiétudes, un soulagement à celles dont il est lui-même agité.

Les différentes parties du monde sensible ont une certaine tendance les unes vers les autres, comme les parties du monde physique; les différentes sociétés sont l'effet des besoins mutuels des membres qui les composent. L'union des deux sexes est fondée sur le besoin de se reproduire; les autres associations sont des suites naturelles des divers sentimens dont chaque être vivant est susceptible : la nécessité de se défendre force certains animaux à marcher en troupe. Les avantages qui résultent d'un travail fait en commun en a porté d'autres à se réunir dans le même lieu, comme les abeilles, les castors et les fourmis : ces deux motifs sont sans doute les fondemens de la société humaine. Les différens rapports où se trouvent les membres dont elle est composée, ont fait quelquefois naître dans quelques-uns un penchant inconnu aux animaux, ce besoin de deux âmes qui se cherchent, si on peut appeler besoin un sentiment délicieux qui, n'ayant point pour but les plaisirs des sens, ni pour principe aucun de ces motifs par lesquels l'intérêt rapproche les hommes, semble n'être qu'une flamme pure et incorruptible qui trouve son aliment dans sa propre substance, et dont l'effet est de multiplier les plaisirs et de diminuer les peines de ceux qu'elle échauffe en les leur rendant communs; c'est l'amitié.

NOTICE

SUR

MADAME HELVÉTIUS.

MADAME Helvétius, veuve du philosophe de ce nom, et d'une ancienne maison de Lorraine, de celle de Ligneville, était trop célèbre, pour que mes lecteurs n'aiment point à retrouver ici quelques traits qui puissent leur donner une idée de sa personne et de son caractère.

On peut dire d'abord qu'elle n'a ressemblé qu'à elle-même, et qu'elle fût, en quelque sorte, un essai de la nature qu'elle ne produira peut-être plus, et par conséquent au dessus de l'imitation. C'est pourquoi il est douteux que ce qu'on en dira puisse être une leçon; ce sera du moins un exemple de ce que la nature a fait de meilleur, toujours beau, toujours doux à contempler.

Du vivant du philosophe Helvétius, la célébrité de son génie et l'excellence de ses qualités personnelles, rassemblaient habituellement auprès de lui tout ce qu'il y avait d'hommes distingués en France, et tous les étrangers du même ordre, qui, de toutes les parties de l'Europe, étaient attirés vers la capitale d'une nation qui avait produit tant de talens. Après sa mort, le même concours subsista, le même tourbillon continua d'attirer vers son centre les mêmes élémens. On trouvait chez madame Helvétius un nom cher à la philosophie, et avec toutes les qualités qui peuvent honorer un homme, toutes celles qui peuvent charmer dans une femme.

Ses mœurs étaient simples et ses sentimens élevés; celui de l'humanité surtout animait toutes ses paroles, et dirigeait toutes ses actions. La bonté est la qualité qu'elle estimait le plus dans les autres, parce que c'était celle qui dominait chez elle. Cette bonté, qui était extrême, on aurait pu l'accuser de faiblesse, dont elle est trop souvent l'effet, si madame Helvétius n'eût pas montré quelquefois toute la force de caractère propre à donner de la constance aux affections. Une volonté ferme se trouvait jointe en elle à toute l'ingénuité du premier âge. Elle en avait aussi toute la franchise native; et si elle devenait par là quelquefois redoutable, elle invitait aussi par là ordinairement à la confiance et à l'abandon qui font le charme de la vie. Comme ses manières n'avaient rien emprunté de la société, on pouvait garder avec elle celles qu'on avait; sa maison était un lieu de relâche, un asyle contre les règles et les formes fatigantes du monde, et l'on se croyait chez elle dans le sanctuaire même de la nature. Elle était toujours égale, et pourtant très-sensible. On pouvait lui plaire par la simple bonté de caractère, mais elle aimait l'esprit, les talens, le savoir, sans y avoir la moindre prétention. Attentive à ne gêner personne, elle exerçait par cela même, sur les autres, tout l'ascendant et tout l'empire d'un beau naturel.

Ce rare assemblage de qualités avait l'air d'un phénomène singulier, puisqu'il ne devait rien à l'éducation ni à l'art. Madame Helvétius avait conservé sans altération tout ce qu'elle avait reçu de la nature; elle n'y avait ni retranché ni ajouté. Les soins même de la beauté, qui occupent une si grande place dans la vie des femmes, lui étaient étrangers; il semblait que tout ornement dût profaner la sienne, qui, à la vérité, était d'un genre à pouvoir s'en passer; à plus forte raison ne lui serait-il pas venu dans l'idée d'avoir recours à ceux qui n'ont d'autre effet que d'annoncer le luxe et l'orgueil; et véritablement, quel rapport peuvent avoir de l'or et des pierreries avec une belle taille, avec des traits réguliers et touchans? Rien n'aurait pu ajouter à l'éclat de ses yeux, qui n'était tempéré que par la plus douce expression du sentiment. D'ailleurs elle paraissait en ignorer le pouvoir, et leur laissait faire tout ce qu'ils pouvaient, sans s'en mêler. Quelques chiffons jetés au hasard sur elle devenaient aussitôt une véritable parure, que relevait son port noble et majestueux. Mais dans son printems, elle n'avait que le degré de majesté que peuvent supporter les grâces; dans ses derniers jours, elle avait toute celle qui peut parer la vieillesse; car la nature, qui l'avait si bien favorisée, comme si elle s'était complue à prolonger son ouvrage, l'avait exemptée de la décrépitude.

Il semblait que son esprit n'eût pas plus besoin de savoir, que sa beauté de parure. Elevée par madame de Grafigni, devenue l'épouse d'Helvétius, ayant vécu avec tout ce que le cours d'un siècle a produit d'hommes éminens en génie et en lumières, toutes les idées qui ont existé dans l'entendement humain avaient, en quelque sorte, passé devant elle. Mais elle ne s'en était approprié aucune; elle s'était contentée des siennes. Est-il des natures privilégiées pour lesquelles toute modification serait une espèce de dégradation? Tout ce qui leur viendrait du dehors romprait il l'heureux accord qui se trouve entre les qualités qui leur sont propres? Néanmoins, il est certain que madame Helvétius s'accommodait de l'esprit des autres, quelque supérieurs qu'ils fussent par là, comme ceux-ci s'accommodaient du sien; et elle aurait peut-être été moins bien, si elle avait fait le moindre effort pour être autrement.

Quoiqu'elle ne recherchât pas la science, parce que sa modestie la lui faisait considérer comme au dessus de ses moyens, elle l'aimait dans les autres; elle pensait, et son amour pour l'humanité lui faisait croire qu'elle pouvait être bonne à quelque chose. Son bon sens naturel laissait aux sots une opinion qui, si elle était commune, serait l'opprobre d'une nation et d'un siècle, l'opinion que la philosophie est dangereuse pour les sociétés, tandis qu'elle ne l'est que pour les erreurs et pour les abus.

Tous les genres de grandeur allaient à son âme; elle aimait les héros, non point ceux qui ne tirent leur gloire que des malheurs de l'humanité, mais ceux que la destinée fait naître pour les adoucir, et pour qui des victoires éclatantes ne sont qu'un pis-aller nécessaire, un moyen terrible, mais quelquefois inévitable de paix et de bonheur. Son noble instinct ne lui laissait voir, dans ce qui est grand, qu'un objet qui cesse d'être tel, s'il n'est utile. En effet, la nature semble donner les véritables héros à la terre pour rétablir l'équilibre du monde moral. C'est ainsi que, selon Newton, certains astres servent à réparer les dérangemens survenus dans les ressorts du monde physique. La grandeur et l'utilité se confondaient dans son âme sensible; et comme, pour elle, admirer c'était aimer, elle avait conçu une affection singulière, mêlée d'un sentiment profond d'admiration pour le héros de ce siècle. Ce grand homme, après son retour d'Egypte, alla la voir à Auteuil. On crut voir Pompée, revenant vainqueur de l'Orient, se détourner de sa route pour passer à Rhodes, et déposer les faisceaux devant l'humble retraite du philosophe Possidonius.

Un besoin qui ne la quittait jamais, c'était celui de soulager le malheur. Tout le tems de l'année qu'elle passait avec son époux dans sa terre de Voré, elle l'employait à courir de chaumière en chaumière, pour voir s'il n'y avait pas quelque malade ou quelque indigent à secourir. Ils ont laissé, l'un et l'autre, un long souvenir de leur bienfaisance dans ce pays, qu'ils vivifiaient par elle : car Helvétius, en secourant les habitans de sa terre, tâchait de rendre ses secours aussi profitables pour le public que pour eux; il employait des moyens propres à leur inspirer l'amour du travail, qui donne du ressort à l'âme et au corps, en donnant un certain sentiment d'indépendance.

Après la mort d'Helvétius, elle se retira à Auteuil, pour y vivre avec l'image de son mari, qu'elle avait aimé passionnément, avec des amis et des êtres sensibles qu'elle pût rendre heureux. Avec des moyens diminués par le mariage de ses deux filles, il lui en resta encore assez pour satisfaire ses inclinations bienfaisantes : car elle n'avait pas de besoins personnels; elle était la femme du monde qui pouvait le plus se passer de fortune. Elle semblait ne connaître à l'argent d'autre usage que celui de faire cesser des gémissemens et des plaintes. Comme elle ne suivait que les impulsions subites d'une âme vive et sensible, elle le donnait sans mesure et sans discernement; de sorte qu'elle regardait comme un bonheur qui lui était arrivé, l'occasion qui s'était offerte à elle de se défaire de tout celui qu'elle avait; et pour peu qu'un pauvre abusât de l'art d'exciter la pitié, il pouvait lui enlever jusqu'au vêtement qu'elle portait sur elle.

Elle ne connaissait d'autre inégalité que celle qui est entre le vice et la vertu. La révolution qui devait détruire toutes les inégalités, n'a eu rien à faire en elle. Comme elle n'avait rien reçu de l'éducation, et que par conséquent son âme était exempte de préjugés, elle ne s'était pas même chargée de celui de la naissance. Elle se rejouissait des biens que promettait la révolution, autant qu'elle a gémi des maux qui l'ont suivie. Depuis cette dernière époque, elle ne sortit plus d'Auteuil, craignant de passer par quelque endroit qui eût été le théâtre de quelque catastrophe. Elle sortit seulement une fois pour aller voir une de ses filles qui était malade : elle se trouva mal en passant sur la place de la Révolution. C'est par la même disposition d'âme qu'elle s'évanouit une autre fois en contemplant une copie du Laocoon.

La simplicité des mœurs rend le bonheur facile; elle était heureuse, parce que les moindres choses pouvaient la rendre telle, et parce que, sans aucune de ces passions qui tourmentent les hommes, elle n'avait que des goûts aisés à satisfaire. Tout devenait une jouissance pour elle; un oiseau, une fleur, le souffle d'un doux zéphir, un rayon de soleil, lui donnaient une sensation délicieuse. Elle a été heureuse jusques dans ses derniers momens, qu'elle a terminés, sans souffrance, entourée de ses amis.

Mais ce qu'il fallait à un être aussi social et aussi aimant que madame Helvétius, c'était des amis. Elle n'en avait point cherché parmi les femmes. Son caractère indépendant l'éloignait de leur commerce, qui assujétit à un cérémonial et à des attentions sur lesquels les hommes sont moins difficiles. Cependant il y a des femmes qu'elle aimait avec beaucoup de tendresse, parce qu'elle les croyait bonnes ou malheureuses. Quant aux hommes, auxquels elle avait une fois accordé son amitié, elle ne pouvait plus les oublier, s'ils s'éloignaient. La différente manière de penser, qui, surtout en matière de religion et de politique, rend les hommes vulgaires si injustes, n'avait aucune influence sur ses affections. L'homme pour lequel elle eut autant d'attachement que de vénération, c'est Turgot, et c'est nommer la vertu même. Pour ceux qui logeaient avec elle (car il y en avait qui jouissaient de ce bonheur, et que nous ne nommons point, parce que ce serait faire d'eux un éloge qui pourrait blesser leur modestie), ils étaient pour elle un objet continuel de soins et de sollicitudes; elle prenait le plus tendre intérêt à leurs succès, à leur santé, à leur bonheur; elle était dans les alarmes lorsqu'ils étaient absens, ce qui leur faisait une nécessité de revenir bientôt; mais ils portaient ce joug avec plaisir, parce qu'il était imposé par la bonté. Parmi ces amis, il y en avait un qu'elle regardait comme son fils.....

Une idée qui mêle à cette courte vie une longue espérance, ne peut échapper à une âme sensible. Madame Helvétius avait besoin de croire à une ordre de choses qui lui fît retrouver ses amis, après s'en être séparée. Elle croyait donc à une Providence, quoiqu'affligée des imperfections et des maux que cet Être a laissés dans son ouvrage. Un roi de Castille, astronome, disait qu'il aurait donné de bons avis à l'ordonnateur de ce monde, parce que, dans l'arrangement des corps célestes, il apercevait un désordre qui ne lui appartient pas, mais que les savans y avaient mis. Madame Helvétius, dans un ordre d'idées qui naissait de son cœur, croyait qu'elle aurait pu suggérer des vues bienfaisantes à la Providence. A Dieu ne plaise qu'une vile délicatesse m'empêche de rapporter des expressions qu'ennoblissait le sentiment. J'aurais desiré, dit-elle, que des fleuves de bouillie circulassent en toutes parts, afin que les hommes et les animaux, trouvant une nourriture facile, n'eussent plus rien à se disputer. C'était les rêves d'une âme bienfaisante, qui valaient bien ceux de Platon.

C'était pour suppléer, autant qu'il était en elle, à ce qui lui paraissait manquer au système de ce monde, qu'elle nourrissait dans sa maison une foule d'animaux, chiens, chats, poules, sereins, et une nuée d'oiseaux qu'elle attirait des environs par des libéralités et des soins journaliers auxquels elle se serait fait un scrupule de manquer. Mais, ainsi que les mauvais pauvres, qui reçoivent l'aumône d'une main et qui volent de l'autre, cette multitude d'oiseaux, quoique bien repue, fondait sur ses arbres et dévastait ses fruits. Ses amis, et surtout son jardinier, l'exhortaient à ne pas se faire dévorer, comme Actéon, par les animaux; elle répondait qu'ils devaient avoir leur part de ce que produit la terre, et c'était un plaidoyer touchant en faveur des oiseaux. Comme l'hiver multiplie les besoins des animaux encore plus que ceux des hommes, elle redoublait alors de soins; sa sollicitude l'arrachait de son lit de grand matin, et pour réparer de son mieux les torts de la nature, elle s'enrhumait. C'est ainsi qu'elle altérait une constitution naturellement forte, et qui aurait pu la conduire beaucoup plus loin. En cherchant sans cesse à se refroidir (elle ne s'approchait jamais du feu, pas même dans les plus grands froids) dans un âge où l'on a besoin d'être réchauffé; elle fut atteinte d'un catarrhe, maladie presque toujours funeste aux vieillards, qui, en l'enlevant à ses amis, les plongea dans une douleur qui doit durer autant qu'eux. Elle était née en 1719, et morte le 25 thermidor de l'an 8.

DOUTES HISTORIQUES

SUR SAPHO.

On a lieu de douter que Sapho soit morte à Leucade. La plupart des auteurs qui ont parlé d'elle, se contentent de dire que, n'ayant pu parvenir à faire passer dans le cœur de Phaon l'ardeur dont le sien brûlait, et qu'elle a si bien répandue dans ses vers, elle se précipita dans la mer. Si elle n'avait en effet que le dessein de terminer une vie que l'amour rendait si malheureuse, il est probable qu'elle l'a fait dans son pays. On peut se noyer partout où il y a de l'eau quand on en a bien la fantaisie, et elle habitait une île. Pourquoi serait-elle venue de Lesbos chercher Leucade, sur la côte occidentale du continent de la Grèce? C'est comme si une personne partait de l'île de Corse pour venir se noyer au Hâvre.

Si elle est venue réellemement à Leucade, ce n'a pu être que dans la vue, non de périr, mais de guérir. Le saut que les amans malheureux faisaient du haut de ce rocher fameux dans la mer, passait, dans la Grèce, pour un remède efficace contre les fureurs d'un amour incurable par tout autre moyen, et on allait à Leucade pour guérir de l'amour, comme nos malades vont aux eaux de Bourbonne ou de Barége, pour se délivrer d'un rhumatisme. L'application de ce remède extrême exigeait des précautions pour l'empêcher de devenir funeste à la personne qui en faisait usage. Comme le rocher de Leucade était fort élevé, afin de rendre la chute du malade moins rapide et moins violente, on attachait à son corps des matières légères, telles que des plumes; et des hommes dans des batelets se tenaient tout près pour le retirer de l'eau aussitôt qu'il était tombé. Cette opération se faisait de jour, et elle n'aurait pu guère se faire de nuit, sans inconvénient, même au clair de la lune.

Cependant il en était du saut de Leucade comme de certains remèdes violens : beaucoup de ceux qui y avaient recours y succombaient, et Sapho a pu être une de ces victimes.

Il est facile de concevoir que la santé d'une personne, longtems consumée par une passion malheureuse, était déjà altérée lorsqu'elle se soumettait à une épreuve périlleuse, et que le saisissement que devaient produire en elle la chute rapide d'un lieu très-élevé et l'immersion profonde dans les eaux, pouvaient lui devenir funeste.

On ne connaît point l'origine de l'opinion qui faisait regarder le saut de Leucade comme un remède contre l'amour; il y a des moyens analogues à celui-là contre d'autres maladies, qui ont eu, et qui ont peut-être encore, dans certains pays, une vogue dont le fondement n'est pas mieux connu. Cette sorte de pratique s'établit vraisemblablement sur quelque fait extraordinaire que le vulgaire, selon sa coutume, érigea en règle générale.

Un amant au désespoir se sera précipité du haut du rocher de Leucade; des pêcheurs se trouvant près de cet endroit, se seront empressés de le secourir et de le sauver. Il n'est pas impossible que l'impression forte qu'il aura reçue l'ait entièrement guéri. Des gens qui s'étaient jetés dans l'eau pour y périr, et qui en ont été tirés, en ont perdu l'envie; on a vu même des fous guéris de leur folie par une violente chute.

Il est, en effet, assez conforme aux lois de la sensibilité que des états extrêmes de l'âme puissent être détruits par des secousses extraordinaires d'un autre genre; et il ne faut peut-être pas moins que cela pour détruire des rapports moraux que leur véhémence et l'habitude ont rendu presque indélébiles.

NOTE

SUR

LES SYMPATHIES.

Ce rapport, en vertu duquel les divers organes qui composent un corps vivant exercent les uns sur les autres une action indépendante de tout lien physique, ou du moins sensible, est peut-être un de ces phénomènes qui, longtems négligés, et par conséquent inféconds, parce qu'on n'en soupçonnait pas la valeur et l'étendue, finissent, lorsqu'ils sont mieux approfondis, par jeter la plus grande lumière sur les sciences auxquelles ils appartiennent. Le savant Barthez, dont les opinions doivent être du plus grand poids dans tout ce qui concerne la connaissance de la nature vivante, recommande dans sa *Nouvelle mécanique des mouvemens de l'homme et des animaux*, l'étude des sympathies; et rien n'en prouve mieux l'importance que ce que ce médecin a dit sur cette faculté vitale dans ses *Elémens de la science de l'homme*, dont ce point de doctrine forme la partie la plus intéressante.

Les anciens, à commercer par Hippocrate, considéraient bien la vie comme le résultat d'un concours d'actions de la part des différentes parties du corps vivant ; l'Observation pratique, en leur montrant l'influence que certains organes ont sur d'autres, devait leur avoir manifesté cette vérité. La seule inspection de la plus simple machine, dont les parties constitutives sont disposées de manière à produire un effet, en se transmettant l'un à l'autre l'impulsion donnée par un premier mobile, pouvait leur suggérer une idée analogue des corps animés. Mais comme ils avaient peu de notions anatomiques, et que le mécanisme matériel de l'homme était, pour eux, couvert d'un voile trop épais, ils ont peu tenté de soulever ce dernier. Lorsque l'anatomie a eu découvert aux modernes le système d'organes destinés à transmettre à l'âme, ou à un centre commun, les impressions, soit extérieures, soit intérieures, dont le corps vivant est susceptible, ils ont dû naturellement chercher d'abord à expliquer les sympathies, ou les rapports particuliers qu'ont entr'elles certaines parties, par les connexions spéciales de certaines branches des nerfs qui se distribuent dans les organes qui sympathisent. Mais on a vu ensuite que des parties se communiquaient réciproquement leurs affections, sans recevoir des branches d'un tronc commun des nerfs, et par le seul effet de leur voisinage. Un examen plus approfondi a montré que certaines parties devaient la faculté de s'affecter mutuellement à l'analogie ou à la similitude de leurs fonctions, comme le sein et la matrice, les différentes parties de l'œil, dont les nerfs ont une origine différente. Enfin on s'est aperçu que des

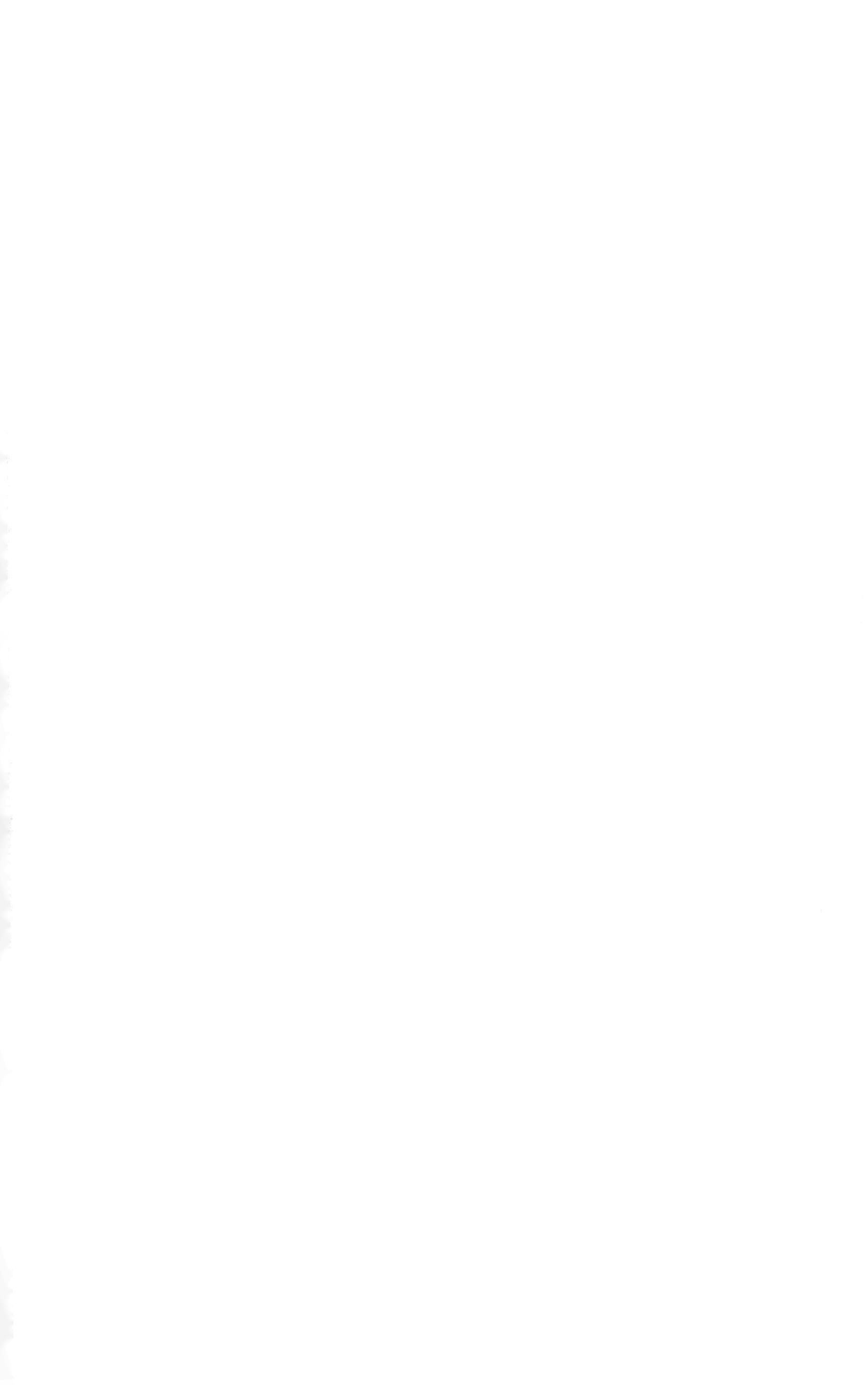

RAPPORT

18

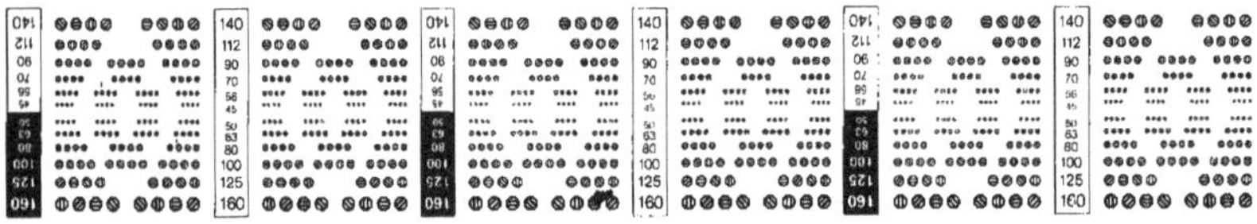

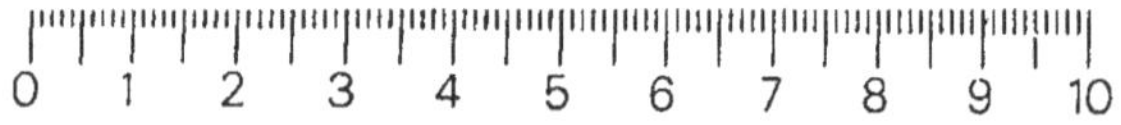

www.ingramcontent.com/pod-product-compliance
Lightning Source LLC
LaVergne TN
LVHW010126230826
846091LV00001BA/151

* 9 7 8 2 3 2 9 3 1 5 2 6 3 *